Head And Neck Imaging : A Teaching File

Second Edition

头颈影像学病例精粹

第 2 版

主编　〔美〕安东尼·A·曼库索

　　　〔美〕沙拉特·比达里

编者　〔比〕布鲁诺·特尔莫特

　　　〔荷〕贝瑞特·M·韦尔贝斯特

　　　〔美〕雷奥丹·德·杰索斯

主译　张雪宁

天津出版传媒集团

天津科技翻译出版有限公司

著作权合同登记号：图字 02-2012-267

图书在版编目(CIP)数据

头颈影像学病例精粹/(美)曼库索(Mancuso,A.A.),(美)比达里(Bidari,S.)主编;
张雪宁等译. —天津:天津科技翻译出版有限公司,2013.8
书名原文:Head And Neck Imaging: A Teaching File
ISBN 978-7-5433-3230-0

Ⅰ.①头… Ⅱ.①曼… ②比… ③张… Ⅲ.①头部疾病–影像诊断–病案
②颈–疾病–影像诊断–病案 Ⅳ.①R651.04②R653.04

中国版本图书馆 CIP 数据核字(2013)第 091795 号

授权单位:Lippincott Williams & Wilkins Inc.
出　　　版:天津科技翻译出版有限公司
出　版　人:刘庆
地　　　址:天津市南开区白堤路 244 号
邮政编码:300192
电　　　话:(022)87894896
传　　　真:(022)87895650
网　　　址:www.tsttpc.com
印　　　刷:山东临沂新华印刷物流集团有限责任公司
发　　　行:全国新华书店
版本记录:889×1194　16 开本　24.25 印张　200 千字
　　　　　2013 年 8 月第 1 版　2013 年 8 月第 1 次印刷
　　　　　定价:120.00 元

(如发现印装问题,可与出版社调换)

译者名单

主 译　张雪宁

译 者　(以姓氏笔画为序)

卢平明　朱　珊　刘　静

李　静　时　代　吴梦琳

张亚楠　郑晶晶　赵　博

胡丽丽　郭　琪　魏　璐

我们向 Bill Hanafee 和 Paul Ward 两位先生致敬,他们拥有杰出的智慧,超凡的领导力和善良的心灵。他们共同努力创造了一种治疗患者的新模式,在这种模式下患者得到全方位的照顾,这种方法使医生和患者之间相互尊敬,并产生了永恒的友谊。

安东尼·A·曼库索

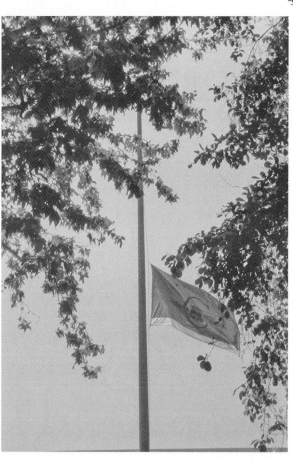

2010 年夏季,加州大学洛杉矶分校的 Pauley Pavilion 体育馆的 Bruin 旗降半旗以纪念 Bill 的贡献。

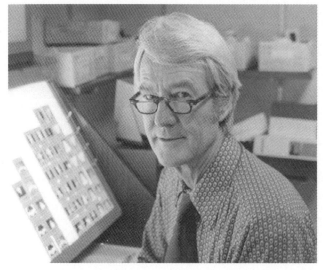

20 世纪 70 年代,Bill 在加州大学洛杉矶分校的办公室里准备教案。

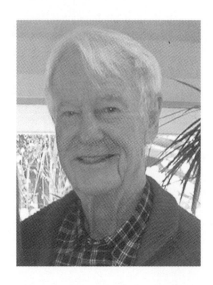

Bill 退休后在北圣地亚歌县,可能准备与他的老朋友兼同事 Paul Ward 打高尔夫球。

感谢那些忍受病痛折磨的患者，他们提供的宝贵的影像资料使我们对疾病有了更深入的了解。同时，我们应当对患者报以最大的同情心，努力提高自己的知识水平，为那些忍受疾病痛苦的患者提供更好的治疗。

安东尼·A·曼库索

贝瑞特·M·韦尔贝斯特

感谢我的父亲 Subhas 和已故的母亲 Lalita 给予的教育，他们使我明白了努力工作和坚持不懈的重要性，感谢我的叔叔 Bhopal 和 Laxman 在医学院求学期间对我的教导，感谢我亲爱的妻子 Divya 长期的支持，同时，我也要感谢我可爱的儿子 Dhruv，他让我觉得做任何事情都是值得的。

沙拉特·比达里

感谢我的妻子，谢谢你对我的爱和支持。感谢我的父母，谢谢你们一直为我们做的每件事情。感谢我的老师 Anthony Mancuso，谢谢您的教诲及为我提供的参与这个项目的机会。

布鲁诺·特尔莫特

感谢 Gilda Cardenosa 医生为我们提供的财富和经验，他对患者真挚的爱和同情心是我们最大的财富，并将指引我们今后的工作。谢谢您对我的鼓励。

雷奥丹·德·杰索斯

　　伴随着影像技术的迅速发展,影像诊断学在临床医学领域中的应用范围不断拓宽,在许多疾病的诊治中具有不可取代的地位。特别是在头颈部疾病的诊断中,影像医学的重要性愈加凸显出来。然而,目前大部分影像医学专著主要集中在阐述常见疾病的常见表现,对于结合具体病例影像表现介绍的书籍相对缺乏。

　　为此,我们特别精心选择了由安东尼·A·曼库索编写的《头颈影像学病例精粹》一书进行翻译并介绍给大家。这本书包含了164个病例,均系作者在临床工作中积累的临床和影像资料完整的病例,包括传统的神经放射学、耳鼻喉疾病、颅底及脑神经的病变,此外还包括口腔颌面外科的疾病。

　　本书依照解剖部位进行编排,每个病例均包括:临床病史、影像表现、鉴别诊断、最终诊断、讨论、思考题、影像医师职责、临床医师需知、思考题答案和深入学习共十个版块。读者可以通过这十个版块的论述全面系统地了解疾病。

　　本书针对性强、涉及面广,目的是帮助影像科医师及临床医师掌握头颈部疾病的诊断思维方法,开阔分析和鉴别诊断的思路,从而提高对头颈部疾病的诊断分析能力,相信对广大中青年医师会有很好的启迪作用。

　　在翻译过程中,我的研究生赵博、郑晶晶、郭琪、时代、吴梦琳、魏璐、胡丽丽、李静、卢平明、张亚楠、朱珊、刘静等做了大量的工作,在此深表谢意!

　　由于译者水平有限,本书的翻译可能存在不足,希望得到大家的批评指正。

张雪宁

2013 年 3 月

　　使用教学文档是影像医学教育的显著特征之一。以教学文档的形式编写而成的系列读物一直都是广大读者的强烈要求,这些文档列举了大量的典型病例,并涵盖很多临床专家的独到见解和经验, 而这类资源往往只能在教学医院才能获得。为了满足广大读者的这一需要,Lippincott Williams & Wilkins 出版公司出版了这样一套值得骄傲的丛书, 面向的读者主要是住院医师、临床医师和放射科医师。

　　我们从各主要医学中心的教学文档中精心挑选了这些真实病例。在正文的讨论部分真实模拟了放射科住院医师和科内其他医师对病例的交流和探讨的情况。

　　我们精心设计了本书的编排格式,每个病例对读者来说都是全新的。书中列举的每个病例都按照固定的版块进行了编写,这些版块包括:简短的临床病史、影像图像、影像表现、鉴别诊断、最终诊断、病例讨论、思考题、影像医师职责和临床医师需知。每个病例的最后都附有思考题的答案。在这种模式下,作者通过对每个病例的辩证分析和详细阐述来达到指导读者的目的。

　　最后, 我们希望这本书成为一本在放射科医师实习及培训中有价值而且可靠的教学用书,同时也为临床医师学习影像知识提供帮助。

——出版者

致 谢

当年,我和 Bill Hanafee 非常荣幸地收到 J.B. Lippincott 出版公司的 Ruby Richardson 的邀约,请我们编写一本书。于是,在 1982 年,我们的第一本书《Computed Tomography of the Head and Neck》出版了。30 年后的今天,在 Lippincott Williams & Wilkins 出版公司的帮助下,由 Mancuso 和 Hanafee 主编的《Head and Neck Radiology》一书终于在 2010 年 9 月同广大读者见面了。这本书已经是第 5 版了,而且是迄今为止内容最全面的一版。《头颈影像学病例精粹》则伴随着大部头的《Head and Neck Radiology》一书的出版应运而生。编写这本书的主要目的是与《Head and Neck Radiology》配合使用,以丰富医学教学的内容。

本书所有的创作人员都拥有精湛的专业技术,他们为头颈部疾病的患者提供了最好的医疗服务。在这里,我还要特别感谢 Ryan Shawhe 和 Charley Mitchell 两位专家,他们对本书提出了很多指导性的意见和建议。

对于这本书的出版,有两个人功不可没。第一位是我的助手 Kelly Paulling,他对这本书的文字部分及插图编辑做了大量的工作。另一位是 Chris Sistrom,他为佛罗里达大学医学院提供了先进的信息设备,这些设备极大地提高了我们的工作效率,使得教学文档图像的收集整理工作变得非常方便。而且,这些现代化的信息设备使得本书索引部分的编写也非常顺利。没有他们的帮助,本书不可能这么快出版。

最后,我要向我的同事和编写团队中的成员表示感谢,同时,我还要像其他神经放射学的同仁表示感谢,正是由于他们的帮助,我才能不断提高业务水平,而且,用不到 5 年的时间完成了这部著作。

安东尼·A·曼库索

能和我的导师 Mancuso 医生一起工作,我感到非常荣幸。在这里我要真诚地感谢 Ronald Quisling 医生、Jeffery A Bennett 医生和佛罗里达大学神经放射系的副教授 Jimmy Johnson 医生,感谢他们给我的鼓励和对这项工作的支持。

沙拉特·比达里

本书选择了 164 例头颈部典型病例。内容包括传统的神经放射学、耳鼻喉疾病、颅底及脑神经的病变。其中还包括口腔颌面外科医生感兴趣的疾病。

本书按照解剖部位进行编排。每章中的病例都与 Mancuso 和 Hanafee 编写的《Head and Neck Radiology》教材中的 Ⅲ～Ⅺ 章中的内容相关。每个病例最后都列有索引,标明了教科书中对应的章节,这些章节会对疾病的病理及病理生理知识进行更详细的介绍。这种编排模式可以使读者把病例与教科书中的许多知识联系到一起,这些知识包括解剖部位、病理生理特点、临床特点等。应用这本书,将使读者对于头颈部疾病各种知识的掌握事半功倍。

本书现可作为医生在头颈部影像学工作中的指导,也可作为检查准备前的指导用书。第 2 版相对于上一版有了不少变化。在第 1 版中更重视的是对疾病的鉴别诊断,但在本版中,我们把重点放在了强调应用临床资料对疾病进行辩证思维及分析的过程上。希望广大读者能通过本书中的病例了解疾病的影像特点及报告的价值。对疾病作出诊断并非我们的主要目的。作为影像专业的学者,我们出版该书的目的是为了同大家进行经验交流,提高诊断的水平。

最后,需要强调的是,第 2 版更加强化了疾病的讨论,同时还新加入了两部分内容。一是"影像医师职责",这一部分介绍了影像医师为临床提供的帮助。二是"临床医师需知",介绍了临床医师基于影像表现应该了解的内容。

在每一病例中都包括计划、诊断、建议、报告过程这几部分,可以帮助临床医师作出准确的诊断。具体的版块包括以下几方面:

临床病史　首先给出了有关疾病的大致影像表现和病史,可以帮助读者了解诊治的过程。本部分提到的都是典型的影像表现。在放射技师的大力协助下,选取了典型的影像图片。我们真诚地希望这些图片是准确的并且便于理解。通过这些图片,疾病尽量以最佳的方式呈现在我们面前。

影像表现　病例中均配有插图和讲解。其中包括对重要影像表现的描述。

鉴别诊断　根据临床表现及影像特点,列出一系列合理的需要进行鉴别诊断的疾病。在本书的一些病例中,可能存在不需要进行鉴别诊断的疾病。

最终诊断　对疾病的基本描述、相关的影像表现会增加读者对疾病的了解,理解治疗的含义,明确进一步采取何种检查以提高诊断的价值。

讨论　该部分的内容可能会让人觉得冗长。但是,通过充分的讲解和重复将提高读者分析头颈部疾病影像表现的逻辑性和科学性。

对大部分病例而言,诊断过程是水到渠成的。根据疾病的范围及形态特点将其分为不同的类型。我们将探讨如何才能得出准确的诊断,以及如何排除其他疾病的诊断。区分不同的疾病并不是目的。要充分注意到患者的病史、影像医师的建议和正确的影像报告对患者和临床诊断、治疗的影响。同时,也要注意到提示疾病可能出现的并发症或提出采取何种进一步检查的建议同准确的诊断疾病和鉴别疾病同等重要。这部分和以下三个部分的内容将提供这些帮助。

思考题　依据病例提供的思考题,会强调临床内容或介绍新的临床知识。

影像医师职责　这是本书包含的一个全新的部分。在该部分中我们描述需要同临床医师进行紧急沟通的情况。还会强调一些对临床处理疾病有益的信息。有时,这部分的内容会同下一部分的内容结合。在该部分会介绍正式报告中应该体现的内容,这些信息包括对疾病病理的描述、疾病的范围、周围组织的情况、目前存在的和可能出现的并发症,以及其他与疾病相关的情况。其中应该包括如何进行进一步诊断的建议。

临床医师需知 这是全新的内容,包括带有项目符号的文字。该部分列出了申请影像检查的医师应该从影像表现、影像报告或同影像医师的交流中得到哪些有用的建议和帮助。

思考题答案

深入学习 本书以解剖部位进行编排。每个病例都与 Mancuso 和 Hanafee 编著的《Head and Neck Radiology》第Ⅲ~ⅩⅥ章相对应。每个对应的特殊章节索引都会在最后的"深入学习"部分罗列。在本书第 2 部分中将详细列出与病理和病生理相关的章节。

第 4 章　颈部舌骨上区　203

第 5 章　舌骨下颈部区至颈胸交界处(胸廓入口)　217

第1章

眼球、眼眶及视觉通路,包括第Ⅲ、Ⅳ及Ⅵ对脑神经

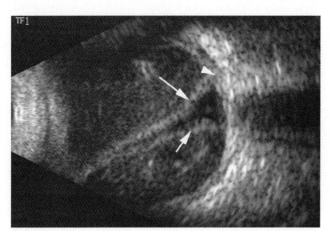

图 1.1A

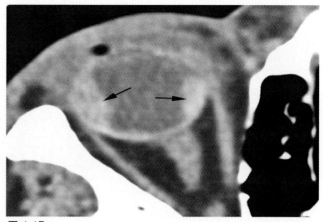

图 1.1B

影像表现

图 1.1　眼球内膜脱离达到视神经乳头旁涡静脉区域。超声检查可见眼球内部的积液呈异常回声(图 1.1A),CT 平扫呈高密度(图 1.1B)。

鉴别诊断　浆液性脉络膜脱离,出血性脉络膜脱离,视网膜脱离。

最终诊断　出血性脉络膜脱离。

讨论　依据眼球内膜脱离及积液在视网膜不同分层结构中的位置,将眼球内膜脱离分为以下三类:透明膜脱离,视网膜下脱离及脉络膜脱离。脉络膜内积聚的液体位于脉络膜上腔,该间隙位于脉络膜与巩膜之间。脉络膜内积液向前受睫状体限制,向后则扩散至涡静脉水平和睫状后短动脉后部的水平。积液可以是浆液性、渗出性或是血性的。视网膜下出血被脱离的视网膜局限在一定范围内,前部达锯齿缘,后部达视神经乳头区域。

诊断本病的两个关键因素是患者的外伤病史及影像检查中发现脉络膜内的积液(超声表现为眼球内部的异常回声,CT 表现为高密度)。导致自发性脉络膜上腔出血的原因是脉络膜血管的破裂,引起血管破裂最常见的因素是外伤及眼部手术。自发性的脉络膜出血非常少见。

由眼科医师亲自操作完成的超声检查是该疾病

首选的影像检查方法。CT 及 MRI 可以见到积液呈光滑透镜样的表现,一般不会蔓延至视盘。CT 检查显示积液的密度高于玻璃体。由于出血时期的不同,病变在 MRI 图像上会呈现多种信号表现。

脉络膜出血可自发出现,但必须排除发生眼球原发性肿瘤或转移性疾病的可能。浆液性脉络膜分离在 CT 上也可呈高密度改变。MR T2WI 图像上可以表现为高信号,T1WI 图像上其信号强度可与玻璃体信号近似或呈稍高信号。这些积液是由于炎症或外伤所引起的血管通透性增加及后房压力减低造成的。

对此类患者应积极治疗并预防并发症的发生。对特定患者,实行引流处理可以改善其预后。

思考题

1.眼球内出血的原因有哪些?

2.对眼球内膜脱离的患者,应何时进行 CT 及MRI检查?

3.渗出液或出血积聚的视网膜层和潜在的腔隙有哪些?

影像医师职责

当放射科医师发现存在有眼球内膜脱离时,必须及时告知临床医师,特别是在临床医师通过一般临床检查不能确定有无眼球内膜脱离的情况下。另外,眼球内膜脱离需要急症紧急处理,所以及时地告知临床医师是患者能及时得到治疗并保证视力正常的关键。

临床医师需知

- 描述眼球损伤的部位及程度。
- 判断眼球内膜脱离的类型。
- 确定潜在的发病区域。
- 评价外伤后的相关改变。

思考题答案

1.眼球内出血的原因包括：外伤，眼球内手术的并发症或眼球的疾病(包括血管性、感染性或肿瘤性疾病)。

2.由经验丰富的超声医师完成的超声检查能够满足诊断和随访的需要。在怀疑有潜在的其他眼部疾病或眼球穿透伤时应进一步进行 CT 和 MRI 检查。

3.巩膜、脉络膜、视网膜(内层为神经层，外层为色素上皮层)及透明膜组成了 3 个潜在的腔隙：

- 玻璃体后间隙(位于透明膜后层和视网膜内层之间)
- 视网膜下间隙(位于视网膜内外两层之间)
- 脉络膜上间隙(位于脉络膜及巩膜之间)

深入学习

请参阅 Mancuso 和 Hanafee 编著的《Head and Neck Radiology》第 10、45 章。

（赵　博译　张雪宁校）

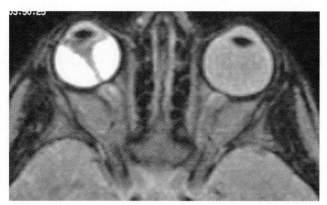

图 1.2

影像表现

图 1.2　MRI 检查示单眼体积变小，呈长管型的肿物自晶状体延伸至视神经。玻璃体内的高信号提示在视网膜下或玻璃体下间隙内有出血或积液。

鉴别诊断　永存原始玻璃体增生症（PHPV），闭合漏斗型视网膜脱离。

最终诊断　PHPV。

讨论　白瞳症是指在进行眼底检查或裂隙灯显微镜检查时视网膜的异常白色反光。它是多种病因引起的一种眼球病变表现。视网膜母细胞瘤是最常见的病因，同时一些非肿瘤性的疾病也可引起白瞳症。

影像检查的目的就是区分引起白瞳症的病因是视网膜母细胞瘤还是其他非肿瘤性的疾病。

以下特点有助于鉴别：患者的年龄，单眼或双眼发病，病变有无钙化及临床病史。

5 岁以下婴幼儿发生白瞳症的病因主要有：视网膜母细胞瘤，PHPV，Coat 病（视网膜毛细血管扩张症）、晶状体后纤维增生症或早产儿视网膜病（ROP）。视网膜母细胞瘤最典型的影像表现为单眼钙化性肿物。Coat 病是不明病因的血管病变导致的一种单眼的渗出性的视网膜炎症，通常发生于 18 个月以上的儿童。20% 慢性期的患儿（>3 岁）存在脉络膜弥漫性的钙化。ROP 多见于接受氧疗的早产儿，且通常为双眼发病。它是一种由视网膜或视网膜血管发育不全引起的纤维增生性病变，通常引起视网膜或玻璃体的纤维化，

出血，瘢痕形成伴钙化。PHPV 是玻璃体的发育异常，典型表现为患儿在 3 岁之前单眼发病，无钙化。

视网膜脱离附着于锯齿缘，而 PHPV 经常累及晶状体后囊。

思考题

在 PHPV 病中晶状体后软组织代表什么？

影像医师职责

在严峻的临床环境下，影像医师提供准确的白瞳症的鉴别诊断是非常重要的。对于多数的白瞳症病变，有时临床医师的诊断倾向于视网膜母细胞瘤，此时，双方直接准确的交流就显得尤为重要。特别对影像特点更接近 Coat 病的患儿，因为二者均含有钙化，临床及影像医师的直接交流就更加重要。这对防止对患儿进行不必要的眼球摘除术有重要的意义。

临床医师需知

● 疾病是先天发育性的还是后天获得性的？

● 最可能的诊断是什么？

● 如果是先天发育性疾病，是否还伴有大脑或颜面部的其他异常？

思考题答案

在 PHPV 病中，晶状体后软组织是由位于中央的残余的原始玻璃体和玻璃体动脉的瘢痕形成的。

在正常的胚胎发育中，原始的玻璃体间充质形成了一个基质，随着发育的进行该基质逐渐被正常的透明胶状物所填充，形成继发性的玻璃体。分布于发育

中的晶状体上的玻璃体血管于妊娠后 3 个月的早期便开始消退,后期仅可见胚胎期的残留物 Cloquet 管。如果原始的玻璃体未被吸收,并且透明血管未消退,那么就会在晶状体后部形成纤维增生组织。最终会导致晶状体瘢痕形成及玻璃体或后房的浑浊。

> **深入学习**
>
> 请参阅 Mancuso 和 Hanafee 编著的《Head and Neck Radiology》第 10、46 章。

（赵　博译　张雪宁校）

临床病史 *老年糖尿病患者视力丧失。*

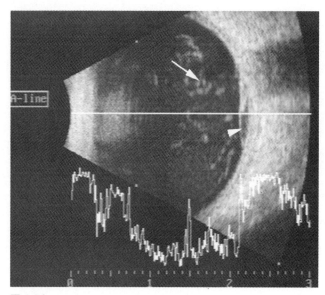

图 1.3A

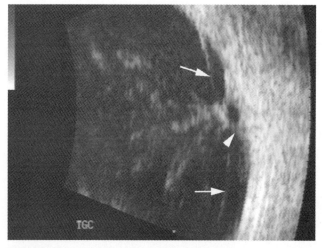

图 1.3B

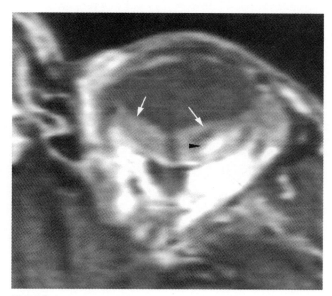

图 1.3C

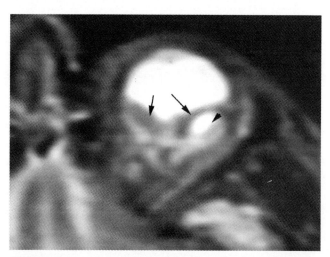

图 1.3D

影像表现

图 1.3A 在致密玻璃体积血(白箭)中可见黄斑隆起(白箭头),这是黄斑病变的征象。

图 1.3B 黄斑隆起区可见到由于玻璃体增厚导致的呈圆拱状被牵拉的黄斑(箭头),在致密玻璃体积血中超声是唯一可以确定黄斑隆起的检查方法。

图 1.3C T1WI增强检查可见两侧脱离的视网膜强化(白箭)。另外,在脱离的视网膜的一侧可见一局限性异常信号影(箭头)。

图 1.3D T2WI可见慢性的视网膜脱离及局限性的液体积聚。最初推测可能为黑色素瘤继

发视网膜脱离。但是,MR显示局部的异常信号并非黑色素瘤而是出血。

鉴别诊断 黄斑变性伴出血性视网膜脱离或出血性脱离伴视网膜下肿物。

最终诊断 黄斑变性伴出血性视网膜脱离。.

讨论 老年人最常见的引起视力丧失的原因为老龄化的黄斑变性,一般情况下临床可以确诊,不需要进行影像检查。它是导致中央视野缺失的主要原因,在65岁以上的老人中有10%的人患有此病,而75岁老

年人中其患病率达 25%。它是老年人常见的疾病之一,能够加剧动脉粥样硬化血管病,如高血压和高脂血症。

黄斑变性是脉络膜血管层的表层血管慢性动脉硬化的结果。动脉硬化导致视网膜色素上皮细胞缺血性的损伤,并伴有 Bruch 膜增厚及脉络膜小疣(细胞外碎片)沉积。在湿性黄斑变性中,脉络膜血管层内可以见到异常生长的血管,在视网膜下和(或)玻璃体下间隙内可见渗出物或出血,如本病例所见。视网膜脱离影响黄斑,导致失明。这些脱离的视网膜、出血及渗出物(含有炎性血管修复性化合物)在影像检查中表现为眼色素层增厚伴有强化,这与眼色素层巩膜炎的影像表现类似。

超声检查的分辨率无法达到确定黄斑变性类型或显示黄斑解剖结构的程度。超声的主要作用是确定是否存在黄斑的增厚或突起。在致密玻璃体积血中无法直接观察眼底结构,故超声检查是唯一可以确定黄斑是否增厚的检查方法。确定黄斑是否增厚可以帮助眼外科医师在实行玻璃体切除术前了解黄斑的情况。超声检查有时还能帮助排除增厚的玻璃体是否对黄斑有牵拉。超声检查虽不能直接诊断黄斑变性,但在使用不透光造影剂时可以帮助确定黄斑的病变。

脉络膜血管层的扩张使积液及出血积聚于视网膜下间隙,导致视网膜脱离和炎性新生血管渗出物的生成。在 CT 及 MRI 增强扫描中可以见到眼色素巩膜层呈线样增厚且有强化,这些表现与眼色素层巩膜炎和局灶性的肿物的影像表现相似,如本病例所示。当同时伴有眼球内视网膜下或玻璃体下间隙出血时,其影像表现会更复杂。这也增加了影像及临床诊断的难度。

思考题

孔源性视网膜脱离与非孔源性视网膜脱离的区别有哪些,这些区别对临床有什么重要意义?

影像医师职责

任何时候,当出现潜在的不可逆性的视觉退变时,影像医师应当将诊断结果及时通知医疗服务人员,使其了解阳性影像结果的严重程度。

同样,影像医师对黄斑变性的认识也应该加强,不要将其误认为眼球内肿物。另外,除非是可以确诊的慢性视网膜脱离的病例,否则对发现的视网膜脱离在报告中应明确提示,这有助于临床诊断和紧急处理。

临床医师需知

- 眼部的退变是偶发还是与其他重要的疾病有关?
- 在眼部发现的异常表现,如局限性的增强、出血或视网膜脱离,是单纯的黄斑变性还是由其他疾病的发展所导致的?

思考题答案

视网膜下的积液可分为浆液性和渗出性两类。如果液体为浆液性(清亮的视网膜下积液),则为孔源性视网膜脱离,通常需要外科手术治疗。如果液体为渗出性(黏稠的视网膜下积液),则可能存在导致葡萄膜增厚的继发性葡萄膜炎症或脉络膜肿物。

位于视网膜下间隙内的积液因受脱离的视网膜的局限其范围也受到限制,前部可达锯齿缘,后部可达视神经乳头。随着积液量的增加,脱离的视网膜内表面开始逐渐靠近并在眼球中央形成了线样的高密度影,前方达晶状体,后部达视神经乳头。视网膜脱离如果伴有视网膜表面的破坏或断裂则称为孔源性视网膜脱离,相反的则称为非孔源性视网膜脱离,这种区别对临床医师的作用要比影像医师更大。

对于没有断裂的视网膜脱离(非孔源性视网膜脱离)不能直接发现视网膜下的病变。当怀疑造成非孔源性视网膜脱离的原因为视网膜下外生肿物时,无需进行直接眼底镜检查而必须选择影像检查了。内生型或外生型肿物的概念是指当起自视网膜或脉络膜的肿瘤向眼内生长并且肉眼可见时称为内生型肿物;生长于视网膜深部且向眼外生长的肿瘤则称为外生型肿物。这对于诊断小儿的视网膜母细胞瘤和成人的葡萄膜黑色素瘤非常重要。

> ### 深入学习
> 请参阅 Mancuso 和 Hanafee 编著的《Head and Neck Radiology》第 47 章。

(赵 博译 张雪宁校)

临床病史 患者,男,24岁,冰球赛中右眼被击伤后发生肿胀。

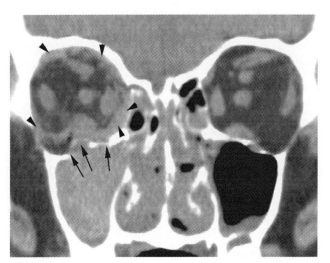

图 1.4A

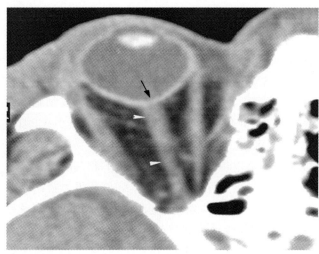

图 1.4B

影像表现 冠状位 CT 扫描(图 1.4A)显示眼眶下壁骨折伴骨折片向上移位。眼眶内侧壁及下壁眶内肌锥外软组织肿胀,并可见骨膜下血肿。上颌窦内充满血液和渗出液,并伴黏膜肥厚。轴位 CT 扫描(图 1.4B) 显示由于血肿和骨折片造成的占位效应的影响,眼球明显突出。视神经被拉长,并且在眼球与视神经连接部可见一隆起。

鉴别诊断 无其他鉴别诊断。

最终诊断 眼眶下壁击入性骨折继发眼眶张力增高。

讨论 该患者在运动中右眼受到钝性外力打击。眶下壁边缘的直接外力打击导致了颧弓复合体沿着压力传导方向发生扭曲。能量的传导导致眶下壁外伤伴骨折片向内移位。当打击眶上壁边缘时可导致同样的变化。这种击入性骨折对视器的损害很大,可以引起晶状体脱位、视网膜脱离或眼球运动障碍。当眶上壁区域受打击时,还可以伴有颅内损伤。

如果骨折延伸至眶尖,那么视神经也可能出现损伤,伴随眼眶张力的增加,视力可能会受累,其原因是眼眶内的占位效应使视神经或视神经鞘复合体受牵拉延长,在不能预测的极短时间内发展为视神经缺血性病变。本病例所示眼眶张力增高为相对早期阶段,

引起张力增高的原因是骨折片和骨膜下血肿的占位效应。

影像医师将这些发现及时通知治疗医师,临床医师对患者的视力和瞳孔对光反射情况进行详细的检查。当发现患者出现进行性视力丧失时,医师紧急采取了眼眶减压术治疗。最终,这位年轻患者的视力得到了保护。

思考题

1.描述眼眶张力增高的影像特点并讨论其相关的表现。

2.引起眼眶张力增高的可能原因是什么?

影像医师职责

当出现以下情况时应当尽快通知临床医师:

• 出现眼眶张力的增高。

• 出现视神经受压。

• 出现眼眶异物。

临床医师需知

• 骨损伤:骨折的类型,骨折的复杂程度及有无移位,眶尖是否受损伤。

• 软组织损伤:眶内血肿及眼眶软组织疝的情况。

• 眼球的损伤:晶状体移位,出血,球内积气及眼球受压的情况。

- 视神经损伤：视神经受压及眼眶张力增高情况。
- 颅内损伤：出现颅内积气时应注意有无硬膜囊破裂。
- 是否存在异物？

思考题答案

1.眼眶张力增高可出现一系列的表现，包括：

- 眼眶内占位。
- 眼球突出。
- 视神经或视神经鞘复合体被拉长。
- 视神经或视神经鞘复合体的直径变小。

认识到以上几点我们就知道，眼眶内张力增加仅

是最初的表现，应当定期进行视力及瞳孔对光反射的检查（观察有无传入性瞳孔缺陷），同时医师应时刻注意观察，必要时应进行眼眶减压术。

- 眼球后部（视神经眼球连接部）受牵拉可以导致眼球后部呈锥状或篷状隆起。

目前，对于视力丧失能够进行准确预测。

2.任何眼眶内的占位性病变均会引起眼眶张力增高，这些病变包括外伤、肿瘤、感染和非感染性的炎症。

> **深入学习**
>
> 请参阅 Mancuso 和 Hanafee 编著的《Head and Neck Radiology》第 48 章。

（赵 博 译 张雪宁 校）

临床病史 白血病患者出现眼球发红、疼痛及眼球变形。

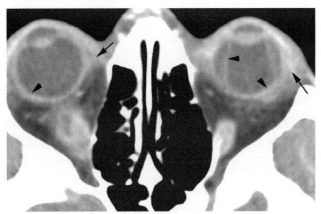

图 1.5A

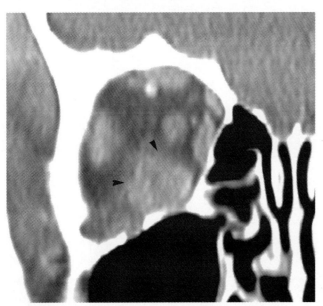

图 1.5B

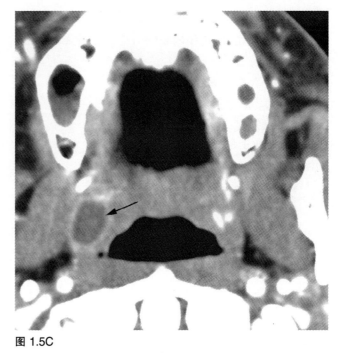

图 1.5C

影像表现 轴位(图 1.5A)及冠状位(图 1.5B)CT扫描显示双侧巩膜增厚,可见强化。左眼眶内可见巩膜周围软组织的炎性反应和脉络膜脱离。右眼下直肌增粗并伴有眶周脂肪内弥漫性渗出性改变。轴位口咽部CT扫描(图 1.5C)可见右侧扁桃体增大伴边缘强化。

鉴别诊断 全眼球炎伴脉络膜脱离和扁桃体脓肿:化脓性或非化脓性细菌或真菌的感染。

最终诊断 眼球及眼眶的真菌感染。

讨论 眼球真菌感染多见于免疫功能低下的个体。最常见的感染通路是鼻旁窦,也可以由全身系统性感染所致。由于免疫功能低下,局部或全身系统感染可能是隐匿性发病。

其影像表现包括巩膜和色素膜的增厚伴强化、视网膜脱离及液体渗出、巩膜周围水肿和眼眶周围脂肪间隙内眼外肌水肿,这些影像表现没有特异性。病毒、化脓性感染、肉芽肿、寄生虫、真菌或慢性炎性疾病均可产生相似的表现。

该患者影像表现为双眼受累同时伴有扁桃体脓肿,提示疾病系全身系统感染所致。

眼部真菌性疾病进展快速,且视力的预后不佳。如果是全身性感染常会导致致命的后果。

思考题

列举三个巩膜炎的眼球并发症。

影像医师职责

对眼内炎或全眼球炎症的病例必须同患者的治疗团队进行直接交流,提示临床疾病的病因病理学变化及可能导致的眼部严重的并发症。

临床医师需知

● 疾病是感染性还是炎症的过程?

● 最可能的诊断及疾病的全部范围。

● 是否有局部的感染源?

● 是否存在并发症,如眼眶张力增高,视网膜脱离,血管血栓形成或疾病是否向颅内蔓延?

思考题答案

视网膜脱离、葡萄肿、巩膜穿孔(少见)。

> **深入学习**
> 请参阅 Mancuso 和 Hanafee 编著的《Head and Neck Radiology》第 13、16、49 章。

(赵 博 译 张雪宁 校)

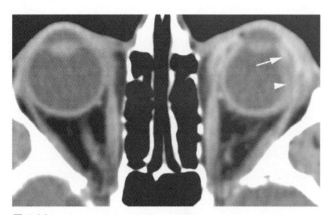

图 1.6A

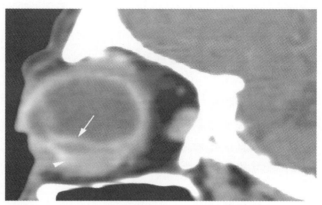

图 1.6C

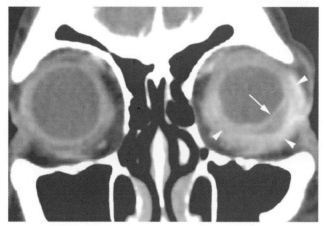

图 1.6B

影像表现 增强 CT 表现：葡萄膜明显强化，增厚的睫状体局限性强化(轴位 CT，图 1.6A)。冠状位眼球最大层面图像显示增厚脉络膜的脱离效果最佳(图1.6B)。巩膜周围可见明显水肿，外侧较内侧明显(图1.6A)，眼球下部最明显(矢状位 CT，图 1.6C)。

鉴别诊断 葡萄膜感染性或非感染性炎性疾病伴脉络膜脱离。

最终诊断 角膜巩膜炎伴脉络膜脱离。

讨论 脉络膜、睫状体和(或)虹膜的增厚伴强化是葡萄膜受感染的表现。葡萄膜是眼球内主要的血管组织，由低流速广泛分布的血管膜包绕眼球。无论是血源性的感染或是感染和炎症引起的血管反应都可以激活免疫复合物，最终在葡萄膜上引起血管炎性反应。但其影像表现是非特异性的，除非明确知道病变的感染源或可以肯定是由全身系统疾病引发的双眼发病(如类肉瘤病或自身免疫性疾病)，否则不太可能做出明确的诊断。

该患者的感染和炎症同时累及巩膜、角膜及巩膜周围组织并伴有脉络膜脱离 (角膜巩膜炎或眼内炎)。但无明确的感染介质。给予类固醇激素治疗后，患者痊愈，最终诊断为非特异性致病源导致的角膜巩膜炎。

思考题
列举四种对眼球有影响的全身系统性疾病。

影像医师职责
对于眼内炎或全眼球炎症的病例必须同患者的治疗团队进行直接交流，提示临床可能致病的病原微生物和可能发生的眼部严重并发症。

临床医师需知

- 疾病是感染性还是炎症性过程?
- 最可能的诊断及疾病的全部范围。
- 是否有局部的感染?
- 是否存在并发症,如眼眶张力增加,视网膜的脱离,血管血栓形成或疾病是否存在颅内蔓延?

思考题答案

Wegener 肉芽肿,类肉瘤病,风湿性关节炎,白塞病。

深入学习

请参阅 Mancuso 和 Hanafee 编著的《Head and Neck Radiology》第 13、50 章。

（赵　博译　张雪宁校）

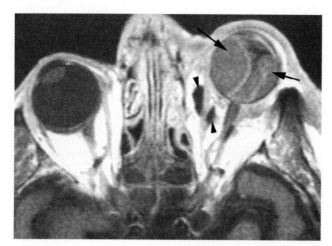

图 1.7A

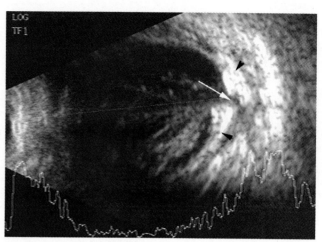

图 1.7C

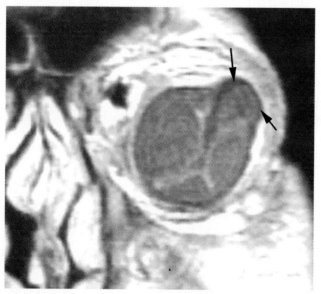

图 1.7B

影像表现　T1WI 轴位扫描显示左眼突出。脱离的眼球内膜达视神经乳头侧(图 1.7A)，表现为高信号影。可见眼球内容物疝(图 1.7B)，同时，在眼眶脂肪内可见无信号区。超声检查(图 1.7C)示巩膜增厚及玻璃体嵌顿。

鉴别诊断　无其他鉴别诊断。

最终诊断　眼外伤巩膜撕裂、脉络膜脱离伴眶内异物和(或)积气。

讨论　由汽车造成的眼外伤可以是钝性伤，也可以是锐性伤。可以导致骨性或软组织的损伤。异物(通常是玻璃)可以嵌入巩膜以及隔前或隔后的软组织。由于异物和气体在 MR 上均为不显影的无信号区，故一般情况下 MRI 无法鉴别异物的种类，除非异物的几何外形显示清晰，可以通过其外形进行初步判断。

造成巩膜破裂的原因可以是钝性伤导致的眼球内压力的升高，或者由锐性伤直接导致的眼球贯通伤。由于伤眼的肿胀，临床检查很难对巩膜破裂进行定位。CT 和 MRI 可以显示巩膜的破裂。在超声检查中透过巩膜破裂点可见到玻璃体的嵌顿。

脉络膜毛细血管血容量的调节受眼球内压的控制。眼球内后部压力的降低将引起脉络膜毛细血管的扩张,在脉络膜上间隙内出现渗出物积聚,引起脉络膜脱离。

思考题

讨论超声、CT 及 MRI 检查在眼部外伤中的价值。

影像医师职责

急性眼部外伤应当立即同临床医师进行直接交流,特别是以下几种情况:

- 任何类型的眼球外伤。
- 有异物残留。
- 出现并发症,如眼眶张力增高或眼球内炎。

临床医师需知

- 眼球损伤:晶状体移位,出血,球内积气,眼球压力减低,视网膜脱离。
- 异物。
- 软组织损伤:眶内血肿形成、眼眶软组织内疝。

- 骨损伤:骨折的种类,骨折移位及其他复杂情况和眶尖损伤。
- 视神经损伤:视神经受压及眼眶张力增高。
- 颅内损伤。

思考题答案

超声检查是首选的影像检查方法,除非患者由于眼部肿胀或疼痛而无法接受检查。超声对发现脱离和积液很有帮助。同时,也有助于眼球前部小异物的定位。

CT 可以确定大部分典型的征象,如:眼球出血,巩膜撕裂、眼球压力减低和眼眶张力增高。它可以确定不透 X 线的异物。但对眼球前部的微小损伤不敏感。

MRI 通常是附加的检查方法,一般是为了进一步寻找残留的异物或应用于出现迟发型并发症(如眼眶感染)的患者。

> **深入学习**
>
> 请参阅 Mancuso 和 Hanafee 编著的《Head and Neck Radiology》第 10、51 章。

(赵 博译 张雪宁校)

　　临床病史　患者,女,56岁,出现视物模糊及变形。

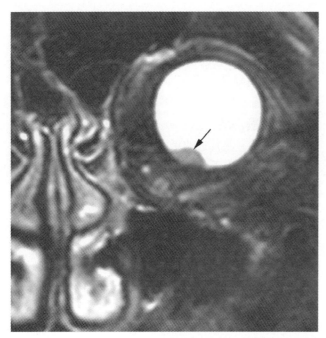

图 1.8A

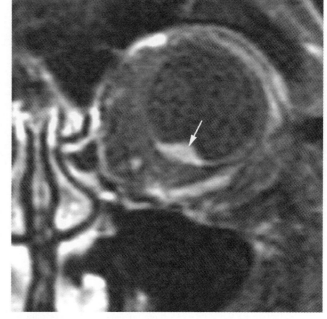

图 1.8C

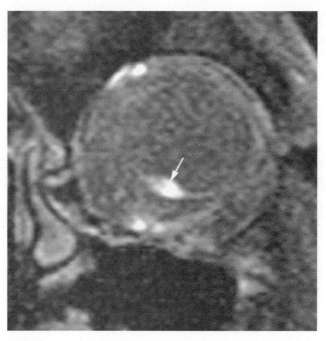

图 1.8B

影像表现 MRI 冠状位 T2WI 上可见脉络膜占位性病变,呈低信号(图 1.8A),T1WI 脂肪抑制图像呈稍高信号(图 1.8B),增强扫描可见强化(图 1.8C)。病变局限于眼球内。

鉴别诊断 脉络膜黑色素瘤,脉络膜血管瘤,脉络膜痣,淋巴瘤,白血病,浆细胞瘤,脉络膜转移瘤。

最终诊断 脉络膜转移瘤。

讨论 引起眼球内占位性病变的病因包括:局限性葡萄膜巩膜炎,原发性肿瘤(良性或恶性)和转移瘤,一般影像表现没有特异性,但根据患者的发病年龄和临床病史可以做出相应的诊断。

该患者行 MR 检查前一年曾被确诊患乳腺癌,故应考虑转移瘤的可能。一般转移性肿瘤细胞的新生血管通过睫状后短动脉到达眼球,因此转移瘤通常位于眼球后方。

与其他眼球占位性病变一样,转移瘤通常伴有出血性的视网膜脱离。患者的治疗方案应由多个学科的医师(眼外科医师,肿瘤科医师及放疗科医师)联合制订,以眼球疾病的范围大小及治疗后视力预后为依据,并与原发恶性肿瘤的治疗方案相结合。

思考题

1. 哪些原发肿瘤可转移至眼部?

2.眼球黑色素瘤与转移瘤的影像鉴别点有哪些?

影像医师职责

眼球内转移瘤的生长周期可达数周,放射科医师的报告必须及时而准确,确保临床医师能及时治疗以保护患者的视力。

临床医师需知

- 病变局限于眼球内还是向眼球外生长?
- 是否伴随视网膜脱离?
- 疾病是单侧多发还是双侧发病?
- 是否沿视神经或视神经鞘向颅内蔓延?

思考题答案

1.眼球转移瘤通常来源于乳腺癌或者肺癌,少部分来源于前列腺癌、肾癌、甲状腺癌和胃肠道肿瘤。球外的黑色素瘤可以转移到眼部。血液疾病也可以影响眼球。

2. 眼球黑色素瘤典型的超声表现呈现低至中等回声的包块,约有 1/3 的转移性疾病为眼球内多发或双侧发病。而黑色素瘤为典型单发病变。

深入学习

请参阅 Mancuso 和 Hanafee 编著的《Head and Neck Radiology》第 42、52 章。

(赵 博译 张雪宁校)

临床病史 婴儿双侧视力受损伴眼震。

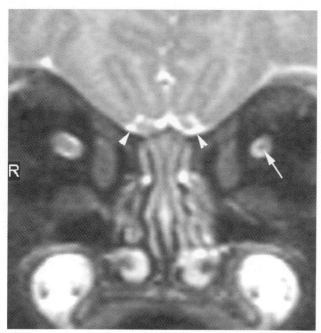

图 1.9A

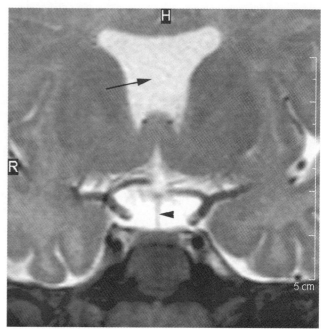

图 1.9C

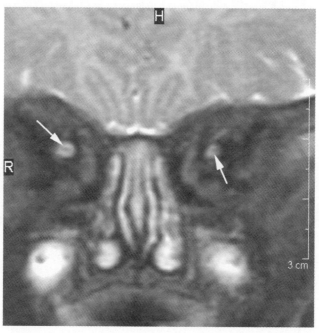

图 1.9B

影像表现 冠状位 T2WI 图像示左侧视神经变细，右侧视神经局限性变细，嗅觉结构（嗅束、嗅神经沟、直回）显示正常（图 1.9A 和 1.9B），在稍靠后的层面可见到垂体柄，但视交叉未见清晰显示，垂体结构显示正常。透明隔显示缺如，侧脑室呈方形改变，并向下延伸（图 1.9C）。

鉴别诊断 视隔发育不良（SOD）。

最终诊断 SOD。

讨论 SOD 是一种轻度的脑和眼眶发育异常（前脑无裂畸形）。该病有一个异常的分隔，可影响视神经、垂体和前脑。在 SOD 患者中，脑发育不良表现为透明隔缺如和侧脑室出现特殊的形态。脑发育不良还伴有视交叉的萎缩和视神经的发育不全，可以是单侧或双侧，节段性或者全长受累，眼球发育一般正常，也可能伴有脑实质发育异常，如神经元异位，皮质发育不良，脑裂畸形或者胼胝体发育异常。嗅神经及嗅神经束可有发育不全或者缺如，同时可伴有垂体发育异常，下丘脑垂体功能异常可导致致命性的内分泌功能缺陷，对这种内分泌的缺陷应采用激素替代疗法进行治疗。

思考题

视神经的正常大小是多少？

影像医师职责

影像检查技术可以准确地评价视神经、视交叉、垂体及大脑。对出现严重垂体功能障碍的病例，当影像医师诊断为 SOD 时应及时通知临床医师。

临床医师需知

- 是否存在视神经和视交叉发育不全？
- 透明隔是否存在？
- 是否存在其他大脑发育异常？
- 是否存在垂体腺和垂体柄发育异常？

思考题答案

成人视神经正常测量值为（2.5±0.4）mm。儿童的数值会略小一些，但 1 岁以上儿童视神经横截面积测量值不应小于 2.9 mm²，且双侧视神经大小对称。

> **深入学习**
> 请参阅 Mancuso 和 Hanafee 编著的《Head and Neck Radiology》第 53 章。

（赵　博译　张雪宁校）

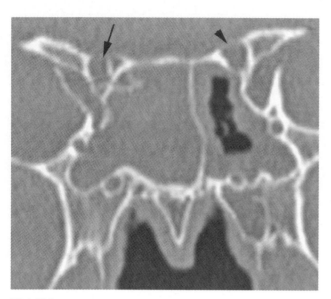

图 1.10A

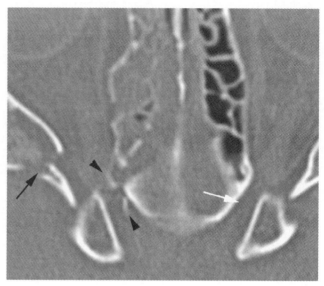

图 1.10B

影像表现　冠状位(图 1.10A)及轴位(图 1.10B)CT 扫描显示右侧眼眶粉碎性骨折,骨折片向视神经管移位。骨折累及蝶骨大翼，右侧眼眶内侧壁骨折变形(图 1.10B),蝶窦及右侧筛窦内浑浊,可能为血液填充。

鉴别诊断　颅面部外伤伴视神经管骨折。

最终诊断　颅面部外伤伴视神经管骨折。

讨论　在钝性或锐性外伤后视神经直接或间接的损伤是导致外伤后视力下降的主要原因。外伤对视神经的直接影响包括视神经的受压、撕裂、撕脱、断裂,引起以上视神经变化的因素包括锐器伤,眼眶及视神经鞘的血肿或骨折片。外伤间接导致视神经病变的机制可能为震荡或压力传导至视神经管或眶尖。在狭窄的视神经管内受到挫伤或发生水肿的视神经将会出现缺血性改变。

该病例外在骨折片的压迫导致视力进行性的丧失,对该患者行急症眼眶减压手术,但视力并未恢复。

思考题

1. 对钝性和锐性眼眶损伤,CT 为首选的影像检查方法,何时应该进一步行 MRI 检查?

2. 视神经直接损伤和间接损伤在治疗上有什么区别?

影像医师职责

出现视神经损伤或威胁视力的情况,应及时通知临床医师。

临床医师需知

- 视神经是否存在损伤(压迫、撕裂、断裂)?
- 视神经管是否骨折?
- 视神经鞘内和鞘外是否出现局限性血肿?
- 是否存在异物?
- 是否存在眼眶张力增高?
- 是否存在一系列可以引起视神经间接性损伤的骨外伤?

思考题答案

1. MRI 可以更清楚地显示或排除神经或神经鞘的撕裂、神经的水肿和神经鞘的血肿,但 MRI 不能明确诊断断骨折碎片。

2. 直接损伤通常需要外科治疗,视神经未离断的情况下可以采取视神经减压术、视神经鞘开窗术和眶内血肿移除术。间接损伤一般无需手术治疗，主要采取类固醇激素治疗。

深入学习

请参阅 Mancuso 和 Hanafee 编著的《Head and Neck Radiology》第 54 章。

（赵　博译　张雪宁校）

临床病史 患者,女,34岁,视力模糊,近两日视力丧失伴下肢感觉迟钝及感觉异常。

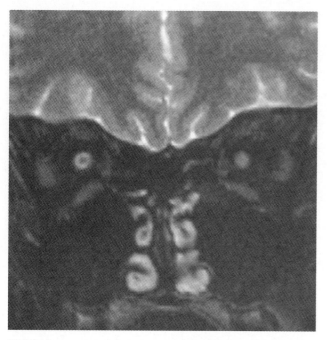

图 1.11A

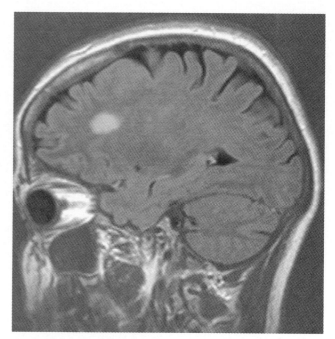

图 1.11C

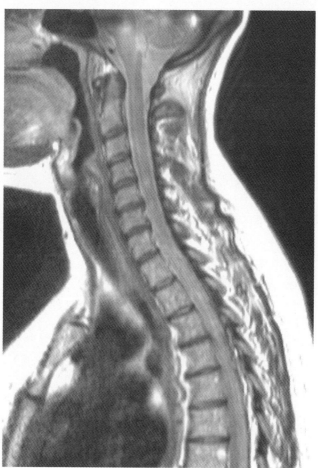

图 1.11B

影像表现　脂肪抑制 T2WI 图像（图 1.11A）显示左侧视神经增粗及信号增高。矢状位脊髓质子像（图 1.11B）显示颈髓内可见小结节样高信号影。矢状位 FLAIR 像可见脑室周围白质内 3 个异常结节影，其中一个见图 1.11C。

鉴别诊断　多发性硬化（MS）引起的视神经炎，视神经脊髓炎（NMO；Devic 病），由胶原血管病引起的视神经炎或横贯性的脊髓炎（如系统性红斑狼疮，干燥综合征）。

最终诊断　MS 引起的视神经炎。

讨论　急性视神经炎可以是孤立的、自发性疾病或者与自身免疫性疾病相关。该患者的表现支持 MS 的诊断。患者行腰穿后脑脊液分析出现寡克隆带。接受类固醇治疗后，患者视力好转。首次入院 6 个月后患者出现左下肢感觉及运动障碍，对这种复发缓解型 MS 进行了干扰素治疗。

NMO 或 Devic 病是一种完全不同的疾病，很少见，主要发生于 30 岁左右的中年女性，影像表现为单侧或双侧的视神经炎，沿视神经长轴分布，同时可见广泛的脊髓病变（累及 3 个或 3 个以上脊髓节段），大脑很少受累。在疾病的发作期，白质病变可进一步进展。但无论是非特异性的还是类似 MS 这样的白质病变，均不会出现明显的临床症状。近期科学家已经发现了 NMO 的特异性抗体。该抗体会与 AQP4 水通道特异性结合（此通道主要出现在视神经、髓鞘、脑室周围的区域以及下丘脑）。因此我们可以根据临床表现、影像特点、血清及免疫病理学检查区分 NMO 与 MS。

有报道称，一些胶原血管病（如系统性红斑狼疮）的影像表现和血清学检查可能同 NMO 相似。

思考题

为什么 Devic 病与 MS 之间的鉴别诊断尤为重要？

影像医师职责

视神经和视神经鞘的炎症和感染的影像表现无特异性。影像医师必须对相关及潜在的疾病和复杂的因素进行评价。当怀疑存在这些系统疾病时，应及时与临床医师进行交流，避免延误治疗。

临床医师需知

- 疾病是感染性的还是炎性的过程？
- 最可能的诊断及疾病的全部范围。
- 出现急性感染或急症的情况是否需要保护眼球？
- 有无其他眼外并发症？

思考题答案

由于预后和治疗手段的不同，对这两种疾病的鉴别非常重要。NMO 预后较差，复发频繁。它需要免疫抑制剂治疗和血浆置换治疗。但 MS 患者仅需要免疫调节治疗。

> **深入学习**
>
> 请参阅 Mancuso 和 Hanafee 编著的《Head and Neck Radiology》第 20、55 章。

（赵　博译　张雪宁校）

临床病史 患者,女,24岁,左眼渐进性视力丧失。超声检查发现视神经增粗。

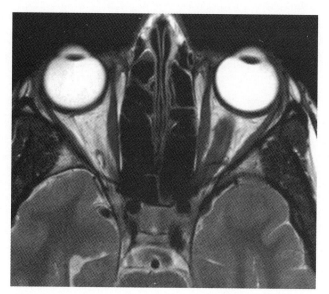

图 1.12A

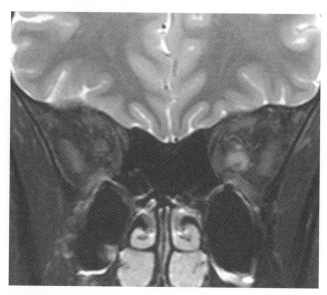

图 1.12C

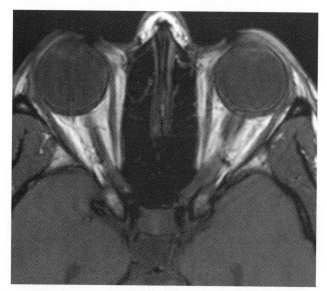

图 1.12B

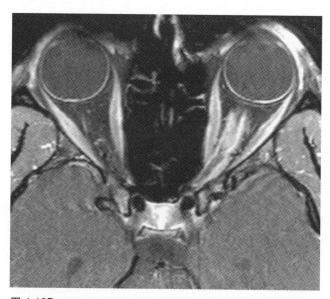

图 1.12D

影像表现 轴位 T2WI(图 1.12A)和 T1WI 图像(图 1.12B)显示视神经和视神经鞘复合体增粗,冠状位脂肪抑制图像(图 1.12C)显示病变包裹视神经。T1WI 脂肪抑制增强图像(图 1.12D)显示病变均匀强化,并延伸至视神经管。

鉴别诊断 视神经脑膜瘤、白血病、眼眶特发性炎性综合征(IOIS,也称炎性假瘤)。

最终诊断 视神经鞘脑膜瘤。

讨论 原发性视神经鞘脑膜瘤起源于视神经周围的蛛网膜。该患者发病年龄较低,排除了Ⅱ型神经纤维瘤病的可能(一般中老年女性高发)。

该病三大典型表现为进行性视力丧失、视神经乳头萎缩、眼底镜检查视神经乳头不典型大量血管增生。临床可出现突眼、头痛、眼睑下垂及复视等症状。

该患者 MRI 表现比较典型,表现为沿视神经鞘生长的强化病变。在 CT 上微小的钙化可使病变的密度增加,这种钙化可以呈线样、弥漫性、片状、结节样改变,线样的钙化或线样的增强被称为"双轨征",邻近的骨质可有反应性增生。

在白血病和炎性假瘤中也可以出现类似的表现。但是通过结合临床病史诊断并不困难。白血病视神经的受累通常提示有中枢神经系统的受累，而且多发生在疾病的晚期。炎性假瘤的患者则表现为疼痛性视力丧失。

思考题

1.视神经鞘脑膜瘤如何治疗？

2.选择治疗方法时需要考虑哪些问题？

影像医师职责

压迫性病变所导致的视力丧失应当迅速通知临床医师。及时治疗可以保护视力，避免失明。

临床医师需知

● 确定病变是否会压迫视神经，引起视力丧失？

● 病变累及视神经管和视交叉的范围及是否靠近或跨过中线生长？

● 是否累及骨骼？

思考题答案

1.观察、放疗或者手术治疗。

2.应考虑视力和肿瘤累及范围。如果肿瘤生长缓慢，视力丧失在可接受的程度且未累及对侧视神经及出现颅内蔓延，可以选择观察。手术治疗的目的是为了去除肿瘤，保护受累眼球不致失明。放射治疗的目的是为了阻止或减慢病变的生长以缓解对视交叉的威胁。当手术不能完全切除肿瘤时，术后应给予放射治疗。

深入学习

请参阅 Mancuso 和 Hanafee 编著的《Head and Neck Radiology》第 31、56 章。

（赵 博译 张雪宁校）

临床病史 患者,男,42岁,视力丧失、色觉减弱伴眼球疼痛。

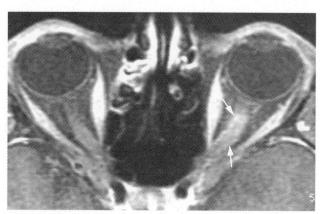

图 1.13A

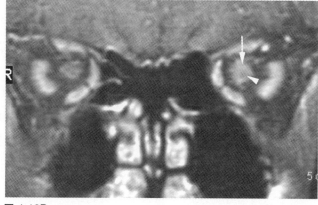

图 1.13B

影像表现 轴位(图 1.13A)及冠状位(图 1.13B)脂肪抑制 T1WI 增强扫描显示视神经鞘强化但边界模糊,并向眶内脂肪扩散。冠状位图像显示左侧视神经似有强化。

鉴别诊断 感染性视神经束膜炎(病毒性、细菌性、真菌性、寄生虫性),自身免疫性感染性视神经炎(如系统性红斑狼疮、类肉瘤病、Wegener 肉芽肿),IOIS(炎性假瘤)。

最终诊断 IOIS(炎性假瘤)。

讨论 炎性假瘤是病因未明的非感染性的炎性过程。IOIS 可以表现为局限于神经周围的病变。这些患者临床表现为单眼疼痛伴视觉丧失。患者可有瞳孔直接对光反射消失。

影像表现是非特异性的:视神经或视神经鞘的增粗及强化可见于急性炎症或感染性疾病。

IOIS 是一个排除性的诊断。必须首先排除其他疾病,双侧视神经受累提示可能为系统性疾病的过程。在这些病例中,结合全身的症状或体征能够帮助确诊(如自身免疫性疾病关节常受累,类肉瘤病常有肺部受累)。实验室检查也可帮助确诊,当出现 cANCA 阳性时支持 Wegener 肉芽肿,类肉瘤病可出现血管紧张素转化酶(ACE)阳性,免疫检查结果可确定自身免疫性疾病。感染性视神经束膜炎的影像表现没有特点,除非在视神经或视神经鞘以外的部位发现感染源(如异物或鼻旁窦的疾病)。

对于高度怀疑 IOIS 的患者,应给予皮质类固醇的试验性治疗。为了排除其他引起视神经束膜炎的疾病,有时需要进行活检。

思考题

除了视神经束膜区,炎性假瘤还可累及哪些部位?

影像医师职责

当出现不可逆性的视力减退时,应将各种影像检查结果及时通知临床医师,使其了解疾病的严重性和阳性影像表现的意义。影像医师还应注意以下几点:

● 所有怀疑 IOIS 的病例几乎都会被同时怀疑有感染,必须排除致病因素,如鼻腔鼻窦的感染或眼眶内的异物。

● 对于一些并发症,如:眼眶张力增高,血管内血栓形成,视网膜脱离或疾病向颅内蔓延,必须及时告知患者的主治医师。

临床医师需知

● 疾病是感染性还是炎症性?
● 如果是炎症性过程,是否为炎性假瘤?
● 疾病的累及范围。

思考题答案

在头颈部,炎性假瘤最常累及眼眶。除了如本病例所示的视神经束膜的区域外,巩膜周围、眼外肌区域、泪腺等广泛区域均可受累。另外,炎性假瘤的分布区域经常扩散至上述区域以外,包括眶尖和海绵窦。

炎性假瘤也可以发生于咽旁,下颌下间隙,喉部,上颌窦及口腔。

深入学习

请参阅 Mancuso 和 Hanafee 编著的《Head and Neck Radiology》第 18、57 章。

（赵　博　译　张雪宁　校）

临床病史 患者,女,41 岁,出现眼干,复视,一过性右眼视力丧失。患者有怕热、焦虑、失眠、脱发等症状。CT 影像表现如下:

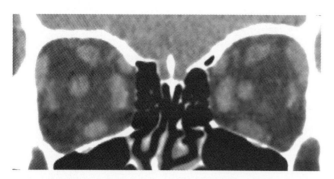

图 1.14A

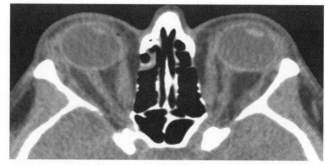

图 1.14C

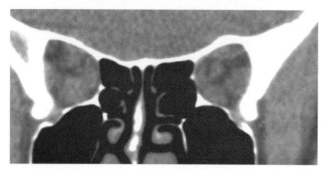

图 1.14B

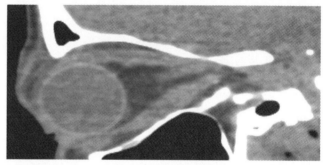

图 1.14D

影像表现 冠状位（图 1.14A,B），轴位（图 1.14C）和矢状位（图 1.14D）CT 扫描显示双眼突出,眼外肌不对称性增厚,但肌腱未见明显增厚。眶内脂肪可见水肿和血管充血。右眶近眶尖处视神经鞘周围的脂肪垫消失。

鉴别诊断 Graves 眼病（即甲状腺功能障碍性眼病,GDO）,淋巴瘤,肉芽肿性疾病（Wegener 肉芽肿,类肉瘤病）。

最终诊断 GDO。

讨论 引起 Graves 病的最重要原因是甲状腺功能亢进（简称甲亢）。B 淋巴细胞和 T 淋巴细胞对甲状腺刺激激素受体（TSHR）的反应导致了甲亢。在甲状腺,这会过度刺激甲状腺腺体,反射性引起甲状腺刺激激素水平的降低。在眼外脂肪内的纤维组织及连结组织内有很高的 TSHR 的表达（与甲状腺腺体相似）。结果,淋巴细胞和巨噬细胞的反应导致眼外软组织的反应性增生,特别是眼外肌的增生。

患者通常表现为双眼突出,眼干。眼外肌的增粗会影响眼球的运动并压迫眶尖处的视神经。

平扫 CT 及 MRI 检查就可以诊断 GOD。本病例的诊断是在典型的甲亢症状基础上,结合血液内分泌检查和典型的影像表现做出的。

急性及亚急性阶段的影像表现反映了眼眶脂肪内血管的充血和水肿。一般情况下,眼眶内脂肪的容积是增加的,但由于眼肌的增粗脂肪容积也可以减少。GDO 引起的眼球突出的程度与眶内脂肪容积增加的量和眼肌扩张程度相关。眼肌的增粗可能导致眶尖视神经鞘周围脂肪消失。脂肪消失的越多,视神经受损的风险就越高。该患者右眼颞侧视力的丧失可能与炎性因素导致的眼肌增粗压迫神经有关。其他可能出现的神经病变还有视神经的积液和眶上静脉的扩张（由血管充血所致）。泪腺也可以扩大。

在疾病的慢性阶段,肌肉可以出现萎缩,脂肪被替代和发生纤维化。治疗应包括纠正甲状腺功能的异常。在急性发病阶段,为减少炎性反应可给予类固醇及免疫抑制剂治疗。对于出现视神经病变,眼肌功能障碍和眼睑迟落的患者应积极进行手术治疗。

思考题

眼眶内脂肪量的增加不只见于 GDO,请列举三个引起眼眶内脂肪量增加的其他原因?

影像医师职责

对典型病例诊断不难。当疾病不典型时,如单眼受累,影像医师同临床医师的直接交流就显得非常重要,这样可以明确 GDO 的诊断。如果影像检查发现有明显的压缩性视神经病变和(或)临床上发现有视神经病变的情况,则双方需要密切的沟通。对于其他鉴别诊断也需要直接进行交流。

临床医师需知

- 突眼的程度。
- 确定疾病的分期,急性期(通常伴有眼眶内脂肪水肿)或纤维化晚期。
- 是否存在压迫性的视神经病变?
- 如果不是 GDO,其他可能的诊断是什么?

思考题答案

眼眶内脂肪量增加还可见于肥胖、糖尿病和长期使用皮质激素者。

深入学习

请参阅 Mancuso 和 Hanafee 编著的《Head and Neck Radiology》第 20、58 章。

(赵　博 译　张雪宁 校)

临床病史 中年女性患者,出现间歇性突眼。

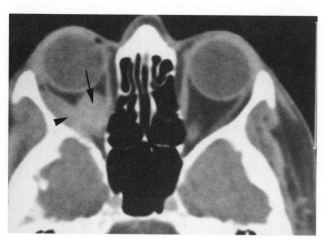

图 1.15A

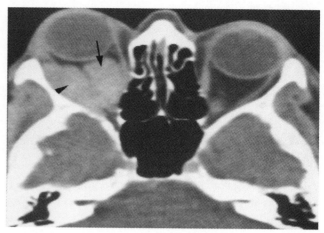

图 1.15B

影像表现 增强 CT 扫描右眼眶内可见两个异常强化病变（图 1.15A）。一个病变呈梭形位于外直肌。另一个是眼眶肌锥内的卵圆形肿物。由于突眼是间断性的,所以患者采用 Valsalva 呼吸后重复进行了 CT 检查发现外侧的病变明显扩张,肌锥内病变体积未见明显变化(注意图 1.15B 标记的眼球突出)。

鉴别诊断 眼眶静脉曲张伴血管畸形。

最终诊断 眼眶静脉曲张伴海绵状静脉畸形。

讨论 眼眶静脉曲张和海绵状静脉畸形(也称为海绵状血管瘤)是指在纤维和肌性基质内扩张的低流速的畸形静脉。

眼眶静脉曲张诊断的要点是肿物的体积会随着静脉压力的增高而增大,引起静脉压力增高的原因包括哭泣,Valsalva 动作(堵鼻鼓气法)或使头部向下的体位。因此, 当临床怀疑有静脉曲张时应采取 Valsalva 动作或俯卧位的检查方式进行 CT 及 MRI 检查。影像表现为有明显强化效应的结节样或扭曲的静脉,随着静脉压力的变化其形态可发生动态改变。

眼眶静脉曲张并不常见,可发生于任何年龄。该病可以是先天性、特发性或继发于外伤后,可合并有海绵状血管畸形或继发于动静脉瘘。

该患者合并有海绵状静脉畸形（也称为血管瘤）,它是成人最常见的眶内血管肿瘤,通常在 20~40 岁发病。典型的影像表现为病变明显强化,边界清晰,有时可见假包膜。静脉压力的变化不会引起其形状的改变。

在静脉畸形及海绵状血管畸形中均可见到静脉石。当这两种疾病出现疼痛或视神经功能退化时应及时进行处理。

思考题

请列举四个血管畸形的并发症。

影像医师职责

当怀疑为血管性疾病时,应提示临床医师注意在有创检查(活检)中出血的可能。如果由于病变的大小或并发症的原因可能出现视力损伤,则需立即通知临床医师。

临床医师需知

● 血管性病变中血流动力学的机制。

● 对于静脉曲张的病例,是孤立性静脉曲张还是伴有血管畸形?

● 并发症有哪些?

思考题答案

　　血管畸形可能引起出血，血栓形成，并出现感染，或对病毒或其他上呼吸道感染表现为局部的免疫反应。

深入学习

　　请参阅 Mancuso 和 Hanafee 编著的《Head and Neck Radiology》第 9、59 章。

（赵　博 译　张雪宁 校）

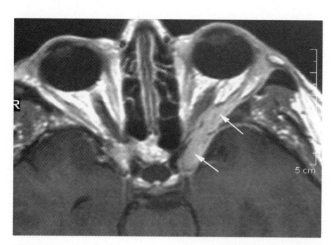

图 1.16A

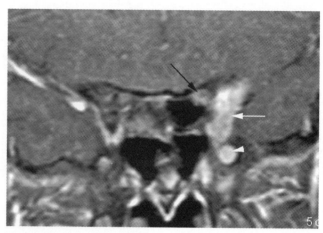

图 1.16C

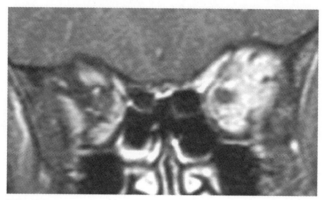

图 1.16B

影像表现　轴位 T1WI 增强图像(图 1.16A)和冠状位脂肪抑制 T1WI 增强图像(图 1.16B,C)显示左眶肌锥内浸润性占位,累及眶尖、眼眶组织及海绵窦前部,并伴有眼球突出。三叉神经的第二支及眶尖处的视神经鞘也可见强化(图 1.16C)。

鉴别诊断　嗜神经性淋巴瘤,肉芽肿性疾病,转移性病变伴视神经周围的扩散,恶性纤维瘤,眼眶炎性假瘤。

最终诊断　嗜神经性淋巴瘤。

讨论　引起疼痛性突眼的病变包括:炎性病变、炎性假瘤或眼眶的恶性肿瘤。突眼与病变的大小及硬度有关。因为几乎所有的恶性肿瘤都是实性的,所以恶性肿瘤患者都会有突眼的特点。眼眶疼痛也是恶性肿瘤特点之一,可据此与良性肿瘤相鉴别。

该老年患者单眼肿块的影像特点不能将肿瘤,炎性疾病或炎性假瘤区分开。最终活检诊断为淋巴瘤。

眼眶淋巴瘤是引起突眼的常见原因之一。常见类型是 B 细胞非霍奇金淋巴瘤。眼眶淋巴瘤通常是全身系统性疾病的一部分。因此,医生应该注意寻找双眼发病或眼眶外累及(颅内病变)的证据。

思考题
指出眶内可能发生淋巴瘤的部位。

影像医师职责
对任何考虑为眼眶恶性占位的病变均应同主管医生进行密切交流,特别是有压缩性视神经病变或病变有侵袭性的病例。应准确定位肿瘤及其生长范围,并为临床提供可能的疾病诊断。

临床医师需知

- 肿瘤是否出现在肌锥内?
- 病变的范围,包括病变与视神经或视神经鞘复合体的关系及可能对视力产生的威胁。
- 肿瘤是单发、多发还是双眼发病?
- 眼眶外有无其他发现,这有助于确定病变的起源。
- 最可能的诊断。
- 如果怀疑有恶性疾病的可能,是否应对区域性淋巴结进行检查?

思考题答案

淋巴瘤可出现于眼眶的任何部位。它容易侵犯泪腺并影响整个腺体。结膜下淋巴组织可以引起分离性隔膜前淋巴瘤。球后肌锥内,肌锥外,肌肉组织或跨区域的累及也可见到。神经周围的病变并不常见,但却是一种重要的淋巴瘤扩散的模式。眼眶淋巴瘤一般不侵犯骨骼。

> **深入学习**
>
> 请参阅 Mancuso 和 Hanafee 编著的《Head and Neck Radiology》第 27、60 章。

（赵　博译　张雪宁校）

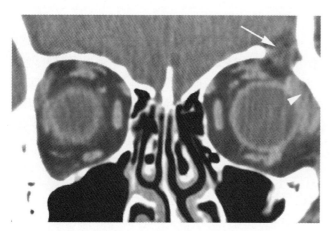

图 1.17A

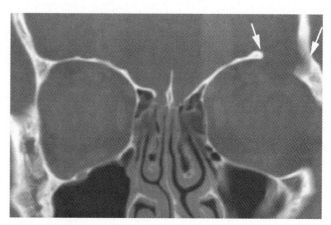

图 1.17B

影像表现 CT扫描显示左眼眶外上 1/4 象限可见一混杂密度病变，其内可见脂肪密度及囊实性区(图 1.17A)。泪腺似显示增大，但实际上只是位置的异常并未受病变累及。骨窗(图 1.17B)显示眼眶上壁外侧区局限性骨质缺如，骨质边缘清晰，这提示病变生长缓慢。

鉴别诊断 复杂性皮样囊肿。

最终诊断 复杂性皮样囊肿。

讨论 根据临床表现，临床医师初步诊断该病为起源于泪腺区的占位性病变。影像表现为眼眶外上 1/4 象限脂肪性病变。这一特点确定了其为皮样囊肿。

皮样囊肿是胚胎发育时期遗留于组织内的上皮细胞。在眼眶内，该病多见于颧额缝。儿童多见，表现为无痛性肿物。成人也可发病。当肿物位置较深时，只有当体积增大产生占位效应后才会被发现。

肿物内部的分泌物决定了其影像表现多样，可呈囊性或混杂密度/信号。40%~50%的患者可出现脂肪组织或脂肪-液体平面，这是典型皮样囊肿的表现。皮脂腺囊肿附着于骨膜，也含有脂肪，但没有皮肤组织。皮样囊肿还伴有骨质的改变，如骨质变薄，局灶性骨缺损及骨质硬化。沿骨缝生长的肿物可出现哑铃征。

治疗采用手术全切。

思考题
描述复杂性皮样囊肿的影像特点。

影像医师职责
对皮样囊肿准确的定位及与周围结构的关系的描述可指导临床手术并防止不全切除。该病对患者生命没有明显的威胁，可以按常规报告处理。如果发现有潜在的侵袭性病变，如朗格汉斯细胞组织细胞增生症(LCH)，就应当同临床医师进行密切沟通。

临床医师需知
- 病变是否起源于泪腺?
- 可能的诊断和肿物的范围——特别是骨质是否受累以及眶外是否扩散?
- 是否存在导致视力损伤的情况?

思考题答案

外伤时或外伤后皮样囊肿可发生破裂。此时病变边界模糊,且周围组织的炎性改变会导致强化效应。

> **深入学习**
>
> 请参阅 Mancuso 和 Hanafee 编著的《Head and Neck Radiology》第 8、61 章。

(赵 博 译 张雪宁 校)

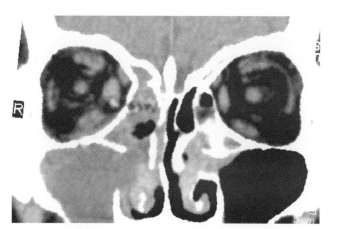

图 1.18A

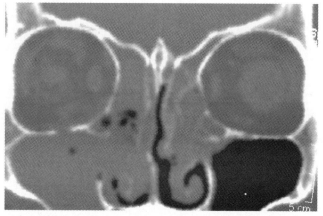

图 1.18B

影像表现 鼻窦冠状位 CT(图 1.18A)扫描显示筛窦及上颌窦内浑浊。与左侧未受累区域比较,可见右侧眶下管受到轻度浸润。肌锥外近眶下壁处脂肪组织可见渗出性改变(图 1.18B)。

鉴别诊断 眶隔后蜂窝织炎——类似侵袭性感染,白血病复发,骨髓移植后淋巴组织增生异常。

最终诊断 侵袭性真菌性鼻窦炎导致的眶隔后蜂窝织炎。

讨论 应用免疫抑制剂的患者出现鼻窦炎症,其影像特点高度支持侵袭性真菌感染。这种疾病也可发生于糖尿病患者或免疫功能正常的虚弱的老年人。这种侵袭性真菌感染的致病菌常为曲霉菌和毛霉菌,这些病菌具有血管侵袭性,特别是动脉血管的侵袭性。它会沿着小孔侵犯血管束,如眶下管,故疾病可在两个骨板或分隔之间蔓延,有时可见不到骨质受侵。如果眶下管周围脂肪间隙内见到有血管渗出,可以对该病做出早期诊断。如果诊断不及时,真菌感染可以迅速蔓延至眶内和颅内。

弥漫性炎症反应可以导致软组织和骨坏死。

治疗应在双眼同时进行,包括控制感染和清除感染源。

思考题

1.在患有鼻窦炎但免疫功能正常的宿主中,真菌性疾病是如何发生的?

2.引起肌锥外脂肪受累的其他常见疾病还有哪些?

影像医师职责

发现眼眶急性感染必须及时直接告知患者的主治医师。同时,要说明可能的发病原因(如鼻腔鼻窦的疾病)和并发症(如眼眶张力增高)。

临床医师需知

● 疾病是炎性还是感染性?

● 最可能的诊断及疾病的范围?

● 有没有局限性的感染源?

● 有无并发症:眼部,视神经,海绵窦或颅内?

思考题答案

1. 慢性迁延性鼻窦炎产生的分泌物是真菌寄生的场所。而真菌的寄生又会造成鼻黏膜的增厚。真菌与宿主是腐生寄生的关系。

2. 眼眶炎性假瘤和甲状腺相关眼病是引起眼眶肌锥外间隙炎性反应最常见的两类疾病。通常伴有肌锥的受累。引起继发性的肌锥外间隙受累的原因是鼻腔鼻窦和泪腺的疾病或颅底的骨膜炎。

> **深入学习**
>
> 请参阅 Mancuso 和 Hanafee 编著的《Head and Neck Radiology》第 16、52 章。

（赵　博译　张雪宁校）

临床病史 患者出现视力下降，左侧眉弓区局限性肿胀。数月前眶额部曾受钝器伤。

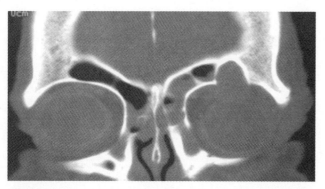

图 1.19A

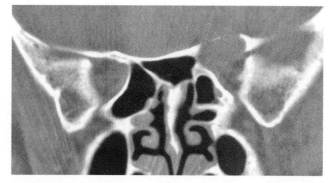

图 1.19D

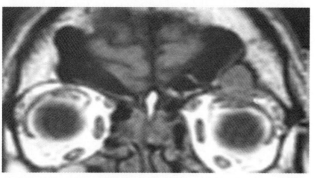

图 1.19B

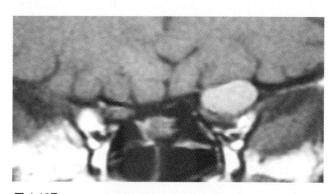

图 1.19E

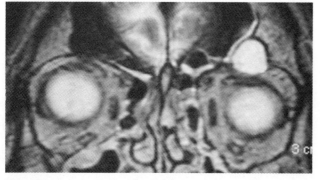

图 1.19C

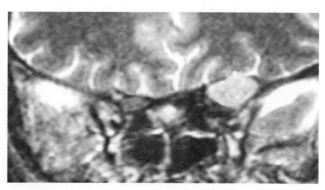

图 1.19F

影像表现 第一列图像(图 1.19A~C)示病变导致左眶顶壁骨性重构。病变在 T1WI (图 1.19B)和 T2WI(图 1.19C)表现为含有蛋白的液体信号。第二列图像(图 1.19D~F)中在眶尖也可见类似的病变，因病变内含有高浓度蛋白或血液使其在 T1WI 上呈高信号(图 1.19E)。囊肿压迫视神经管及视神经。

鉴别诊断 外伤后血性囊肿。

最终诊断 外伤后血性囊肿。

讨论 眼眶内血肿可发展为眶内血性囊肿。该患者曾有眼眶钝性伤的病史。当时可能导致出现了骨膜下血肿。血肿可以吸收或持续存在。如果血肿持续存在，则会形成胆固醇结晶，并且血性物质还可造成血肿周围的肉芽肿反应。慢性的炎症反应及内部的再出血可能是肿物缓慢增大的原因，最终导致骨质重构和骨连接部的断裂。骨质扩张形式可以帮助鉴别血性囊肿和脑脊膜膨出。当血性囊肿体积变大时会产生突眼，眼球活动障碍或视力下降等症状。本病发展缓慢，可在最初外伤后数月至数年内发生。

思考题
列举三个非外伤性的眶内血肿。

影像医师职责
当迟发性外伤后并发症影响视神经时应及时通知临床医师，如果视神经无损伤风险则按正常报告处理。

临床医师需知
- 是否存在骨损伤？

- 有无软组织损伤或疝？
- 是否存在异物？
- 眶尖及视神经处于何种状态？

思考题答案
应用抗凝剂，凝血障碍，血管畸形的破裂。

深入学习

　　请参阅 Mancuso 和 Hanafee 编著的《Head and Neck Radiology》第 10、11、63 章。

（赵　博 译　张雪宁 校）

临床病史 患者出现面部疼痛,疼痛范围为左侧三叉神经第 1 支分布区。

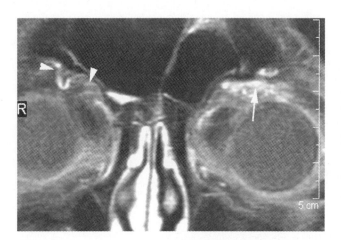

图 1.20A

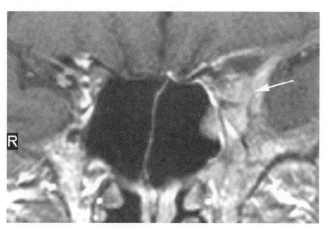

图 1.20C

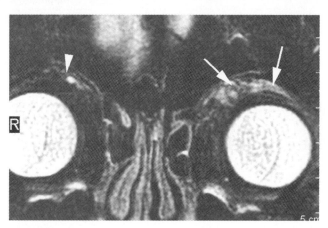

图 1.20B

影像表现 MRI 冠状位 T2WI 图像(图 1.20A)显示肌锥外脂肪间隙内沿眶上神经血管束有少量渗出。强化后延时脂肪抑制 T1WI 图像(图 1.20B,C)显示血管神经束及眼眶软组织可见强化。

鉴别诊断 炎性或肿瘤性渗出过程:炎性假瘤,淋巴组织增生性疾病,肿瘤沿神经周围扩散,转移性疾病。

最终诊断 皮肤癌患者,肿瘤沿三叉神经第 1 支神经周围扩散。

讨论 眼眶病变经常累及肌锥外间隙,但肌锥外间隙通常并不是原始发病部位。对于周围结构(如鼻腔鼻窦区域,泪腺,颅底或脑膜)的全面评价能揭示可能的致病因素。病变的部位及程度也能帮助进行鉴别诊断。双眼的疾病多由全身系统性疾病引起。在免疫功能不全的患者可出现疾病沿神经血管束蔓延这一典型征象。引起该征象的疾病还包括腺样囊性癌,鳞状细胞癌(SCCa),肉瘤或嗜神经组织淋巴瘤。

提供详尽的临床病史对解释影像征象非常有帮助。

该患者行 MRI 检查前 1 年曾行皮肤癌切除术,据此可以确定三叉神经第 1 支存在肿瘤沿神经周围的扩散。

思考题

1.描述肿瘤沿神经扩散的影像表现?

2.哪种情况会出现与肿瘤沿神经扩散相似的症状?

影像医师职责

对任何肌锥外的占位性病变均应准确定位并描述病变扩散程度。给出最可能的诊断并且应将任何可能造成压缩性视神经损害的情况或提示恶性肿瘤的侵袭性特点及时告知临床医师。

临床医师需知

● 肿瘤是否起自肌锥外的分隔结构?

● 肿瘤是原发于肌锥外脂肪,骨膜下还是来源于周围结构,如鼻窦,鼻腔或泪腺?

● 最可能的诊断及病变的范围?

● 当前的情况会不会对视力造成影响?

思考题答案

1.神经血管周围组织层消失,神经增粗和(或)强化,骨性管道和孔裂的破坏。

2.正常的神经周围血管丛强化,神经性炎症(如病毒性或放疗后改变)。

> **深入学习**
>
> 请参阅 Mancuso 和 Hanafee 编著的《Head and Neck Radiology》第 24、64 章。

(赵 博 译 张雪宁 校)

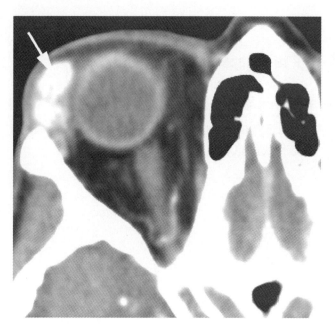

图 1.21A

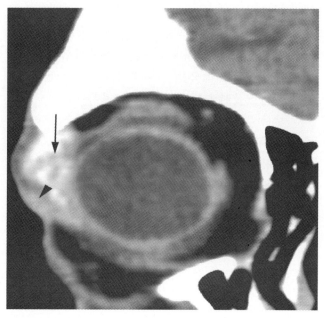

图 1.21B

影像学表现　轴位(图 1.21A)及冠状位(图 1.21B)增强 CT 图像显示:泪腺肿胀,泪腺本身明显强化(图 1.21A,B,箭),其周围可见呈轻度强化的异常组织(图 1.21B,箭头)。

鉴别诊断　感染性泪腺炎;非感染性炎性病变,如自身免疫性 Sjögren 病和 Graves 眼病、类肉瘤病、Wegener 肉芽肿、朗格汉斯组织细胞增多症;其他的组织细胞病包括 Rosai-Dorfman 病、黄色肉芽肿病及 Erdheim-Chester 病。

也包括淋巴瘤和上皮源性或少见的血管源性肿瘤和血管畸形。淋巴上皮源性囊肿与 HIV 感染有关。

最终诊断　泪腺型炎性假瘤(IOIS)。

讨论　IOIS 是一种以获得性免疫为基础的疾病过程,它不涉及全身系统。本病的易感因素尚未明确,随时都可能发病。尽管本病不如甲状腺相关性眼病常见,但仍是眼眶疾病中比较常见的疾病之一,在眼眶疾病中的发生率约为 5%。

眼眶炎性假瘤最常见的是单眼发病,非感染性炎性病变通常累及泪腺。泪腺型炎性假瘤常累及整个泪腺,眼球及邻近的肌锥外脂肪。

如果假瘤起自于泪腺,其典型表现为单侧眼眶肿物且伴有疼痛,肿物通常位于眼眶外上 1/4 象限。病变可以急性发病伴有剧痛及发红;也可以慢性发病,表现为上颞部无痛性肿物伴眼球和(或)眼肌的固定。可出现双眼受累。其他非感染性炎性病变常表现为双侧发病,且引起的疼痛及肿胀程度也不及炎性假瘤严重。所有疾病可能都伴有结膜炎和结膜分泌物。眼球可能会受压向下方或内侧移位。

正如上面所强调的,其他的非感染性炎性疾病,包括在鉴别诊断中提到的,通常表现为双侧发病。肿瘤性病变及其他病变可能与眼眶炎性假瘤有相同的表现。在大多情况下,通过比较患者的发病年龄、是否双眼发病和(或)是否伴有全身系统性疾病,有助于炎性假瘤与其他非感染性炎性疾病以及淋巴瘤的鉴别。如果临床表现为急性发病,病变累及单眼且伴有疼痛肿胀及眼球突出等表现,最可能的诊断就是炎性假瘤或感染性泪腺炎。如果病变呈慢性发病,表现为单侧上颞部肿块,疼痛轻微,鉴别诊断应该主要考虑泪腺肿瘤和炎性假瘤。

思考题

当眼眶病变表现为急性或慢性特点时，如何确定病变是否为炎性假瘤？

影像医师职责

对于眼眶病变的患者当怀疑为急性非感染性病变时，应同时考虑有无感染性病变及侵袭性肿瘤的可能，因此，应该与相关的临床医师进行直接的沟通。如果存在眼眶脓肿或影响视力的疾病时，必须与临床医师进行沟通。

如果病因不明确，在报告中必须给出可能的病因，并且全面描述病变的累及范围。同时也要考虑到感染性炎性病变。了解病变是单侧、双侧还是多发性，这一点是非常重要的。并且，在报告中应明确陈述有无颅内或其他异常影像表现，这对疾病的鉴别诊断和降低组织活检的风险很有帮助。

临床医师需知

- 病变是感染性的还是非感染性的炎性过程？
- 最可能的诊断和病变的累及范围？
- 如果感染性病变的可能性大，是否存在局部感染性病灶？
- 如果为急性感染性病变，当出现眼眶张力增高时，是否需要采取相关的措施来保护眼功能？
- 眼眶以外的区域有无并发症？
- 如果为非感染性炎性病变，是否为炎性假瘤？
- 有无异物存在？

思考题答案

在急性或亚急性发病的情况下，尽管有时候需要首先给予抗生素类药物以便排除表现不典型的眼眶蜂窝织炎或泪腺炎，但对 IOIS 的诊断主要还是依靠类固醇或环磷酰胺治疗试验和活检。急性眼眶炎性假瘤对类固醇激素敏感。如果确定为其他非感染性炎性病变，可能会使用非甾体类药物或免疫抑制剂治疗，因为这些非特异性的治疗方法对单眼病变也是有效的。而且，此疗法对淋巴瘤也可能有效，至少在治疗早期会有效。

对慢性发病的病例，通常选择活检，因为在这种情况下必须排除恶性肿瘤的可能。

> **深入学习**
>
> 请参阅 Mancuso 和 Hanafee 编著的《Head and Neck Radiology》第 18、65 章。

（时　代　魏　璐　赵　博　郑晶晶译　张雪宁校）

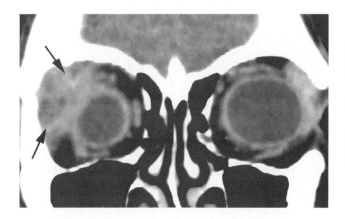

图 1.22A

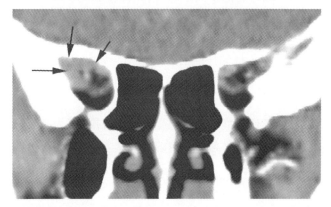

图 1.22B

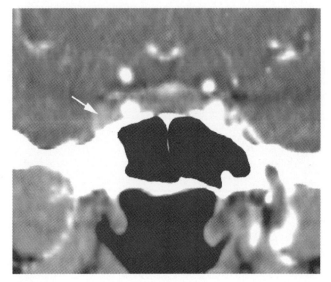

图 1.22C

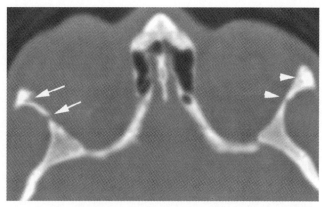

图 1.22D

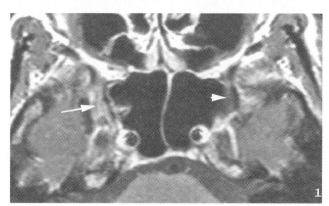

图 1.22E

影像表现

图 1.22A　冠状位 CT 显示了位于右侧泪腺窝区的具有高度侵袭性的肿块(箭)。

图 1.22B　肿块侵犯眶后部近眶尖区(箭)。

图 1.22C　经海绵窦冠状位重建显示肿瘤可能已突破眶上裂,沿眼神经、上颌神经及三叉神经节生长(箭)。

图 1.22D　与左侧眼眶外侧壁(箭头)比较,右侧眼眶外侧壁已被侵蚀破坏(箭)。

图 1.22E　增强 T1WI 显示与左侧正常圆孔区(箭头)比较,右侧病变已沿上颌神经(箭)生长,很可能已侵犯三叉神经节区。

鉴别诊断　原发性泪腺黏液囊腺癌,淋巴瘤,皮肤癌的周围神经播散(如果检查发现有确切的原发性病变或既往有皮肤病变切除史,便可以初步确诊)。

最终诊断 泪腺低分化腺癌,沿周围神经播散至三叉神经节。

讨论 对于任何眶部肿物或病变,首先要确定它是位于隔前还是隔后。如果是发生在隔后,需要确认病变是在肌锥内、肌锥外抑或是跨间隔生长。本病例病变在解剖定位上横跨隔膜前和隔膜后,并位于肌锥外,所以至少从起源上来考虑,病变应为泪腺肿瘤。如果肿瘤是恶性的,可能会突破其他眼窝腔室,表现为跨间隔生长。

泪腺是一个小的分泌腺体,当出现单侧眼眶肿瘤时应考虑有来源于泪腺的可能。大约50%的泪腺肿瘤是恶性的,此病例便为恶性肿瘤。在这些恶性肿瘤中,大部分是上皮源性的,其余的主要是淋巴组织肿瘤。黏液表皮样癌、腺样囊性癌及分化欠佳的黏液癌是比较常见的泪腺恶性肿瘤。其余泪腺肿瘤包括 B 细胞淋巴瘤,转移瘤(通常来自于乳腺癌或肺癌),以及一些罕见恶性肿瘤或血管源性肿瘤,如血管内皮瘤或血管外皮细胞瘤。双侧性肿瘤几乎都是淋巴瘤,有些淋巴瘤可以是单侧发病,或肿瘤为双侧发病但因双侧病变极不对称而看似为单侧发病。当在影像上表现为双侧眼眶发病时,也应该考虑到类肉瘤疾病及全身系统疾病的可能。在这种情况下,实验室检查可能对病变的定性诊断会有所帮助,cANCA 阳性有助于 Wegener 肉芽肿的诊断,ACE 阳性有助于类肉瘤病的诊断,其他相关的免疫检查结果有助于自身免疫性疾病的诊断。

良性混合性肿瘤是最常见的泪腺内良性肿瘤。尽管皮样囊肿的表现可类似泪腺肿瘤,但实际上它起源于眶内的外胚层结构。除了 1 型神经纤维瘤病以外,泪腺窝区的神经鞘瘤比较罕见。

思考题

1.如何治疗泪腺窝区肿瘤?

2.哪种影像表现对临床治疗方案的选择有重要的影响?

影像医师职责

影像医师如果发现任何可疑泪腺区的恶性肿瘤,应及时通知临床医师,除非对方已经知道有恶性病变的存在。如果发现有视神经受压的可能或恶性病变有明显侵袭性行为的趋势时,除非视神经受压或侵袭性行为早已存在,否则都应该紧急报告其影像表现。

在初次发现病变时,即使肿块的影像表现为良性,如果不采取切除病变的治疗方法,而是对肿块进行随访观察时,也需要对肿物进行定期重复扫描来确定病变是否为良性,因为一些原发性或转移性恶性肿瘤早期也可呈现出良性肿瘤的表现——这点在报告中应做出强调。

临床医师需知

● 肿瘤是否起源于泪腺?

● 肿瘤是单发,多发还是双侧发生?这些情况是否暗示着系统性疾病的发生?

● 除与泪腺肿瘤相关的表现外,还有哪些可能对诊断及治疗方案有帮助的影像发现?

● 最可能的诊断及病变的生长范围,如肿瘤主要在肌锥脂肪内或是否侵袭骨质抑或是沿周围神经播散?病变有无跨眼窝腔室的生长,有无侵袭视神经或视神经鞘复合体?

● 是否需要采取紧急措施保护视力?

思考题答案

1.良性和恶性上皮源性肿瘤必须手术切除,同时还应切除病变周围部分正常组织以便明确诊断和指导治疗。根据影像学表现及术后病理结果决定是否辅以放疗。

2.出现骨质破坏及周围神经播散的影像表现(这种表现并不常见)提示肿瘤恶性的可能性较大,这种恶性趋势可能会改变手术和(或)整个治疗方案。

深入学习

请参阅 Mancuso 和 Hanafee 编著的《Head and Neck Radiology》第 66、22 章。

(时 代 魏 璐 赵 博 郑晶晶译 张雪宁校)

临床病史 新生儿,CT 显示双侧眼眶内下方可见明显的肿块伴部分上呼吸道杂音。

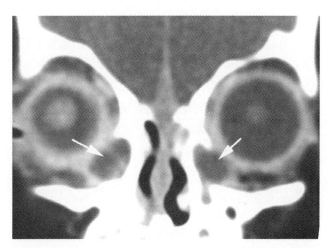

图 1.23A

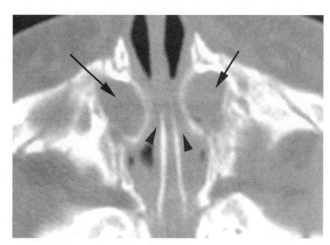

图 1.23C

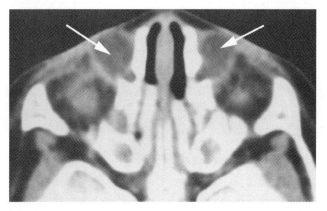

图 1.23B

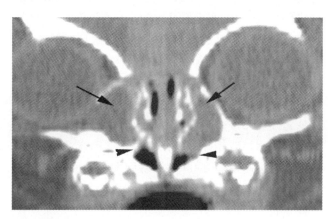

图 1.23D

影像表现 冠状位(图 1.23A)及轴位(图 1.23B)CT 显示双侧泪囊膨胀(图 A~D,箭)。相应骨窗(图 1.23C,D)显示鼻泪管呈慢性膨胀性改变(箭)。下鼻甲下方(箭头)可见鼻泪管鼻腔侧的出口被阻塞。

鉴别诊断 无其他鉴别诊断。

最终诊断 先天发育性泪管狭窄伴继发性鼻泪管黏液囊肿。

讨论 眼眶泪器和鼻泪器的发育异常可以单独发生。鼻泪器异常通常不伴有眼眶及眼球的病变,也不属于其他综合征及广义上的遗传性病变的一部分。

任何眼眶肿物或疾病根据其发生部位(隔前还是隔后)便可进行初步诊断。鼻泪器异常通常发生于隔前。大部分鼻泪器病变如 Hasner 瓣和泪点及泪小管的缺如,在影像上甚至泪囊造影术中都没有阳性表现。

鼻泪管狭窄或闭锁是一种先天性的并且很常见的发育性异常。鼻泪管狭窄或闭锁是非常罕见的一种症候群,而且此种异常与其他病变关系不大,尽管患者可能出现面中部的畸形或裂。这种情况下,下鼻甲以下的鼻泪管末端部分阻塞,这将导致形成黏液囊肿或泪囊和泪管的羊膜膨出(在宫内时)。严重的阻塞将导致鼻泪管明显扩大,若为双侧阻塞,可使鼻孔闭塞。这可能与鼻唇囊肿的形成相关。

思考题

1.新生儿面部发育中引起上呼吸道阻塞的两个常见原因是什么?

2.与颅面部发育有关的另一个引起上呼吸道阻塞

的原因是什么?

影像医师职责

对典型的病例及征象可按照常规报告处理。除非出现病变合并感染或双侧病变均发展至阻塞鼻道这些情况时,才需要与临床治疗医师进行直接的沟通。

临床医师需知

报告中必须明确告知此病可引起阻塞性改变,而且要尽可能排除是由肿物引起的阻塞。

- 确定存在泪管狭窄。
- 确定没有引起阻塞的肿物存在。
- 是否存在其他相关异常,或是否有可供参考的

其他诊断?

思考题答案

1.根据影像学表现,后鼻孔闭锁是引起婴儿上呼吸道阻塞最常见的原因。鼻缝狭窄虽然不常见,但它是引起婴儿呼吸道阻塞的第二大常见原因。

2.新生儿前、中颅底膨出性病变可以表现为呼吸道阻塞。

深入学习

请参阅 Mancuso 和 Hanafee 编著的《Head and Neck Radiology》第 67 章。

(时 代 赵 博 郑晶晶译 张雪宁校)

临床病史 年轻患者,因右侧继发性获得性鼻泪管阻塞(SALDO)导致右侧眼眶区内下方肿胀、疼痛。其他病史不详。

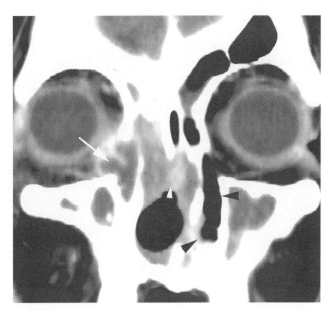

图 1.24A

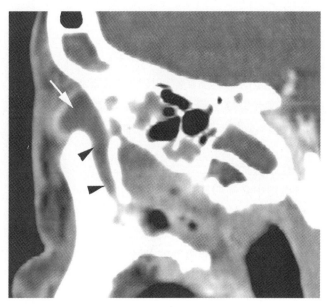

图 1.24C

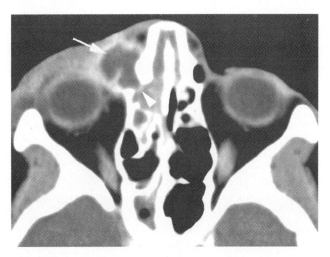

图 1.24B

影像学表现

图 1.24A 增强 CT 显示泪囊扩大,其内可见液体样密度影(白箭)。右侧鼻腔内可见弥漫性异常密度影(白箭头)。鼻腔内病变也引起左侧鼻泪管部分狭窄(黑箭头)。

图 1.24B 轴位 CT 图像清晰显示以泪囊为中心的面部肿物(箭),病变侵及泪骨(白箭头)。

图 1.24C 矢状位重建图像显示泪囊内病变范围(箭),鼻泪管内病变(箭头)及鼻腔内病变。

鉴别诊断 SALDO 合并感染,引起感染的病因包括 Wegener 肉芽肿、肉瘤或其他罕见的鼻腔疾病。

最终诊断 在患有可卡因相关鼻腔疾病的慢性吸毒患者中出现 SALDO 继发细菌感染。

讨论 对于任何眼眶肿物或疾病进程(如本例感染性病变),首先应确定病变是发生于眶隔前还是眶隔后。鼻泪引流系统的病变通常为隔前病变。由于该部位的感染性病变通常是由自限性病毒或是容易治疗的细菌性感染所引起,所以其影像学表现常为隐性。本病例为鼻泪引流系统的炎性病变,发生于这个部位的病变可以通过眶腔或其他相关的腔隙蔓延。

SALDO 可能是由一种未知的感染或非感染性炎性病变所引起。也可能是由于泪石,肿瘤,放射治疗,全身和局部药物,创伤或其他多种原因引起。

非感染性炎性病变可以表现为局部或全身性病变。实际上,累及鼻泪系统且对其有重要影响的特征性的病变是肉瘤和 Wegener 肉芽肿。原发性获得性鼻泪管阻塞(PANDO)是一种特发性炎症,其纤维化的过程可能会引起鼻泪管的狭窄和闭塞。但其病因目前尚不明确。

与非感染性炎症类似,感染性病变也可以表现为局部病变或全身性病变。感染性病变大部分起源于鼻泪管系统,很少由于鼻窦及鼻腔病变的继发性播散引起。

感染是导致 SALDO 的常见原因之一。鼻泪管系统的感染常引起 PANDO,或者由非感染性炎性疾病导致 SALDO。这些感染性病变可能是局部的或是全身性的。大部分为低毒细菌感染,常见的致病菌为拟杆菌,放线菌和衣原体。化脓性和肉芽肿性(包括结核和梅毒)细菌和真菌(念珠菌,曲霉菌和土壤丝菌最常见)也都是可能的病因。免疫缺陷患者和糖尿病患者患慢性细菌感染或真菌性感染的风险更高。虽然疾病的发病率较高但其症状不明显。病毒感染是引起各类疱疹的原因。

这些病变引起了泪液引流系统的炎症及不同程度的阻塞,最终导致泪液引流系统的纤维化及慢性阻塞。还可能会引起继发性的脓肿或骨髓炎。在泪液引流系统中可能会形成结石,它可能是引起疾病复发和阻塞形成的因素。

本病的影像学表现(引起鼻泪管阻塞的鼻腔内病变的类型)明确提示本病例是由潜在性和诱发性的非感染性病因引起的。实验室检查发现 cANCA、ACE 和免疫检查均呈阳性, 这些结果分别提示该病可能为 Wegener 肉芽肿,肉瘤或自身免疫性疾病。在不能确定病因的情况下,有必要进行活检以排除淋巴瘤或其他肿瘤性病变。本病例中,患者的病史使病情最终一目了然。

思考题

1.鼻中隔的特殊表现如何给予医师有关病因学的提示?

2.在鼻中隔这个特定的部位(鼻前庭前下方和后方),可以考虑哪些原发性疾病?

影像医师职责

对于所有怀疑为急性感染性病变的情况,均应与临床医师进行直接交流。如果有明确表明病变为脓肿或可能会影响视力的证据,必须与临床医师进行紧急沟通。

当病因未知时,报告中应该尽可能写明可能的病因及病理情况。对于慢性病变,应考虑到非感染性病变(见讨论部分)的可能。

对慢性感染性疾病通常按常规报告进行处理。但当发现肿物可能为癌症或有脓肿和骨髓炎时,应及时同临床医师沟通。

报告中应该尽可能明确是系统性阻塞性病变还是由肿块引起的阻塞性病变。

临床医师需知

- 确定病变是原发于鼻泪引流系统,是否存在阻塞?
- 是否有提示病因学诊断的线索?
- 阻塞的程度。
- 鼻泪引流系统之外是否存在需要治疗或进一步检查的病变?
- 是否有引起阻塞的肿块存在?

思考题答案

1.当鼻中隔穿孔时,鉴别诊断需要考虑血管炎性病变,包括 Wegener 肉芽肿,肉瘤和可卡因滥用者。

2.鼻中隔的这个特殊部位是吸毒者吸入可卡因的常见部位。Wegener 肉芽肿和肉瘤更容易累及鼻中隔的鼻腔部而非鼻前庭部。

> ### 深入学习
> 请参阅 Mancuso 和 Hanafee 编著的《Head and Neck Radiology》第 13、68 章。

(时　代　赵　博　郑晶晶译　张雪宁校)

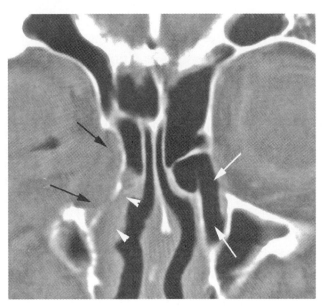

图 1.25A

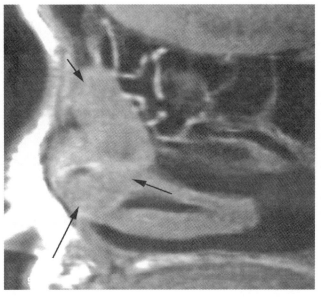

图 1.25D

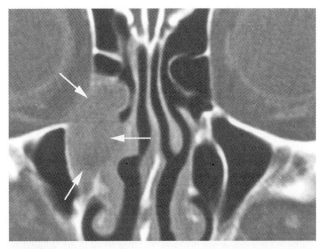

图 1.25B

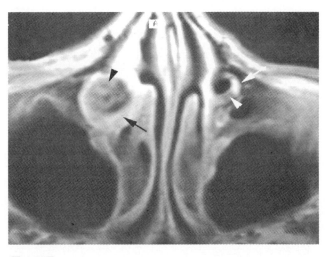

图 1.25E

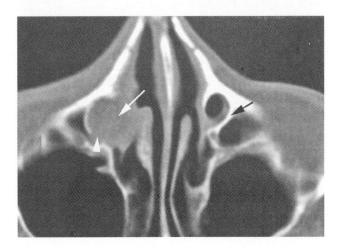

图 1.25C

影像学表现

图 1.25A　与左侧正常鼻泪囊及鼻泪管（白箭）相比,右侧泪腺窝区可见异常软组织肿块(黑箭),病变与鼻腔内异常软组织肿块看似相连(箭头)。

图 1.25B　图 A 稍后方层面显示肿块由鼻泪囊及鼻泪管延伸而来(箭)。

图 1.25C　轴位图像显示,与左侧正常组织（黑箭）相比,肿块发生于鼻泪引流系统(白箭),

病变侵及邻近骨质(白箭头)。

图 1.25D　同一患者,MRI T1WI 图像显示,肿块沿鼻泪引流系统扩展。肿块很可能为实性。

图 1.25E　T1WI 增强扫描, 与正常鼻泪道黏膜(白箭头)及完整的泪骨(白箭)相比,肿块中心部分信号不均匀(黑箭头),周围一厚壁环绕,壁呈明显强化(黑箭)。

鉴别诊断　慢性泪腺炎合并泪囊及鼻泪管的黏液囊肿。

最终诊断　鼻泪囊和鼻泪管区腺癌伴感染。

讨论　任何眼眶肿物或病变过程首先要确定病变是位于眶隔前还是眶隔后。临床上,鼻泪引流系统病变通常发生于眶隔前。许多患者不会进行影像检查,但是几乎所有持续生长的肿物均能在 MRI 或 CT 检查中发现。此病例鼻泪引流系统异常考虑是由肿瘤及相应的阻塞性炎性病变引起的。

继发性获得性鼻泪管阻塞(SALDO)几乎均由感染性或非感染性炎性病变引起;然而,SALDO 也可以由泪液引流系统内在或外在肿瘤性病变引起。只有在排除了肿瘤性病变和其他病因引起的阻塞后才能诊断为原发性获得性鼻泪管阻塞(PANDO)。

泪液引流系统原发性肿瘤罕见。其中良性鳞状细胞乳头状瘤是最常见的良性肿瘤,而原发性鳞状细胞癌是最常见的恶性肿瘤。淋巴瘤可原发于泪液引流系统,但十分罕见。继发于皮肤和鼻窦恶性肿瘤的泪囊及泪管病变较泪囊和泪管原发肿瘤更常见。眼睑肿瘤和皮肤癌可能会累及泪小点和泪小管。

有时,发生于骨内的肿瘤及其他病变如骨纤维异常增殖症会阻塞泪液引流系统。

思考问题

1.在糖尿病患者中常见而在非糖尿病患者中不常见的引起慢性泪腺炎的微生物是哪种?

2.上述恶性肿瘤易沿哪些血管神经束播散?

影像医师职责

报告中应该包括所有常规内容。如果根据影像表现考虑为肿瘤性病变而最初的临床诊断并非肿瘤,此时应直接与临床医师进行交流, 以确定可能的诊断。报道中还应该明确以下几个方面:

● 病变是否为肿瘤性病变? 如果是肿瘤性病变,明确肿瘤是原发性还是继发累及泪液引流系统。

● 明确软组织肿块的范围,应包括眶隔或眶隔后可能受侵犯的结构范围。

● 如果骨质结构受累,应明确其受累的范围。

● 病变是否沿神经播散,以及播散的范围。

● 是否存在局部转移性腺病?

临床医师需知

● 明确肿瘤的范围。

● 是否有提示病因学诊断的线索?

● 是否存在泪液引流系统以外需要治疗或是进一步检查的潜在的复杂因素?

思考题答案

1.真菌感染。

2.主要是三叉神经第 2 支远端分支,这些分支位于近鼻唇沟下部浅表肌腱膜系统的深部。

> **深入学习**
>
> 请参阅 Mancuso 和 Hanafee 编著的《Head and Neck Radiology》第 69、21 章。

(时　代　魏　璐　赵　博　郑晶晶译　张雪宁校)

病例 **1.26**

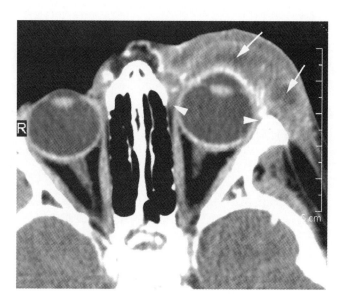

临床病史 体检发现左侧眼眶广泛蜂窝织炎，病变与邻近眶隔分界不清。

图 1.26

影像学表现
图 1.26　CT 增强扫描显示化脓早期阶段(箭)左侧眼睑软组织弥漫性肿胀，病变局限于眶隔膜前部。

相关解剖结构　眶隔附属结构。

鉴别诊断　脓肿与蜂窝织炎的鉴别，单纯眶隔前与眶隔前后混合性病变的鉴别。

最终诊断　弥漫性眶隔前蜂窝织炎——由早期化脓性病变最终发展成眼睑脓肿。病因不明。

讨论　任何眼眶肿物或疾病进程应首先确定病变是发生于隔前还是隔后。隔前病变通常发生于皮肤、眼睑、泪腺及鼻泪引流系统——所有这些结构都属于眶隔前间隙的组成部分。这些病变大部分不需行影像检查。此病例考虑为发生于眶隔前的炎性病变而非来源于泪腺和鼻泪引流系统，病变有通过眶腔及相关间隙播散的趋势。

当炎症位于眶隔前方时，将可能累及眼睑相关结构，如睑韧带，睑板和泪囊。与对侧正常结构相比，病变侧眶隔前软组织肿胀，脂肪消失。如观察到轻微的骨膜增生，尤其是沿眶内侧壁的骨膜增生，对于病变

的诊断非常重要。病变可能引起邻近骨质结构发生脓肿和骨髓炎。

与癌症细胞的播散一样，病变可通过静脉直接播散至眶隔后间隙。眶隔后播散表现为眶内脂肪发生改变。如果有静脉血栓形成，则可能会累及眶内主要的静脉，受累静脉增粗，管腔内可见血栓。眶内脂肪水肿很常见，也可见于静脉充血及血栓形成。静脉充血及血栓形成增加了静脉内压力，压力的增高与局限性动静脉瘘及蜂窝织炎的形成有关。水肿也可能与肿瘤相关。

大部分眶隔软组织感染为由皮肤和眼睑的细菌性感染引起的急性蜂窝织炎。感染可以继发于创伤或手术并发症。鼻窦区、泪腺和泪液引流系统发生的病毒、细菌及寄生虫感染常导致隔膜前感染。

蚊虫叮咬、毒物暴露、相关的非特异性病变(如血管神经性水肿)和比较罕见的疾病(如 Kimura 病)也可导致急性感染性隔膜前炎症。

思考题
1.眶隔后蜂窝织炎和脓肿的常见病因是什么？
2.在内眦水平的眶隔骨性附属结构是什么？

影像医师职责
当怀疑为急性感染性炎性病变时，需要与临床医

生进行直接的交流。特别是当病变可能引起鼻窦发生病理性改变或影响视觉而必须进行手术治疗时，更应进行及时的沟通。

当病因未知时，报告中应该尽可能写明可能的病因及病理情况。对于慢性病变,应考虑到非感染性病变的可能。

对慢性感染性疾病通常按常规报告进行处理。但当发现肿物可能为癌症或有脓肿和骨髓炎发生时应及时同临床医师沟通。

临床医师需知

● 确定病变是否起源于眶隔前软组织。

● 可能的诊断是什么？是否能确定炎症或感染性病变的感染源？

● 病变是否有可能发生于眶隔后、泪腺、鼻泪器或鼻窦？

● 病变是否向眶隔后蔓延？

● 眶隔前软组织内外是否存在需要治疗或进一步检查的潜在的复杂因素？

● 病变是非炎性肿块还是炎性病变伴发肿块形成？

思考题答案

1.化脓性鼻窦炎,最常见的是额筛窦炎。

2.后泪嵴。

> **深入学习**
>
> 请参阅 Mancuso 和 Hanafee 编著的《Head and Neck Radiology》第 70、13 章。

（时　代　赵　博　郑晶晶译　张雪宁校）

临床病史 成年患者,鼻唇沟区肿块,肿块表面皮肤无明显异常。

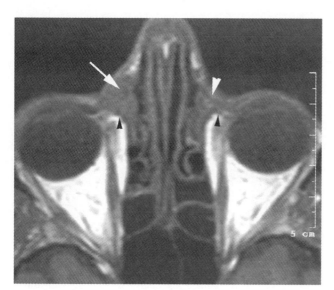

图 1.27A

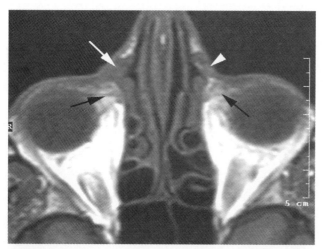

图 1.27B

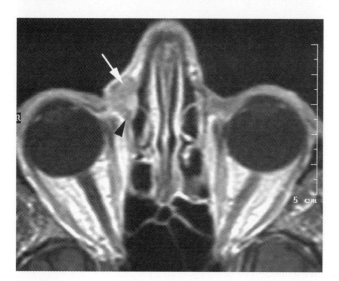

图 1.27C

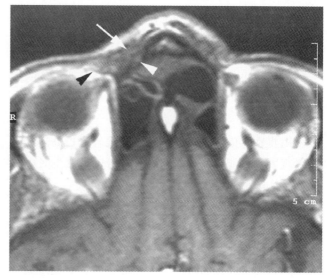

图 1.27D

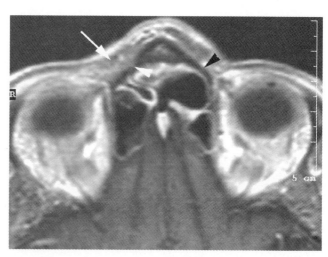

图 1.27E

影像表现

图 1.27A　T1WI 图像显示与对侧正常眶隔前软组织(白箭头)相比,右侧隔前软组织增厚(白箭)。肿块局限于眶隔附件后方(黑箭头)。

图 1.27B　T1WI 图像显示与对侧正常眶隔前软组织(白箭头)相比,眶隔前肿块呈浸润性生长(白箭)。注意双侧眶隔附件结构(黑箭)。

图 1.27C　T1WI 增强(本层面较图 B 显示层面稍靠上,与图 A 为同一断层)图像显示隔前肿块(白箭)位于泪嵴(黑箭头)后部。

图 1.27D　T1WI (本层面较图 A、B、C 层面靠上,紧邻额骨鼻棘区)图像显示隔前肿瘤(白箭)侵及额骨鼻棘(白箭头)。但是病变仍然局限于眶

隔上部的附件内(黑箭头)。

图 1.27E　T1WI 增强扫描证实肿瘤在眶隔前软组织(白箭)内播散,与对侧正常骨皮质相比(黑箭头),肿瘤邻近骨质结构受侵犯(白箭头)。

相关解剖结构　眶隔及其附件结构,特别注意泪嵴内后方区域。

鉴别诊断　眶隔前肿瘤起源于鼻泪器、眼结膜、邻近面部皮肤或眼睑结构。这些病变通常是来源于皮肤,附件及腺体的癌性病变。也可能为结膜或眼睑的淋巴瘤,特别是当病变为双侧发病时,淋巴瘤的可能性会更大。通常,炎性病变临床表现明显而影像检查可无明显异常。局限性的骨质异常(如骨纤维异常增殖症)的影像表现可类似于皮下肿瘤。

最终诊断　起源于眶隔前软组织的肿瘤,病变侵及眶隔及眶壁的内侧面。

讨论　对于任何眼眶肿物或疾病应首先确定病变发生于隔前还是隔后。隔前病变通常发生于皮肤、眼睑、泪腺及鼻泪引流系统——所有这些结构都属于隔前间隙的组成部分。大部分病变影像学上没有异常表现。此病例考虑为隔前皮下恶性肿瘤而非起源于鼻泪引流系统的病变,并且病变有沿眶腔及相关间隙侵袭性生长和累及骨质的趋势。这些影像学表现对制订治疗方案起着决定性作用。

肿瘤可表现为局限性病变或全身性病变。实际上,隔前间隙很少被全身性病变如淋巴瘤或转移瘤累及。隔前病变主要为皮肤和眼睑的良性和恶性肿瘤,还包括其他继发于鼻窦区、泪腺及泪液引流系统的播散性病变。

病变可能位于隔前或侵及眼睑附件如睑韧带,睑板和泪囊。与正常侧相比,隔前软组织肿胀及脂肪间隙消失表现得会更明显。病变可能通过静脉或神经向隔后间隙直接蔓延播散。隔后播散通常表现为隔后肌锥内或肌锥外脂肪组织的改变。发现轻微的骨质破坏对病变的诊断非常重要,尤其是邻近眶隔附件的骨质破坏。由于骨质浸润对于制订患者的治疗计划起着决定性作用,所以轻微的骨质破坏应该使用高分辨率 CT 来诊断。当肿瘤邻近骨质时,MRI 无法排除骨质是否受侵。

思考题

1.肿物是否侵及眶隔?

2.肿物是否延伸至隔后软组织?

3.病变容易沿着哪些神经血管束播散?

4.哪些区域的淋巴结最易受累?

影像医师职责

通常情况下报告按常规报告处理即可。如果最初临床未考虑肿瘤的诊断,一旦影像发现肿瘤性病变则应直接与临床医师进行交流。报道中应该明确以下几个方面:

● 异常软组织病变的范围,包括眶隔及隔后结构是否受侵。

● 骨质受累的影像学表现及受侵范围。

● 病变是否沿神经播散及播散的范围。

● 是否有局部转移性病变。

● 影像学表现能否提示病变为全身系统的恶性病变,如淋巴瘤,交替迁延发病的炎性过程,或呈恶性肿瘤样表现的良性病变。

临床医师需知

● 确定病变起源于隔前软组织。

● 可能的诊断,是否存在可以帮助确定肿瘤性病变的线索?

● 病变可能起源于隔后,泪腺,鼻泪器或鼻窦吗?

● 如影像医师职责中描述的要明确肿瘤的范围。

思考题答案

1.是,病变侵及后泪嵴部眶隔附件。

2.没有,没有直接浸润或沿血管神经播散至后隔膜结构的证据。

3.眶上神经及眶下神经最易受累,其为三叉神经的分支——眼神经及上颌神经的分支。

4.面部淋巴结(眶下部可能性最大),腮腺及第一区淋巴结最易受累。

> **深入学习**
>
> 请参阅 Mancuso 和 Hanafee 编著的《Head and Neck Radiology》第 21、71 章。

(时　代　魏　璐　赵　博　郑晶晶译　张雪宁校)

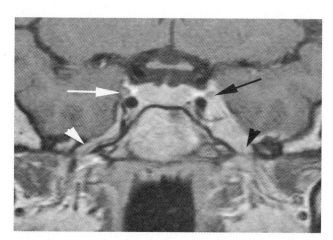

图 1.28A

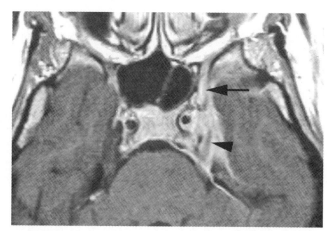

图 1.28B

影像表现

图 1.28A　增强 T1WI 图像显示左侧海绵窦浸润性病变,左侧三叉神经上颌支受侵(黑箭头),白箭头所示为右侧三叉神经,形态正常。右侧动眼神经颅内段(白箭)显示正常,左侧动眼神经颅内段显示受压,部分可见异常强化(黑箭)。

图 1.28B　T1WI 轴位图像显示三叉神经上颌支穿经圆孔处增粗(箭),动眼神经颅内段周围组织可见异常强化。

鉴别诊断

海绵窦内血栓(非感染性及感染性血栓)。感染性血栓可以表现为局限性或全身系统性疾病的一部分。这些血栓性病变可以继发于眼球,视神经及神经鞘,肌锥外和眼隔前的病变,或者继发于鼻窦病变如化脓性鼻窦炎,鼻脑型毛霉菌病或真菌感染。

系统性疾病包括结节病,Wegener 肉芽肿,朗格汉斯细胞组织细胞增生症(LCH),但并不限于这几种病变。

最终诊断

Tolosa-Hunt 综合征(THS)。

讨论

非感染性病变包括炎性假瘤(特发性及非特异性眼眶炎性综合征)及与 THS 相关性病变,病变常侵及海绵窦。其他非感染性病变可能表现为局部性病变或为全身性病变的一部分,这些非感染性病变包括肉芽肿病和结缔组织病,这些病变通常与炎性假瘤或淋巴瘤表现一致,但是并不限于结节病,Wegener肉芽肿及 LCH。

感染性病变也可以表现为局限性病变或为全身性病变的一部分。感染性病变可以继发于眼球,视神经及神经鞘,肌锥外和隔前的病变,或者继发于鼻窦病变,如化脓性鼻窦炎,鼻脑型毛霉菌病或真菌感染。

海绵窦“炎性假瘤”(THS)是一种获得性免疫性疾病,不是全身性病变。与眼眶炎性假瘤不同的是本病累及眶尖及海绵窦区域。本病的诊断需除外其他病变。大部分表现为单侧。如果病变为双侧,则两侧病变常不对称。如果两侧病变表现对称则考虑全身系统性疾病(如淋巴瘤或肉瘤)的可能性较大。

海绵窦病变可以播散至眶上裂或眶尖。可以将海绵窦内对类固醇敏感的非特异性肉芽肿性炎症归为广义的 IOIS 或炎性假瘤。海绵窦炎性假瘤可以播散至中颅窝和后颅窝。

在 CT 和 MRI 上,炎性病变的形态常显示不清,增强扫描可以发现病变侵及海绵窦,三叉神经池,硬脑膜及软脑膜,眶尖和眶上裂亦可见受侵。颈内动脉前膝段及床突段的狭窄在任何血管影像检查上都可以表现出来。

THS 在 T2WI 上信号常稍高于骨骼肌肉的信号,病变信号均匀,低信号区可能为病变内纤维化或胶原成分及细胞密集所形成。但是,肿瘤与其他浸润性病变也可以有相同的信号改变。

其他非感染性炎性病变与 THS 之间没有太多共同的影像学表现,这点对鉴别诊断有所帮助。邻近部分结构如鼻窦和视野内的颅内结构的影像学表现对鉴别诊断可能会有帮助。

思考题

1.病毒性三叉神经炎与 THS 如何区分？

2.病变侵及软脑膜时如何与其他病变鉴别？

3.当病变呈现此种影像表现时应首先考虑什么疾病？为了提高诊断的准确性，应该在哪些方面做出努力？

影像医师职责

对海绵窦区的病变无论怀疑为急性非感染性炎性病变，还是感染性病变及侵袭性恶性肿瘤性病变，均需与临床医师进行直接交流沟通。如果有神经病变或神经病理学方面改变的证据，如眶内脓肿或侵袭性鼻窦感染，或视神经受压改变，也需要与临床医师进行沟通。

如果病因未明，在报道中应尽可能把可能的病因和病变范围描述清楚。也应该考虑到感染性炎性病变，如要排除此病需要有足够的证据。排除感染性病变的过程最好在报告中描述出来。然而，要根据影像表现排除真菌感染的可能性是相对比较困难的。

报告中应该明确是否有血栓形成或颅内海绵窦以上结构受侵等并发症的表现。

临床医师需知

• 病变可能是感染性还是炎性过程？

• 如果是炎性病变，病变是炎性假瘤的可能性较大还是 THS 的可能性较大？

• 病变是急性，亚急性还是慢性过程，是否需要采取措施保护眼功能不受损害？

• 最可能的诊断及病变的范围。

• 病变是局限性感染性病变吗？

• 海绵窦邻近结构以外是否出现症状？

思考题答案

1.病毒性感染中，病变局限于三叉神经池内沿三叉神经及其分支分布，该表现有助于鉴别诊断。

2.弥漫性或相对局限的软脑膜受累在 THS 中并不常见，但是在全身性病变或主要累及中枢神经系统的非感染性炎性病变中，如结节病，Wegener 肉芽肿和 LCH，可以见到弥漫性或相对局限的软脑膜受累；与淋巴瘤或其他肿瘤性病变一样，感染性病变如结核和其他脑脊膜血管感染也可表现为沿脑膜播散。

3.应该考虑与真菌感染相关的海绵窦病变，从影像表现上确定病变是来源于蝶窦还是后鼻腔，有无侵及邻近海绵窦的翼腭窝。

> **深入学习**
>
> 请参阅 Mancuso 和 Hanafee 编著的《Head and Neck Radiology》第 18、72 章。

（时 代 吴梦琳 赵 博 郑晶晶译 张雪宁校）

临床病史 成年患者,不典型的面部疼痛及缓慢进展的眼肌麻痹。

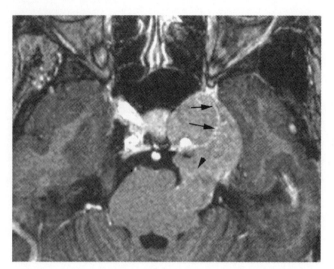

图 1.29A

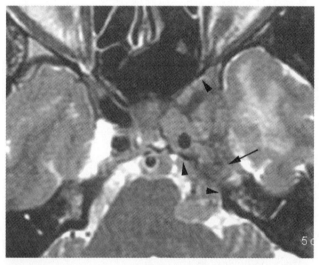

图 1.29B

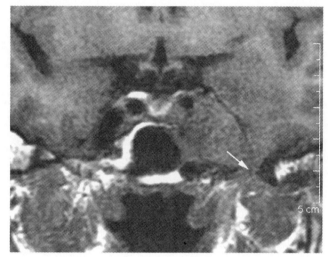

图 1.29C

影像表现

图 1.29A　T1WI 增强扫描显示病变通过岩骨斜坡向三叉神经根区域生长(箭头)。病变位于增强的硬脑膜两侧(箭)。

图 1.29B　T2WI 图像显示邻近岩尖部肿块可能侵及骨髓腔,病变向多个区域延伸,这些表现提示病变有沿硬脑膜生长的趋向(箭头)。

图 1.29C　T1WI 图像显示病变向卵圆孔生长(白箭)。

鉴别诊断 神经鞘瘤,转移瘤,淋巴瘤,偏心性垂体腺瘤向鞍旁生长,低流量型血管畸形"血管瘤"。

最终诊断 不典型(杆状)脑膜瘤。

讨论 病变可能起源于海绵窦内或邻近海绵窦,通常较局限;病变呈浸润性生长表明为炎性病变或是恶性病变。除了脑膜瘤或神经源性肿瘤,发生于海绵窦内的良性肿瘤是不常见的。

目前为止,脑膜瘤是发生于海绵窦及海绵窦旁区域最常见的肿瘤。有时,极度偏心性的垂体腺瘤也与脑膜瘤的表现相似。

起源于海绵窦内的非三叉神经的良性神经源性肿瘤是十分罕见的。各种起源于中央颅底骨质的良性病变可能会继发性地侵及海绵窦。

发育性肿瘤可能原发于海绵窦,也可能为继发性病变,包括常见的皮样囊肿、表皮样囊肿及血管畸形和少见的血管瘤等病变。血管瘤虽然罕见,但是也可以与脑膜瘤有相似的表现。

海绵窦脑膜瘤最常见的是沿硬脑膜外层生长。因为海绵窦部的硬脑膜形成内侧鞍隔,并且向内折叠形成分割垂体窝和海绵窦的硬膜,脑膜瘤也可以起源于上述结构。这将导致几种不同的生长方式:①脑膜瘤从硬脑膜外层突出于海绵窦外;②起源于鞍隔的脑膜瘤很可能向鞍上间隙突出侵及视交叉;③起源于海绵窦内侧硬脑膜的脑膜瘤局限于海绵窦内或蝶鞍内。脑膜瘤特征性的生长方式为病变在发病部位沿硬脑膜两侧生长。脑膜瘤的这种生长特征有助于与海绵窦内其他病变鉴别,如神经鞘瘤,转移瘤,动脉瘤和蝶鞍旁延伸至海绵窦的垂体腺瘤。

三叉神经源性面部疼痛是海绵窦内良性或恶性肿瘤的常见的特征性临床表现,可能表现为典型的三叉神经痛或非典型的面部疼痛。病变侵及三叉神经的三个分支提示很可能存在海绵窦病变。三叉神经受累可以引起感觉异常、麻木以及疼痛。

眼球运动障碍、复视和瞳孔障碍是第Ⅲ、Ⅳ、Ⅵ对脑神经受累常见的临床表现。复视伴有疼痛比较罕见。如果第Ⅲ对脑神经的交感神经和部分副交感神经受累,可能会出现 Horner 综合征或瞳孔反射消失。视敏度可能下降。

思考题

1.当海绵窦内肿块可能是脑膜瘤时,还应进行哪些检查?

2.列举出三个发生于海绵窦内或其周围的发育性肿瘤的名称,并且说出病变引发的一种严重并发症。

影像医师职责

许多患者的海绵窦病变单从影像表现上可能被认为是良性病变,早期的感染性病变,或恶性病变的早期阶段,周围癌性病变的播散或血管源性病变;这些都要求与临床医师进行适当的沟通。如果有确切的可能导致突发性恶化的病理学表现,如动脉瘤或可能的恶性肿瘤,则必须与临床医师进行交流。

如果病因未明,在报道中应尽可能把可能的病因和病变范围描述清楚。在任何病例中都应该考虑到炎性病变,血管源性炎性病变及恶性病变的可能性,除非有充足的信心排除此类病变。这些排除性病变需要在报道中以书面形式加以描述,以确保对此类病变进行详细的分析。

临床医师需知

● 海绵窦内良性肿瘤的诊断是否确定?

● 如果不是海绵窦内的良性肿瘤,最可能的诊断是什么?

● 如果病变呈现出良性肿瘤的表现,应该明确病变的范围——颅内,颅外,位于骨质内部或侵及骨质结构。

● 病变与周围组织结构的解剖学关系,尤其是与颈动脉的关系。

● 延伸至海绵窦上方的病变在影像学引导下穿刺活检是否安全?

● 基于病变的范围选择最佳的手术路径。

● 是否存在并发症,如皮样囊肿破裂等?

思考题答案

1.癌性病变播散至海绵窦决不能误诊为海绵窦的良性病变——必须检查三叉神经所有分支以便最大程度地排除恶性病变的可能性。

2.皮样囊肿或表皮样囊肿,畸胎瘤,低流量型血管畸形。严重并发症为皮样囊肿或表皮样囊肿破裂引起的继发性化学性蛛网膜炎。

> ### 深入学习
> 请参阅 Mancuso 和 Hanafee 编著的《Head and Neck Radiology》第 31、73 章。

(时　代　吴梦琳　赵　博　郑晶晶译　张雪宁校)

病例 **1.30**

临床病史 老年患者,面部疼痛及三叉神经分支分布区域皮肤麻木。曾患有皮肤癌,经手术切除。

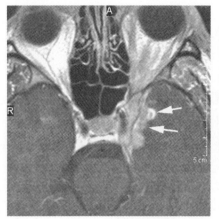
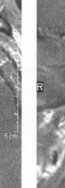
图 1.30A

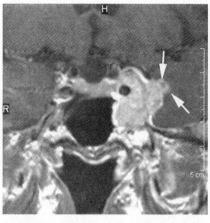
图 1.30B

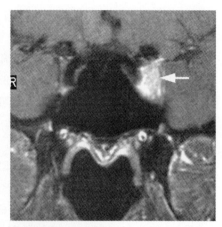
图 1.30C

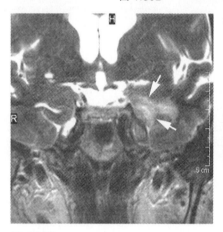
图 1.30D

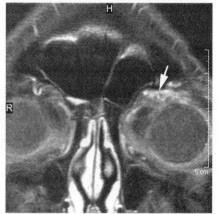
图 1.30E

影像学表现

图 1.30A~C 增强 T1WI 图像显示海绵窦内侵袭性生长的肿块,病变通过海绵窦一侧硬脑膜侵及邻近脑实质。T2WI 上受侵脑实质水肿呈高信号改变(图1.30D)。

图 1.30E 显示病变可能沿着滑车上和眶上血管神经束侵及眼眶边缘内上侧。影像学表现如图中箭所示。

鉴别诊断 淋巴瘤/白血病,转移性病变,眼眶或鼻窦的癌性病变沿周围神经的播散,特发性(非特异性)眼眶炎性综合征(炎性假瘤)。

最终诊断 前额鳞状细胞癌神经周围复发,病变沿三叉神经的第 1 分支延伸至三叉神经节及三叉神经池,并经此侵及邻近脑实质。

讨论 海绵窦恶性肿瘤的中心部分可能位于海绵窦内或邻近海绵窦。海绵窦恶性肿瘤常表现为侵袭性生长,炎性病变也可以表现为此种生长方式。除了淋巴瘤之外,主要起源于海绵窦的恶性肿瘤很少见。海绵窦的恶性病变大部分是由邻近结构如鼻咽,鼻窦和鼻腔病变的直接或间接播散所致,转移至海绵窦的病变可以经过血液或脑脊液及脑膜播散。沿神经周围播散的病变也可以起源于远离海绵窦的皮肤病变,如本病例所示。垂体恶性病变非常罕见,但当发生垂体恶性病变时可直接侵犯海绵窦。

最常见的由邻近结构的病变直接播散至海绵窦的病变是鼻咽癌和鼻窦癌,病变可通过侵蚀颅底或通过破裂孔直接侵及海绵窦。通过颈总动脉的血管周围播散也可引起海绵窦的直接受累,但是骨质结构保持完整。如果病变累及翼腭窝或咀嚼肌间隙,那么病变将沿着上颌神经和下颌神经播散至海绵窦。

有一点需要特别注意,海绵窦的恶性病变也可以通过远处周围神经逆行性播散或其他部位病变播散而来。这种情况在皮肤癌中非常常见,也正是本例要强调的部分。皮肤癌,腮腺癌及罕见的神经源性恶性肿瘤也可分别通过面神经和三叉神经周围支及比较常见的中央支如耳颞神经和岩浅大神经之间的联系侵及三叉神经和三叉神经池。原发性嗜神经淋巴瘤及原发性神经源性恶性肿瘤也可以表现为海绵窦区明显的肿块,如本例的影像学表现,但是这种表现非常罕见,有时可能会将病变误诊为脑膜瘤。

各种起源于中颅窝底的肿瘤及转移性骨肿瘤都可能累及海绵窦。这些肿瘤包括:成骨性肿瘤、软骨性肿瘤和纤维骨性肿瘤,这些肿瘤大部分为良性病变,但是也有呈恶性的。软骨瘤可能会累及海绵窦。

垂体恶性病变非常罕见,然而如果垂体病变为恶性则可直接侵及海绵窦。偏心性的良性垂体腺瘤也可呈恶性病变的形态学表现。

海绵窦的恶性间质性病变极其罕见,但是鼻咽及鼻窦横纹肌肉瘤导致海绵窦继发受累常见。

乳腺癌,肺癌及前列腺癌等转移至海绵窦也是该部位恶性病变的原因之一。

剧烈的进行性三叉神经源性面部疼痛是海绵窦区恶性病变的一个共同特征。海绵窦区恶性病变可以表现为典型的三叉神经痛,也可以表现为不典型的面部疼痛。三叉神经三大分支全部受累强烈提示海绵窦病变。三叉神经受累可以引起感觉异常及疼痛。头痛也是三叉神经受累的常见症状之一。

眼球运动障碍、复视和瞳孔反射障碍是第Ⅲ、Ⅳ、Ⅵ对脑神经受累常见的临床表现。如果交感神经和副交感神经受累,会出现 Horner 综合征或瞳孔反射消失。

如果垂体瘤呈侵袭性播散,会导致双侧颞侧视野缺失。

思考题

1.如果患者没有皮肤癌病史,本病例诊断为皮肤源性恶性肿瘤沿神经周围播散的主要线索是什么?

2.本病例中哪些主要的影像表现不支持病变为炎性假瘤?

影像医师职责

一些考虑为恶性肿瘤的海绵窦的侵袭性病变有时可能与一些感染性或非感染性炎性病变混淆,在影像出现异常表现时应该与临床医师进行直接的交流。如果病因未明,在报道中应尽可能把病因和病变范围描述清楚,这可能会对影像引导下直接对组织取样有所帮助。

本病例表明,对于一些可疑为海绵窦的恶性病变,应该考虑有肿瘤沿周围神经逆行性播散的可能性。在每一例病例中,对每一个可能沿血管和神经途径播散至海绵窦的情况都应进行专门评估,以便排除病变沿血管和神经播散至海绵窦的可能性,并且需要在报告中进行描述。

如果发现病变有恶性肿瘤的可能性,应该及时与临床医师进行口头交流。如果有进行性眼肌麻痹,视神经病变或侵袭性鼻窦真菌感染,更应该与临床医师交流。如果发现其他病因,如动脉瘤或颈动脉分离等,可能引发血栓栓塞时,应立刻与临床医师进行沟通,并且对该病因进行书面描述。

临床医师需知

● 病变是起源于海绵窦的恶性病变,还是其他病变累及海绵窦抑或是炎性病变?

● 如果是恶性病变,能否确定是局部病变直接蔓延至海绵窦,还是沿神经或血管周围播散,抑或是海绵窦周围脑膜肿瘤的累及?

● 病变的范围。

● 是否存在其他对诊断或制订治疗计划有帮助的检查方法?

思考题答案

1.病变沿眶上神经血管束及其分支播散的过程。

2.脑实质受累。

> **深入学习**
>
> 请参阅 Mancuso 和 Hanafee 编著的《Head and Neck Radiology》第 24、74 章。

（时 代 赵 博 郑晶晶译 张雪宁校）

临床病史 患者女,63岁,右侧展神经功能障碍。

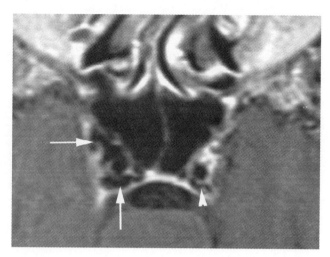

图 1.31A

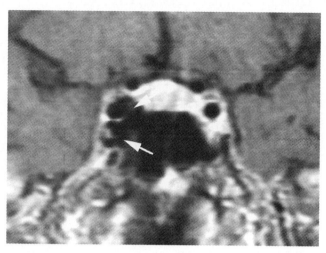

图 1.31B

影像学表现

轴位(图 1.31A)和冠状位(图 1.31B)T1WI 图像显示:右侧海绵窦区可见多发无强化区,呈迂曲状(箭),对侧也可见相同表现(箭头)。

鉴别诊断 可以排除高流速血管瘘及海绵窦血栓形成。

最终诊断 低流速(硬脑膜)颈内动脉海绵窦瘘(CCF)。

讨论 CCF 最典型的症状为急性眼眶充血,肿胀及眼球突出。某些 CCF 也可出现搏动性眼球突出及眶部杂音。如果伴发海绵窦血栓形成,可能会出现疼痛及眼肌麻痹。此病例中,仅表现为展神经麻痹引起的眼球运动功能障碍。

两种最常见的累及眼眶的动静脉分流形式为:①高血流量及流速、累及颈内动脉海绵窦段及海绵窦的瘘,②血流量低、压力低、累及海绵窦硬脑膜动脉的硬脑膜动静脉瘘或动静脉畸形,如本例。海绵窦段颈内动脉及瘘管的动脉压传导至海绵窦导致眼静脉内血液反流。这种反流会导致眼眶水肿及眼结膜充血。海绵窦动静脉分流另一并发症为海绵窦内静脉血栓形成。

硬脑膜动静脉瘘的影像表现与 CCF 的影像表现相似,但是症状较 CCF 轻。低血流量、低压力的动静脉分流可以表现为小的动静脉瘘,甚至是复杂的动静脉畸形。硬脑膜窦血栓形成是硬脑膜瘘形成的一种常见机制。在一些病例中,首先出现分流,进而导致硬脑膜窦内血栓淤积。也有些病例,首先形成硬脑膜窦血栓,然后随着血栓内新生血管形成最终发展为硬脑膜瘘。动静脉瘘可通过眼上静脉来平衡眼眶的传入静脉压力,通过床突上窦和蝶顶窦来调节颅前窝硬脑膜的压力,这能引起海绵窦血液淤积。海绵窦出口的血栓,导致输入血管内形成反向压力。血栓可能播散至汇入蝶窦的颞叶静脉或眶静脉。部分海绵窦血栓形成的最终结果是导致眼眶血液反流,进而引起巩膜充血,眼眶水肿及眼球突出。由于这些动静脉瘘内血液流速低,所以病变的发展过程较慢;因此,正如此病例一样,部分患者仅仅表现为展神经功能障碍。

思考题

1.什么情况下诊断低流速 CCF 需要进一步的影像学检查?

2.CCF 如何治疗?

影像医师职责

高流速的 CCF 必须立即进行会诊,因为病变延误治疗可能会影响视力。

低流速 CCF 也应该立即直接告知临床医师,以便于及时考虑是否有由感染引起的海绵窦血栓形成的可能,排除由感染性原因引起的血栓可以帮助制订治疗方案——是否使用抗生素和(或)抗凝治疗,治疗方案的确定可以避免永久性眼肌麻痹的发生。本例为低流速 CCF,需要神经眼科医师参与治疗。

临床医师需知

- 是否为海绵窦内的血管病变?
- 如果是,是何种类型?
- 是否存在并发症,如血栓形成?
- 血管病变是否构成直接威胁,如病变为感染性或假性动脉瘤?
- 是否存在其他诊断?
- 其他检查方法对于病变的诊断及制订治疗计划是否有所帮助?

思考题答案

1.血管堵塞的程度、海绵窦及眼静脉扩张的程度可能决定硬脑膜瘘是否可以被 MRI 检测到,以及是否需要进行 CT 血管造影或导管造影以确诊硬脑膜瘘。导管造影术仍然是诊断的金标准,同时是进行血管内治疗前必须进行的一项检查。本研究将重点描述低流速 CCF 的血流动力学及病变的血管构造,这在前面的病理生理学中已经提到。新的 320 排 CT 技术几乎可以完全取代导管血管造影来诊断硬脑膜瘘及辅助制订治疗计划。

2.低流速 CCF 的治疗可能只需要颈动脉压迫或进行观察即可。高流速的 CCF 患者则需要行血管内治疗。感染性海绵窦血栓形成(本例可能性不大)要求立即行持续的抗生素治疗。海绵窦血栓形成可能需要抗凝血剂治疗。

> ### 深入学习
>
> 请参阅 Mancuso 和 Hanafee 编著的《Head and Neck Radiology》第 75、9 章。

(时　代　赵　博　郑晶晶译　张雪宁校)

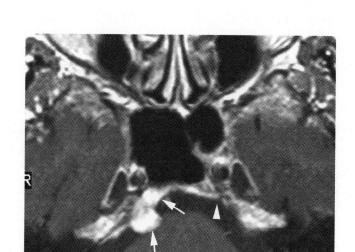

图 1.32

影像学表现

图 1.32　MRI 增强扫描显示 Dorello 管开口处(箭头所示为正常的 Dorello 管开口)可见硬脑膜基底部突起性病变,呈强化效应改变(箭)。

鉴别诊断　脑池区可被动脉瘤或轴外肿瘤累及——目前为止,最常见的是脑膜瘤及神经鞘瘤。发生于展神经的神经鞘瘤罕见。其他少见病变包括硬脑膜及软脑膜的慢性炎性病变如结节病,Lyme 病,皮样囊肿或罕见的由皮样囊肿破裂引起的化学性蛛网膜炎及恶性侵袭性病变,如淋巴瘤、白血病和脑膜癌;这些病变有时仅表现为局限性改变。

最终诊断　脑膜瘤累及展神经 Dorello 管段。

讨论　MR 或 MR 血管造影是检查脑神经病变(累及第Ⅲ、Ⅳ或Ⅵ对脑神经)结构异常的主要方法。如果怀疑病变起源于骨组织,可以使用 CT 检查,CT 血管造影可用于排除动脉瘤。不能完全依赖 MR 或 MR 血管造影排除所有引起神经病变的疾病,当 MR 表现为阴性时,应该进行 CT 或 CT 血管造影检查。

一旦出现脑膜(硬脑膜、软脑膜或二者同时)病变,必须确定病变是否为继发于骨组织或脑膜的病变,然后确定病变累及单个区域还是多区域。孤立性病变很可能是脑膜瘤,但也可以由骨组织结构异常引

起。然而多发病灶常提示系统性疾病,如脑膜感染或恶性病变的脑膜播散。

脑神经病变的评估中,即使选用最佳的成像方法或已经出现非常明显的病理学改变,有时也无法找到确切的病因。在症状持续存在或进展的情况下,必须对病变进行重复的扫描以明确诊断。当影像学表现不能排除脑膜病变,而影像上表现为阴性或提示病变为炎性或机化性脑膜病变时,可采用腰椎穿刺行进一步检查。

思考题

1.展神经的哪一段易受侵犯?

2.如果患者表现为脑神经功能障碍,如何对其进行系统性的评估?

影像医师职责

一般来说,如果影像学检查发现了造成脑神经功能障碍的病因,需要直接与相关的医师进行讨论。当影像学检查确认了病变时,特别是病变有快速进展的可能性时,影像医师与临床医师的积极沟通可以使这种情况的发生率下降。

特殊情况下要求立即与相关的临床医师进行沟通,沟通的内容应包括新发现的血管畸形,如动脉瘤或颈内动脉海绵窦瘘;由动脉瘤引起的与瞳孔有关的动眼神经麻痹;蛛网膜下腔出血等。癌症或炎性病变

很可能快速进展、威胁视力或引起其他疾病,这都应该与临床医师紧急交流。

报告中描述病变或肿瘤的全部累及范围,这非常重要,还需包括有助于诊断或制订治疗方案的其他征象。下一部分总结归纳了需要进行报告的内容。

临床医师需知

- 神经病变是否存在结构异常?
- 是否为多神经受累?
- 可能的诊断是什么?
- 是否存在其他原因可以解释神经病变所引起的终末支配器官的障碍?
- 是否需要其他影像学检查或在影像学引导下进行活检来辅助诊断?
- 将重要的常见病因排除在外的阴性检查结果的可信程度。

思考题答案

1.与非典型性脑神经麻痹相关的病理学因素多种多样,但是可以总结为三种发病机制,包括原发性神经源性肿瘤;其他病变引起相应部位的神经受压和其他病变浸润或破坏神经。

2.首先必须确定病变的特定部位。最好的系统性的评估方法是,明确发生病变的神经在脑干的起源部位及其支配的器官,这样可以知道病变神经所引起的相应的症状和体征。然后,再根据病变的形态学改变基本上可以得出一个特定的诊断或使鉴别诊断范围缩小。对脑神经的阶段性评估要按其部位进行,依次从位于脑干的神经核起源区,神经在脑干内的走行区,通过脑池及颅内孔的位置和神经支配的区域这几方面来进行评估。这对于解释神经病变引起的症状是一种较好的思路。

> **深入学习**
>
> 请参阅 Mancuso 和 Hanafee 编著的《Head and Neck Radiology》第 76、31 章。

(时 代 吴梦琳 赵 博 郑晶晶 译 张雪宁 校)

临床病史 患者,女,35岁,慢性头痛,视力逐渐减退,最终致视野缺失。

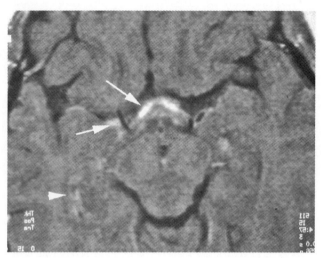

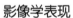

图 1.33A

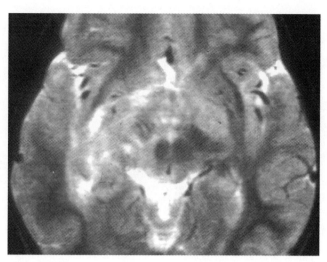

图 1.33B

影像学表现

图 1.33A 视交叉周围、基底池及血管周围间隙(箭头)可见沿软脑膜-蛛网膜播散(箭)的高信号病变,血管周围播散导致脑实质信号改变(图 1.33B)。

鉴别诊断 伴有慢性症状的软脑膜-蛛网膜病变,包括炎性疾病,如结节病、结缔组织病、结核;以及恶性病变,包括淋巴瘤或白血病及癌症。

最终诊断 累及软脑膜-蛛网膜及脑实质的神经系统结节病。

讨论 结节病是一种全身性疾病,头颈部可有多重表现,并且可以与全身性病变如干燥综合征和淋巴瘤的临床表现有相似之处。本病很可能与机体对分枝杆菌感染的免疫反应有关,但这一理论还未得到确切证实。基于此病理生理学模型,考虑结节病为一种感染性病变或至少是不明显的感染性炎性病变。在相当比例的患者中,T 或 B 淋巴细胞功能减低可能是引起本病的又一发病因素。这种疾病在美国东南部相当流行,好发年龄为 20~50 岁。

组织病理学显示结节病为非干酪性肉芽肿。结节病的临床诊断依赖于可靠的实验室检查结果,并在排除其他肉芽肿性病变后得出,实验室检查包括 ACE 检测,Kveim 检查及其他组织病理学检查。大部分病

例中,影像学可能对病变的诊断起到一定作用。在某些情况下影像检查可能成为首选检查方式,因为通过影像学表现可以了解病变的大体形态及解剖学分布,进而为结节病的鉴别诊断提供可能性。

神经系统结节病,除了影响视觉通路外,当病变沿软脑膜-蛛网膜及沿硬脑膜播散时,还会引起脑神经病变和弥漫的颅内症状。脑和脊髓受累很可能是病变沿血管周围播散的结果,因此,正如此病例一样,病变会与血管炎的表现相似。

中枢神经系统结节病,主要的临床症状可能表现为视觉异常,其他脑神经功能障碍和(或)下丘脑-垂体功能障碍。诊断的首选检查为增强 MR,其典型表现为基底池和脑神经的软脑膜出现明显强化,也经常表现为弥漫性或多灶性硬脑膜的强化。鞍旁和鞍上区的脑膜的异常改变是最易观察到的。病变的分布与脑膜病变如脑膜癌、白血病、淋巴瘤及朗格汉斯细胞组织细胞增生症的分布形式相似。受累的脑实质通常靠近血管周围间隙。脊髓受累并不常见。

思考题

当 MRI 或 CT 上表现为阴性时,是否可以排除脑膜的病变?

影像医师职责

如果视力呈慢性进行性下降,则病变快速进展的可能性很小;然而,只要发现有压迫性病变存在,就应

当与相关人员进行直接交流。当视力急性丧失时,如果发现压迫性的病变,与临床医师的直接交流非常重要,因为此临床表现可能提示病变有快速进展的可能。报告中应该描述病变累及的全部范围,这非常重要,除此以外,还需包括对诊断或制订治疗计划有意义的其他征象。下一部分总结归纳了需要进行报告的内容。

通常,脑神经病变的患者无神经的器质性病变——本例患者出现视力下降和(或)视野缺失。当影像学上表现为阴性时,要重新确定患者有无压迫性的病变。如果症状进展或怀疑出现新的脑神经受损时,需随诊复查。

临床医师需知

- 是否存在导致视力减退或视野缺失的器质性

或压迫性病因?

- 是否存在会导致视野缺失的其他身体状况?
- 将重要的常见病因排除在外的阴性检查结果的可信度。

思考题答案

影像上表现为阴性时,并不能除外脑膜病变——必须进行腰椎穿刺对脑脊液进行进一步分析。

深入学习

请参阅 Mancuso 和 Hanafee 编著的《Head and Neck Radiology》第 77、18 章。

（时　代　赵　博　郑晶晶译　张雪宁校）

第 2 章

鼻腔鼻窦及颅面区，包括第 Ⅴ 对脑神经

临床病史　男性患儿,3岁,眉骨及鼻梁上方可见肿胀质软的肿物。下图为 MRI 增强扫描图像:

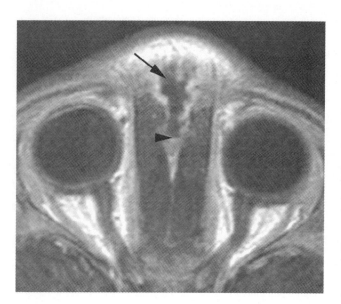

图 2.1A

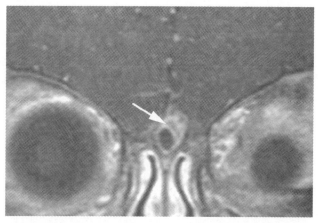

图 2.1B

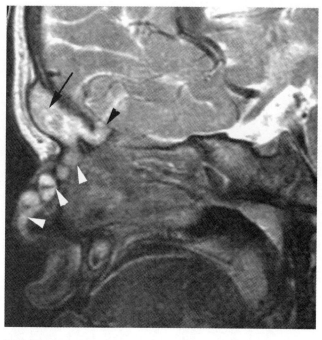

图 2.1C

儿童,临床首先应考虑以下疾病:脑膨出,异位脑组织,皮样囊肿或静脉淋巴管畸形。影像学方法可以对其进行快速的鉴别诊断。如果为感染性病变,临床主要考虑为鼻窦的混合感染。毫无疑问,通过影像检查同样可对其进行鉴别诊断。

最终诊断　鼻部皮样囊肿合并感染。

讨论　颅骨的发育包括脑颅和面颅两部分,其中脑颅包括各部分膜化骨和软骨化骨的发育;面颅包括上颌骨,上颚,下颌骨的发育;以及各骨间的缝(纤维连结)和软骨连结的形成。

面部的发育取决于面部 5 个突起部位的发育情况。神经基板形成嗅觉器官、视器和听觉器官。咽弓和咽囊发育成咽及其相关结构。

所有器官的形态发生都是在分子调控下完成的。这种分子调控机制是由基因决定的。当这些基因的发育出现错误时将导致某些发育异常的综合征,如 Treacher-Collins 综合征(下颌骨颜面发育不全),Pierre Robin 综合征、DiGeorge 综合征(第三、四咽囊综合征;无胸腺症)和半侧颜面短小病。

影像表现

图 2.1A　增强 T1WI 图像显示一不规则病变,边缘强化,中心为无强化的空腔(可能为感染性病变所致)(箭),病变向后扩展至鸡冠及盲孔(箭头)。

图 2.1B　冠状位 T1WI 显示病变向后蔓延至颅内。

图 2.1C　矢状位 T1WI 更全面地显示可能发生部分感染的囊肿,向上到达额骨(黑箭),向下累及鼻部软组织(白箭头),向后至盲孔区(黑箭头)。然而,病变没有突破硬膜生长。

鉴别诊断　如果患者没有皮肤凹陷,对于婴儿及在胚胎发育过程中面部各种原始细胞层的发育过程极其复杂,有时会出现细胞在发育过程中停滞或不同部位相互沟通开放的情况,这是一些先天性疾病发生的胚胎学基础。常见的疾病包括皮样囊肿及相应窦道,脑膜脑膨出,不常见的异位脑组织,内胚层的残留如 Rathke 裂,或正常组织异位如垂体前叶。

鼻部皮样囊肿及窦道的形成是面部发育异常中常见的病变类型。大部分患者在出生后或儿童时期就已经存在,但仅在成年时出现临床症状。病变可以表现为孤立的囊肿或囊肿开口于皮肤。常见的临床表现为鼻中部出现凹陷,瘘管,或在眉间和鼻柱之间的任何部位出现感染性肿块。

皮样囊肿及其窦道可能会间断出现炎症,有发展为脓肿或骨髓炎的可能,偶尔还可导致脑膜炎或脑脓肿。病变累及中枢神经系统或伴发相关的先天性发育异常并不少见。但目前还没有发现与这些发育异常相关的综合征。

皮样囊肿及其窦道好发于鼻前间隙,理论上硬脑膜从额部突出或直接进入此区域时会导致该病发生。正常情况下突出的硬脑膜会发生萎缩,但也可以遗留在表皮内,从而陷入外胚层中形成皮样囊肿。

影像检查主要用来观察皮样囊肿的窦道及其起止点。观察的范围应包括面部的软组织,鼻软骨和鼻中隔或其周围结构,前颅底或盲孔附近的结构。

思考题

1.位于前、中颅窝的哪些正常间隙或管道可以发生先天性肿块?

2.该患者如何治疗?

影像医师职责和临床医师需知

● 了解皮样囊肿的累及范围及感染或炎症导致的窦道或其他相关改变的情况。

● 特别注意,病变是否累及颅内或颅底?

● 颅面部存在其他发育异常吗?

● 有其他颅内、颅面部或颞骨的异常吗?

思考题答案

1.在发育成颅底和鼻的神经棘之间存在一些暂时性的间隙。这些间隙会成为鼻中线肿块蔓延的管道。这些间隙包括前囟,鼻前间隙和盲孔。

鼻前囟位于额骨和鼻骨之间。鼻前间隙位于鼻骨,鼻中隔前部和鼻软骨之间。这些间隙最终会融合或骨化,如果未发生骨化或融合,可能会形成皮样囊肿,脑组织异位及脑膨出等先天性异常。

类似的重要的中颅窝管道包括蝶骨内软骨联合和颅咽管。

通常在青少年时期蝶枕软骨联合骨化。此部位较少发生先天异常性疾病。

蝶骨内软骨联合位于蝶鞍平面以下蝶骨体中部,出生时软骨联合是开放的,随后闭合,至 2 岁时几乎消失。此处可能是发生于中央部位的脑膜脑膨出及形成脑组织异位的通道。

在发育过程中,颅咽管位于鼻咽顶部和蝶鞍底之间,它同时也是内胚层组织 Rathke 囊迁移的通路。腺垂体残留组织可存在于此迁移通路的任何部位。这些管道结构可能会永久开放,但是通常情况下会骨化而闭合,闭合处表现为圆形的硬化结节。

2.首先给予患者抗生素治疗,然后进行手术治疗,一般不会采用经颅手术。

一般情况下,鼻部皮样囊肿,神经鞘瘤及脑膨出等疾病可由手术完全切除。最好早期施行手术,这样可以将面部畸形程度降到最低,并且可以避免局部及颅内感染发生。为了避免复发,伴有窦道形成的病变应该全部切除。如果病变累及颅内时,影像检查对手术方案的制订起着至关重要的作用。累及颅内的中线部位的病变需要进行联合处理。

深入学习

请参阅 Mancuso 和 Hanafee 编著的《Head and Neck Radiology》第 79、8 章。

（时 代 赵 博 郑晶晶译 张雪宁校）

临床病史 患者,女,42岁,左侧鼻孔自发性流出清亮液体。证实液体为脑脊液(CSF)后行影像检查。CT及MRI表现如下所示:

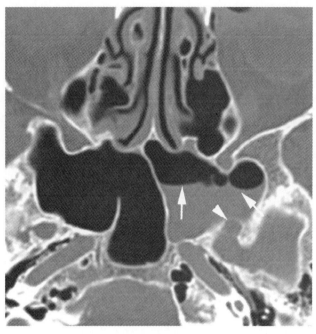

图 2.2A

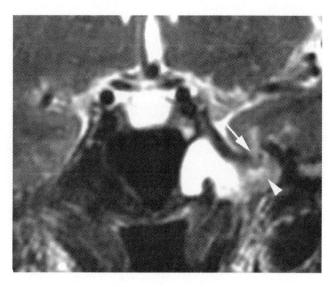

图 2.2C

鉴别诊断 无其他鉴别诊断。

最终诊断 蝶窦骨质缺损继发 CSF 鼻漏及脑膨出。

讨论 大部分 CSF 漏是由筛板缺损造成的。另一个形成 CSF 漏的常见的部位是位于蝶窦的先天性裂隙,当蝶窦向外侧延伸发育成气房时,三叉神经的上颌支沿着蝶窦顶壁走行。其走行的神经管或沟处出现骨质薄弱。这些先天性骨质薄弱处由于长期受搏动性 CSF 压力的冲击及颞叶脑组织的压迫导致骨质进一步受侵蚀。这导致 CSF 漏通常伴脑和脑膜疝。另一种引起中颅窝 CSF 漏的原因是蛛网膜粒位置出现异常,即蛛网膜粒出现在颅底含气骨质的表面,而非突入硬脑膜窦。异常的蛛网膜粒受到连续的搏动的 CSF 压力的冲击,使邻近骨质结构变薄,并形成缺损,最终导致漏的形成。

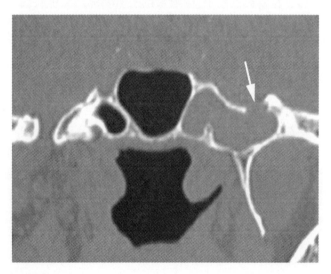

图 2.2B

影像表现

图 2.2A　轴位 CT 图像蝶窦内可见液平面(箭),窦壁出现局限性骨质缺损(箭头)。

图 2.2B　冠状位 CT 证实蝶窦顶壁上颌神经走行区骨质缺损(箭)。

图 2.2C　T2WI 显示,颞叶下部部分脑组织通过缺损处疝入蝶窦腔内形成局限性脑膨出。

思考题

1.如何证实鼻漏透明液体为 CSF?

2.核医学在诊断 CSF 漏中有何作用,如何进行诊断?

3.CSF 漏患者的 CT 脑池造影有何表现?

4.CSF 漏患者应如何治疗?

影像医师职责

在急性创伤时,CSF 漏常发生于伤情严重的患者,除非有缺损需要进行手术修补时,一般情况下不需要与临床医师进行直接的交流沟通。

当 CSF 漏可能会导致进行性加重性或复发性的脑膜炎或 CSF 漏由脑膨出引起时, 为避免外科医生手术时伤及脑膜和膨出的脑组织时,必须与临床医师进行沟通。

临床医师需知

假定 CSF 漏已经确诊,报告应包括以下几方面:

- CSF 漏的确切部位及骨质缺损的大小。
- 病变定位的准确程度。
- 其他部位是否有漏的形成?
- 发生 CSF 漏的部位是否存在对手术有帮助的标志性结构,如前后筛骨动脉?
- 有无与漏形成相关的脑或脑膜疝?
- 是否有必要进行其他检查来排除脑或脑膜疝?
- 是否存在促进疾病发生或导致病情复杂化的因素,如脑水肿,空蝶鞍综合征及感染?

思考题答案

1.CSF 鼻漏的患者需要检测漏出液中是否含 β-2 转铁蛋白(一种游离碳水化合物),β-2 转铁蛋白是转铁蛋白的一种亚型,这种蛋白仅见于 CSF 漏的患者。在血液,泪液及黏液中不存在此蛋白,因此 β-2 转铁蛋白是 CSF 的一种特异标记物。

2.对不能收集 CSF 的反复发作的脑膜炎患者或怀疑有漏的患者,可以通过放射性核素脑池造影来证实或排除漏的存在。对于行漏修补术后仍有液体持续漏出的患者,如果不能收集到漏出液,放射性核素脑池造影也是一种有价值的诊断方法。放射性核素脑池造影在证实 CSF 鼻漏或耳漏方面是一种非常敏感的影像检查方法,但对于确定病变的准确位置并不敏感。放射性核素脑池造影需要向蛛网膜下间隙内注射放射性示踪剂,并在可能出现漏的部位预先放置脱脂

棉。具体做法为:6 个脱脂棉(1cm²)术前称重和标记。通过腰椎穿刺向鞘膜间隙注入 1mci 放射性核素 ¹¹¹In-DTPA。1 小时后对患者进行扫描。当放射性核素到达基底池后采集血清样本,耳、鼻、喉内放置脱脂棉(常放置 6 个,每侧 3 个,耳、鼻、喉各 1 个)。4 小时后移开脱脂棉,采集血清样本,行脑部 SPECT 扫描。对脱脂棉进行称重[检查前脱脂棉重量—检查后脱脂棉重量=液体的重量(g)]。根据血液样本计算血清放射性核素活度。比较脱脂棉放射性活度与血清放射性活度之间的差别,如果脱脂棉放射性活度比血清放射性活度高 1.5 则证明存在活动性漏。活动性漏在 SPECT 上很少有阳性表现;从脱脂棉获得的相关数据对诊断至关重要。

3. 可以用多层 CT 平扫技术确定 CSF 漏缺损的部位,与 MRI 技术结合使用,阳性率可达 90%~95%。复杂的 CSF 漏患者如果存在潜在的多部位漏、手术入路较复杂及活动性漏时, 可行颅内 CT 脑池造影确定 CSF 漏的部位。颞骨内形成的 CSF 漏,CSF 不易收集,行增强 CT 脑池造影诊断的意义更大。

4.对于钝挫伤或颅底术后的 CSF 漏患者,应该采用保守的治疗方法——卧床休息,头高脚低位,避免损伤及通过腰椎引流降低 CSF 压力。手术修复的指征为对保守治疗反映差的创伤性 CSF 漏及所有自发性 CSF 漏的患者。可以通过颅内,颅外或经鼻内镜对 CSF 漏进行修复。经鼻内镜治疗是目前首选的治疗方法。对于经过慎重筛选的患者,经鼻内镜修复比经其他路径修复成功率更高而复发率更低。对于蝶窦形成的 CSF 漏可以通过中颅窝入路行颅移植 (通常是颅外),或用脂肪和羟磷灰石水泥填塞漏口进行修复。该患者由于存在脑膨出,所以治疗中选择了颅内修复方法。

深入学习

请参阅 Mancuso 和 Hanafee 编著的《Head and Neck Radiology》第 80、8 章。

(时　代　吴梦琳　赵　博　郑晶晶译　张雪宁校)

临床病史 新生儿,表现为呼吸窘迫,喂食困难和胃管插入困难。CT 图像如下。(请注意,图 2.3B 是用于对照的正常 CT 图像。)

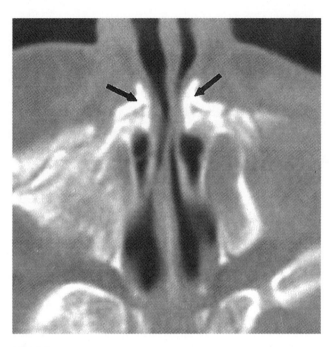

图 2.3A

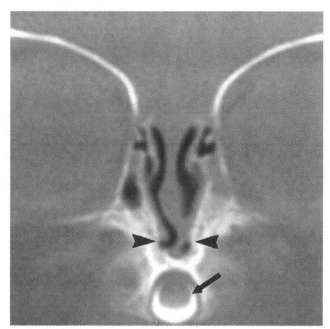

图 2.3C

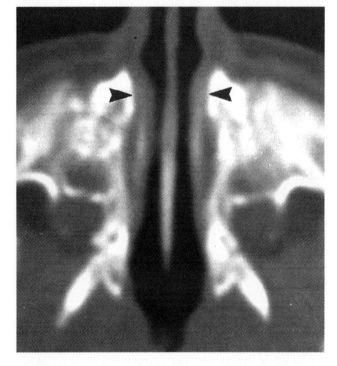

图 2.3B

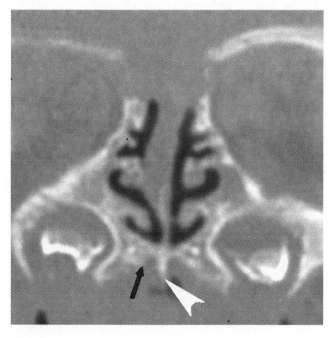

图 2.3D

影像表现

图 2.3A,B　图 2.3A 为经梨状孔下方横断扫描层面。上颌骨鼻突偏向内侧(箭),导致梨状孔缩小。骨质增生不会导致上述情况,这属于中线区的变异结构;图 2.3B 为正常梨状孔扫描图像,二者比较可见差别。

图 2.3C　经梨状孔冠状面可见一颗过大的切牙(箭)和梨状孔下方的严重狭窄(箭头)。

图 2.3D　经鼻腔冠状面图像显示上颌狭小(箭)伴中线牙槽嵴向下方突出(箭头)。

鉴别诊断　临床鉴别诊断通常集中于后鼻孔闭锁和先天性鼻梨状孔狭窄(CNPAS)二者之间。另外,因鼻部阻塞行影像检查的婴儿,往往会发现为发育性肿物所致,如脑膨出或畸胎瘤、鼻泪管阻塞、静脉淋巴管畸形或其他血管畸形及更罕见的肿瘤,如脊索瘤或横纹肌肉瘤。影像检查几乎能对所有病例作出明确的鉴别诊断。

最终诊断　CNPAS。

讨论　上颌骨内侧面的突起形成人中和原颚,原腭会发育出四颗切牙。原腭大小出现异常可导致 CNPAS 的病理改变。同时原颚发育异常也可引起切牙异常、鼻腔下部狭窄和三角形上颚。在 CNPAS 患者中,发育异常的原颚或腭突比正常情况更接近中线,从而导致双侧结构可能在中线处发生重叠,继而沿上腭下表面形成嵴状结构。这是鼻腔前部狭窄及病变主要发生于中线区的原因。

CNPAS 具有典型的临床表现。如果患儿在出生之后的几个月内出现这些临床症状,通常由上呼吸道感染诱发,而这又将进一步影响已经发生狭窄的鼻腔通道。

依据鼻腔 CT 表现可以对 CNPAS 做出诊断。正常梨状孔平均宽度在 0~3 个月、4~6 个月、10~12 个月 3 个年龄组的婴儿分别是 13.4 mm、14.9 mm、15.6 mm。

CNPAS 的患者梨状孔宽度小于 8 mm,而正常梨状孔宽度不小于 11 mm。这一测量指标对于诊断 CNPAS 最有价值。CNPAS 患者的鼻腔高度一般都在正常范围之内。因此,CNPAS 会导致整个鼻腔狭窄,以前部和下部最严重。其他表现包括上腭下表面的骨嵴和牙齿畸形,牙齿畸形包括切牙的不正常增大和(或)错位。

思考题

如何治疗 CNPAS?

影像医师职责

影响气道的情况应该及时并直接向医疗人员报告,甚至作为急症向转诊医师报告,因为该病可能需要对气道问题进行相应处置。

临床医师需知

● 存在单个鼻腔或鼻咽部阻塞吗?

● 如果有,阻塞是由于后鼻孔狭窄、CNPAS 还是未知来源的肿物所造成?

● 如果是肿物,它有可能来源于颅内或颅底吗,或者是否需要进一步的影像检查来确定肿物性质?

● 可能是脑膨出或脑组织异位吗?

● 有可能是血管畸形或者肿瘤吗?

● 如果是发育异常性病变,是否伴随相关颅面部和颅内的异常?

思考题答案

孤立发生的 CNPAS 的患者预后良好。大部分患者利用特殊喂食技术进行保守治疗直到鼻腔发育至一定程度,最终会使阻塞得以缓解。

> **深入学习**
> 请参阅 Mancuso 和 Hanafee 编著的《Head and Neck Radiology》第 81 章。

(卢平明　郑晶晶　赵　博译　张雪宁校)

病例 2.4

临床病史 患儿,男,2岁,右侧下颌下区出现缓慢生长的肿块,质软。最近发生病毒性上呼吸道感染,在此期间肿物增大至目前大小。患儿未诉疼痛和瘙痒。部分增强 CT 图像如下:

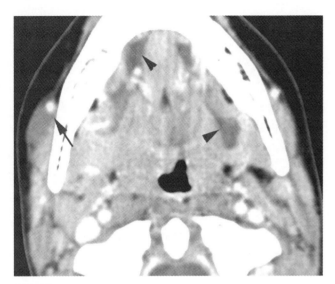

图 2.4A

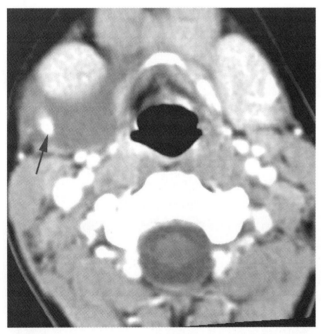

图 2.4B

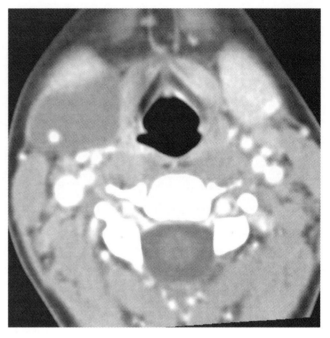

图 2.4C

影像表现

图 2.4A~C 增强 CT 图像显示液体密度病变似包绕血管生长(图 2.4A,B,箭),并见于多个间隙内(图 2.4A,C,箭头)。

鉴别诊断 单房鳃器囊肿、表皮样囊肿、舌下囊肿及丛状神经纤维瘤,这些是最主要的鉴别诊断。此病例最初临床误诊为舌下囊肿。影像检查能很容易地区分这些病变。

最终诊断 口腔底部及下颌下间隙的淋巴管瘤。

讨论 当淋巴系统和静脉系统连接不正常时会形成静脉淋巴管畸形。淋巴系统来源于静脉系统的五个原始囊。如果淋巴-静脉连通出现障碍,将会导致淋巴液滞留聚集,造成淋巴囊扩张及淋巴液渗入周围组织内。

有必要将所有原发淋巴管畸形归类为静脉淋巴管畸形,并废止以往应用的旧专业术语,这样多少可以阐明和简化这类病变,有助于理解其病理生理特点、临床表现、并发症和影像表现。因为淋巴系统来源于静脉系统,所以这些畸形基本上来源于静脉系统。残留的毛细血管、静脉,海绵状血管导致病变出现强化。由于静脉淋巴管畸形包含淋巴成分,当对病毒或其他感染性病原体产生局部免疫反应时,病变体积可以增大(如本例病史所显示)。静脉淋巴管畸形本身也可以发生感染。

世界卫生组织建议把静脉淋巴管畸形分为三类:

● 单纯性淋巴管瘤或由近似毛细血管大小的薄壁淋巴间隙组成的毛细血管淋巴管瘤,好发于结缔组织内,由于结缔组织连接紧密,可以限制单个囊性病变的大小,病变可发生于眼眶、唇、颊、舌、牙龈、口腔底部。

● 海绵状淋巴管瘤,由混夹着纤维血管外膜成分的淋巴间隙扩张形成。

● 囊状淋巴管瘤或囊状水瘤,由大囊性淋巴间隙组成,直径从数毫米到几厘米大小不等。此类畸形好发于相对松散的网状组织区域,疏松的组织结构允许血管、神经、肌肉之间的内衬血管内皮细胞的间隙发生扩张和缩小。因此,囊状水瘤的典型发生部位为颈后三角区。

静脉淋巴管畸形的症状包括 Turner 综合征,Klinefelter 综合征,Noonan 综合征。

思考题

1.对于静脉淋巴管畸形,影像检查有什么作用?

2.如何治疗静脉淋巴管畸形?

影像医师职责

一般来说,患者进行影像检查主要与血管畸形进行鉴别,因此无需再与临床医师进行沟通。

如果血管畸形可能导致气道阻塞,必须与治疗医师进行交流并记录相关内容。如果病灶并发感染或有新发出血,需要同临床医师进行直接交流。因为组织取样或者其他手术干预,甚至是拔牙都可能发生大出血,所以,当诊断不明确时,应该与临床医师进行直接交流。

临床医师需知

报告中应该对畸形的性质和累及范围进行全面评估,这就包含了所有与治疗计划相关的信息,因此这一点非常重要。确切的内容应该包括以下几方面:

● 明确的诊断和诊断的可信度。

● 是否有急性并发症,这些紧急情况是否危及生命。

● 如果不能作出明确诊断,应该大致判断肿瘤的良恶性。

● 起始部的定位和所有受累的解剖结构或间隙,

特别是颅内外沟通性病变,行射频消融治疗时可能会引起颅内并发症。

● 是否存在血流动力学异常,是否需要行导管造影术来明确其诊断。

● 病变与骨性结构的关系,特别是下颌骨和上颌骨的牙槽嵴,是否有任何相关的骨骼发育不良。

● 其他发育异常和任何可能相关的症状。

思考题答案

1.MR 和 CT 能清晰完整地显示在体格检查中表现不明显的静脉淋巴管畸形。因为在重 T2WI 图像中,静态液体性病变和周围结构有很好的对比度,所以静脉淋巴管畸形在 MR 图像上显示更为清晰。出血和感染可以明显改变液体成分的 MR 信号表现。MR 或 CT 可以清晰显示静脉淋巴管畸形沿组织间隙蔓延生长的情况,这一特点是其与其他病变进行鉴别诊断的主要方面。

2.静脉淋巴管畸形通常行外科治疗,部分患者可采用直接注射硬化剂做替代治疗。其目的是缓解功能障碍,如气管和喂食问题,并尽可能达到最佳治疗效果。不幸的是,这种病变的生长特点导致其很难完全切除。病变可沿重要的血管神经结构周围生长,该区域手术非常困难。位于颈下部的病变甚至可能延伸至臂神经丛和纵隔或累及胸壁。孤立的畸形病灶可能会被有目的保留以避免损伤周围结构的功能。行多次外科手术在该病的治疗中很常见。相比囊状水瘤,次全切除术更多的应用于淋巴管瘤或混合性静脉淋巴畸形中,切除的范围主要依据病灶与邻近血管神经结构的位置关系。

> **深入学习**
>
> 请参阅 Mancuso 和 Hanafee 编著的《Head and Neck Radiology》第 82、9 章。

（卢平明　郑晶晶　赵　博译　张雪宁校）

临床病史 患者,女,43 岁,行功能性鼻内镜鼻窦术(FESS)后 1 周,反复出现鼻炎症状及复视。行颌面部 CT 扫描,图像如下:

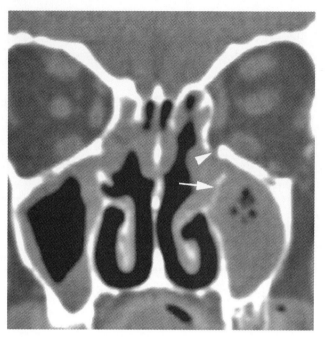

图 2.5A

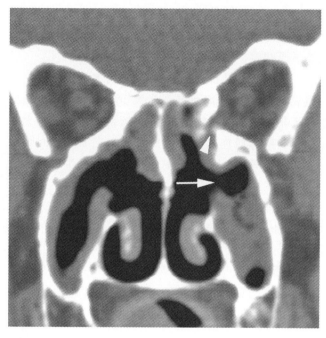

图 2.5B

影像表现

图 2.5A 钩突(箭)切除不全,手术采用经眼眶的微创入路(箭头)。

图 2.5B 图 2.5A 稍靠后的扫描层面显示患者有一个相当宽的内侧造口,但是钩突没有完全切除。眶底骨质缺损,内直肌紧邻缺损处,这些可能的损伤解释了患者产生复视的原因。

鉴别诊断 FESS 术后疾病的鉴别诊断有限,鉴别主要集中于手术的有效性和可能的并发症。术前及术后 CT 图像的对比将有助于诊断。

最终诊断 左眼眶下内侧壁骨质破坏导致眼肌粘连和可能的肌肉损伤,从而引起复视;钩突切除不全和复发性鼻窦炎。

讨论 FESS 的基本要求是尽可能保留并增强正常的黏膜纤毛排泄功能,鼻腔气流和尽可能多的保留黏膜。手术目的包括恢复正常引流通道、矫正或修复先天性或获得性的异常、切除肿物或复杂性急性炎性病变。这个病例说明了原发黏膜纤毛排泄通道的重要性。尽管有大的内侧造口,因钩突切除不全,患者也会反复出现鼻窦炎症状。

FESS 是一种安全的手术方式。预先了解解剖变异情况(如术前检查发现眼眶内侧壁比正常情况更靠近内侧)在这个病例中有助于避免眼眶入路和眼睛并发症的发生,这些并发症可以引起严重后果。

思考题

什么是 Onodi 气房,它的重要性是什么?

影像医师职责

在这个病例中,患者有严重的并发症,这对如何恢复眼球正常运动有长远影响。这些并发症对法医学也有潜在的影响。必须及时口头告知临床医师,特别是当进行早期干预可以改善新发损伤的预后时。

除了可能累及眼眶或颅内的复杂急性感染或怀疑为恶性肿瘤的情况,大部分鼻窦 CT 检查进行常规报告即可。如果怀疑恶性肿瘤,应该及时与临床医师直接进行口头沟通。

临床医师需知

1.为制订 FESS 的详细方案,行鼻窦 CT 检查,主要包括:

(1)鼻窦发育程度。

(2)确定鼻窦病变累及的范围以便了解病变是否包括额隐窝、鼻道窦口和或后引流通路。

(3)鼻腔受累情况及范围。

(4)与疾病发生相关的解剖变异。

(5)明确可能增加并发症发生风险的解剖变异,包括:

● 筛前动脉部位异常。

● 异常深的嗅隐窝或筛骨复合体变小。

● 提示前颅底脑膨出的征象。

● 眼眶内侧壁的位置异常或筛骨板的开裂或缺失。

● 视神经和(或)颈内动脉突入蝶窦和(或)这些神经血管结构周围骨质结构的开裂,发生异常的部位邻近蝶骨或后筛骨气房或可能误认为蝶窦的 Onodi 气房。

2.术后鼻窦 CT 检查。由于患者存在反复或持续的症状,临床希望能找到病因,如果找到了一种病因,希望其能为重复进行内镜鼻窦手术提供支持,要涉及以下几个要素:

(1)是否能够明确复发或症状持续存在的病因?

(2)复发是由于原本存在的病因还是由于手术所致,或者是由于以下因素造成:

● 认为单侧中鼻甲导致相应引流通路受阻而行单侧中鼻甲松动术。

● 钩突切除不完全,原因是位置太靠近后方或引起单侧残余钩突。

● 发生于未切除的气房的局限性病变。

● 位于中鼻甲的垂直部与嗅球窝的外侧壁连接处的筛板损伤或骨折,可能导致脑脊液的渗漏。

思考题答案

大部分后筛骨气房能进化成蝶窦远外侧壁和上壁。这个发育过程涉及的气房称为蝶筛窦气房或 Onodi 气房。认识这些解剖变异能帮助外科手术避免损伤颈动脉和视神经。如果术前影像检查中没有观察到这些变异,那么外科医生可能会认为自己进入的位置是颈动脉和视神经之前的后筛骨气房,而不是本应更靠后方的蝶窦气房。

> **深入学习**
>
> 请参阅 Mancuso 和 Hanafee 编著的《Head and Neck Radiology》第 83、13 章。

(卢平明　郑晶晶　赵　博译　张雪宁校)

临床病史 患儿,男,10 岁,应用抗生素治疗急性鼻窦炎过程中出现额部发红和软组织肿胀及头痛。行 CT 和 MRI 增强扫描,部分图像如下:

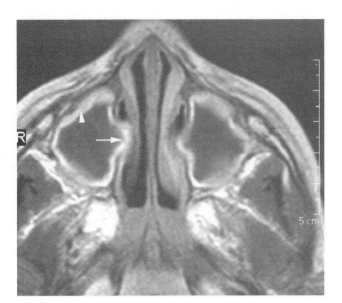

图 2.6A

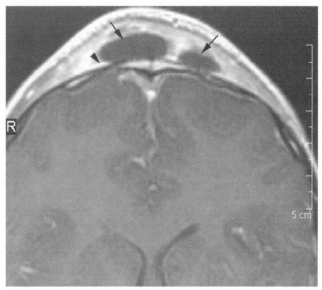

图 2.6D

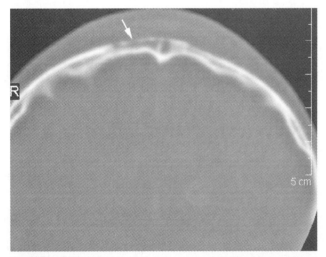

图 2.6B

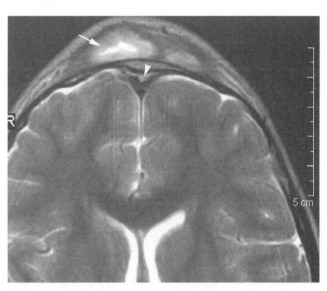

图 2.6E

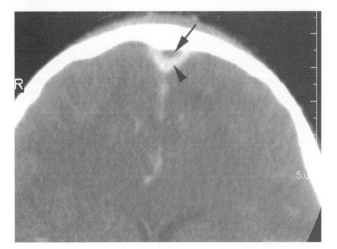

图 2.6C

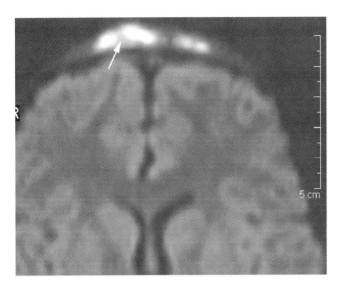

图 2.6F

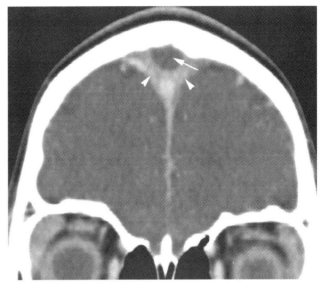

图 2.6I

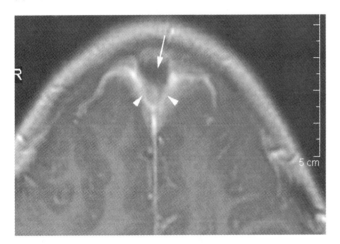

图 2.6G

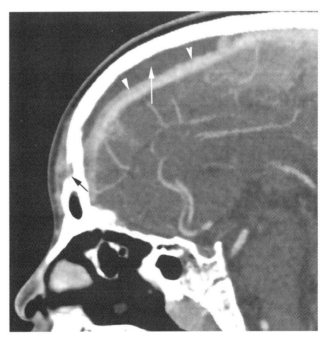

图 2.6J

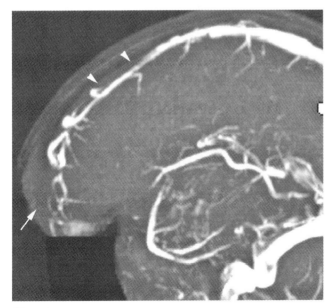

图 2.6H

影像表现

图 2.6A T1WI 增强扫描显示双侧上颌窦黏膜增厚(箭头),上颌窦内侧壁黏膜向壁外突出(箭),说明窦腔内压力增高。

图 2.6B 经额窦顶部的 CT 横断面显示额骨外板受侵。

图 2.6C 经图 2.6B 以上层面 CT 增强图像显示硬脑膜外脓肿(箭)占据上矢状窦(箭头)前大多数部分区域。

图 2.6D T1WI 增强扫描显示骨质破坏不明显,但是额部深部皮下软组织弥漫性肿胀并可见脓肿(箭)。

图 2.6E T2WI 显示骨质完整。皮下脓肿表现为黏稠的脓性物质(箭)。硬膜外脓肿(箭头)占据上矢状窦区域。

图 2.6F DWI 示病灶弥散受限,由此证明是脓肿。

图 2.6G T1WI 增强扫描图像与 CT 图像(图 2.6C)比较显示无骨破坏的硬膜外脓肿,造成脓肿的原因是从双侧血管(箭)蔓延而来的血栓性静脉炎占据上矢状窦(箭头)。

图 2.6H MR 血管造影显示头皮下病灶(箭)与上矢状窦(箭头)接触。这一发现提示静脉内病变蔓延。

图 2.6I CT 重建冠状面图像显示硬膜外脓肿(箭)占据上矢状窦(箭头)区域。

图 2.6J CT 重建矢状面图像证实发生皮下骨髓炎的区域(黑箭),它是唯一与明显的鼻窦疾病相关的表现,因为患者正接受治疗,所以额窦病变已经得到很大程度的缓解。上矢状窦区(箭头)被硬膜外脓肿(箭)占据。

鉴别诊断 临床可以十分明确地诊断急性鼻窦炎。这例患者的临床症状和影像表现本质上是没有区别的。影像检查主要是评估病变范围、发现临床未知的并发症,并识别其他可能的病因,这些有助于患者的病因诊断。

最终诊断 急性鼻窦炎伴发播散性广泛血栓性静脉炎,导致硬膜外脓肿并累及额部皮下组织,伴发皮下深部脓肿形成。

讨论 该病例诊断为鼻窦炎。几乎所有鼻窦炎都会同时累及鼻黏膜。约 0.5%~2% 的病毒性鼻窦炎病例会并发细菌感染。过敏性、占位性病变或患有血管运动性鼻炎的患者,均可引起鼻腔阻塞,阻塞会导致感染。在伴有免疫缺陷和纤毛运动障碍性疾病的患者中,这种情况更常见。这位患者没有特殊的先兆症状。

本病例中右额窦外板有骨侵蚀并伴发皮下深部脓肿形成,然而,没有发现与之直接相连的颅内硬脑膜下积脓和感染性窦道。很多髓外脓肿起源于鼻窦炎。然后直接通过邻近骨质或通过穿硬膜的静脉播散到硬膜外间隙——此患者即为后者所致。

本病可伴随多种并发症,包括海绵窦或其他硬脑膜静脉窦血栓、硬膜下积脓、脑膜炎和脑脓肿。

思考题

急性鼻窦炎的病理生理学特点是什么?

影像医师职责

所有因怀疑有并发症而行影像检查的急性鼻窦炎患者,都应该与临床医师直接进行沟通。如果证实有并发症存在,则必须与临床医师立即沟通。

临床医师需知

报告应该包括以下信息:

●影像表现是否支持急性或亚急性鼻窦炎的诊断,或者可能得出其他诊断。

●详细了解病变范围和是否存在并发症,如出现侵犯眼眶、血管血栓形成或颅内广泛受累的情况。

●任何可能为鼻窦炎致病因素的解剖学上的发现或其他疾病。

思考题答案

纤毛柱状上皮细胞的协调运动使鼻窦内容物向自然窦口移动。纤毛功能障碍可导致鼻窦分泌物的积累和窦内潜在的感染。

各种环境因素均可影响黏膜纤毛的功能。这包括高速气流和冷空气,微生物的毒素,对环境介质的炎性反应等;还包括机械因素,原发性纤毛运动障碍和继发性纤毛功能障碍以及暴露于二手烟环境中。

当鼻窦口阻塞时,黏液正常排出受阻。闭塞的鼻窦环境开始出现缺氧并引起纤毛功能障碍和影响黏液的产生,所有这些因素将导致正常黏液的清除更加困难。非复杂性急性细菌性鼻窦炎与脓肿或积脓类似,因为它本质上是在压力下积聚的脓液,为眼眶和颅内并发症创造了一个潜在的基本条件。鼻窦内压力导致血栓性静脉炎脓液逆行蔓延,这是引起并发症的机制之一。同时,也有助于理解骨破坏的病理生理和病变突破骨性鼻窦向其他部位的蔓延。通过引流缓解

鼻窦内压力可以预防和治疗这些并发症。引流也可以解除导致黏膜纤毛功能障碍的因素,从而使鼻窦黏膜纤毛排泄功能恢复正常。

深入学习

请参阅 Mancuso 和 Hanafee 编著的《Head and Neck Radiology》第 84、15 章。

（卢平明　郑晶晶　赵　博 译　张雪宁 校）

病例 **2.7**

临床病史 患者,女,52岁,出现逐渐加剧的头痛并放射到头顶。有季节性过敏史,经常出现鼻窦炎的反复慢性发作。体格检查没有出现有意义的阳性体征,进而行影像检查。

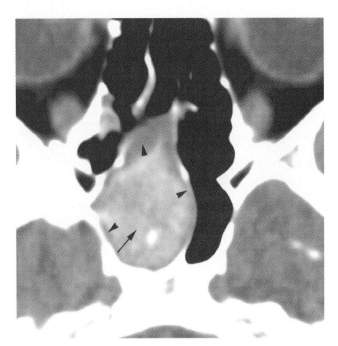

图 2.7A

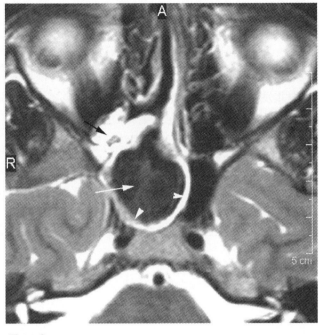

图 2.7C

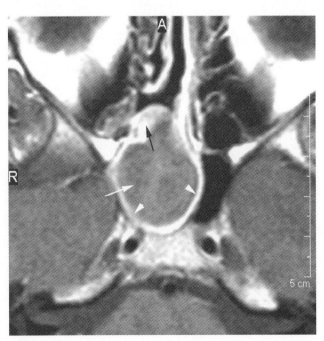

图 2.7B

影像表现

图 2.7A 窦内肿物通过窦口凸出,窦壁出现骨质吸收(箭头)。肿物中心为混杂高密度(箭)。

图 2.7B MR T1WI 增强扫描显示周边薄层略显强化的黏膜(白箭头)和窦口处强化的黏膜增厚并堵塞窦口(黑箭),病变中心可见稍高信号影(白箭)。

图 2.7C MR T2WI 图像更清晰地显示了其病理生理学特点。窦壁黏膜水肿,相对较薄(箭),在蝶筛隐窝及蝶窦口处息肉状黏膜增厚引起阻塞(黑箭)。T2WI 比 T1WI 更能证实腔内肿物性质为实性(白箭)。

鉴别诊断 无其他鉴别诊断。

最终诊断 慢性过敏性鼻窦炎继发蝶窦黏液腺囊肿,可能伴发真菌感染。

讨论 黏液腺囊肿的形成需要有窦口阻塞、窦的完全浑浊化或者窦复合体存在独立气房。在患有慢性鼻窦炎的患者中,特别是鼻息肉的患者,上述情况表现最为典型。有创伤史或鼻窦、面部手术史也可以成为致病因素。实际上,患有慢性鼻窦炎和鼻息肉的患者可能有巨大的黏液腺囊肿,囊肿表现为单侧或双侧发病,数量可单发或多发。

黏液腺囊肿可能导致严重后果,依据鼻窦受累情况可以出现眼球运动障碍、眼球突出、眼距过宽、压迫性视神经病变和面部畸形。也可能发生急性感染、继而形成脓性黏液腺囊肿,这能引起眼眶的急性疾病或颅内的并发症。

思考题

1.什么叫慢性鼻窦炎?

2.这位患者该如何治疗?

影像医师职责

对于因怀疑有并发症而行影像检查的慢性鼻窦炎患者,建议与临床医师进行直接交流。如果证实有并发症,则必须与临床医师进行直接的交流沟通。

临床医师需知

● 影像表现是否支持慢性鼻窦炎的临床诊断或者有无其他疾病的诊断可能。

● 病变的累及范围,任何可能成为慢性鼻窦炎致病因素的解剖学上的发现或其他疾病

● 单发上颌窦病变应考虑为牙源性。

● 单发上颌窦或蝶窦病变,除了黏膜炎性病变外,也可能为鼻腔肿物阻塞所致。

● 是否存在并发症,如黏液腺囊肿、累及眼眶、颅内扩散,或可能需要手术的急症情况。

● 描述任何可能影响鼻内镜手术效果 (手术减压)的解剖变异。

思考题答案

1.当症状持续超过 12 周时应考虑为慢性鼻窦炎。它们通常与鼻腔炎症有关。慢性鼻窦炎必须包括以下两个或多个症状:存在黏性或脓性排泄物、鼻腔阻塞或伴有面部疼痛、胀感、麻木、面部发育不全,还可有发热、咳嗽、牙疼和疲劳。同时内镜检查证实为炎症并且影像表现支持鼻窦炎。患者有过敏史、占位性或血管运动性鼻炎、鼻息肉或解剖因素(如鼻中隔偏曲和泡状鼻甲)导致的阻塞,这些均提示慢性感染。鼻窦炎在免疫缺陷患者中更常见,这些患者伴发黏膜纤毛运动异常(如 Kartagener 综合征)和纤毛覆盖异常(如囊性纤维化)。尽管感染有可能加快疾病进程,但大多数慢性鼻窦炎是非感染性病因所致。鼻窦阻塞能导致继发感染。慢性鼻窦炎的常见并发症是并发急性鼻窦炎,而儿童患者最常见的是腺样体炎继发浆液性或化脓性中耳炎。在儿童,泪囊炎和喉炎也可能是慢性鼻窦炎的并发症。其他并发症包括骨髓炎和黏液腺囊肿形成。眼眶并发症包括隔前或隔后蜂窝织炎、骨膜下脓肿、眶内蜂窝织炎、眶内脓肿和海绵窦血栓形成。颅内并发症包括脑膜炎、硬膜外脓肿、硬膜下脓肿和脑脓肿。

2.患者可采用鼻内镜手术切除位于蝶筛隐窝的息肉状黏膜、开放蝶窦口和引流黏液腺囊肿。也可以同时处理影响黏膜纤毛功能的其他因素,如息肉和解剖变异。术后,为了增强黏膜纤毛功能和预防感染,患者需要更准确精细的治疗方案,包括给予足量的抗生素、鼻用糖皮质激素和盐水灌注。有时,可以使用短疗程的口服类固醇、抗充血剂、局部血管收缩剂、黏液溶解剂。针对这个患者,鉴别和治疗过敏性鼻炎是实现病情持续缓解的关键点。必须戒烟。另外,需要对患者进行短期复查来确定手术引流是否成功,并且没有黏液腺囊肿的复发。

深入学习

请参阅 Mancuso 和 Hanafee 编著的《Head and Neck Radiology》第 85、16 章。

(卢平明 郑晶晶 赵 博译 张雪宁校)

临床病史 患者,男,46岁,骨髓移植术后,出现右侧鼻腔流出"深色"液体,并有右颞部及颈部轻微的疼痛。行CT扫描,部分图像如下:

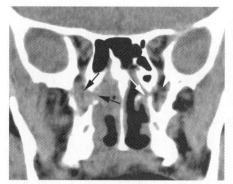

图 2.8A

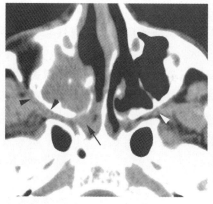

图 2.8B

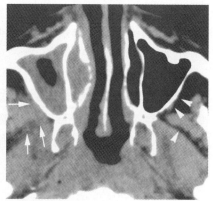

图 2.8C

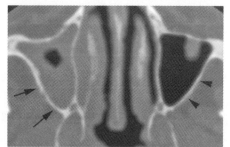

图 2.8D

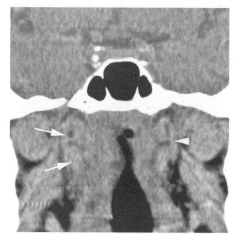

图 2.8E

影像表现

图 2.8A 该患者存在免疫功能低下。冠状位 CT 图像显示后鼻腔病变从右侧蝶腭孔延伸到翼腭窝(黑箭),左侧的蝶腭孔(白箭)和含有脂肪的翼腭窝(白箭头)均正常。

图 2.8B 与图 2.8A 为同一患者,轴位图像显示:后鼻腔病变侵及翼腭窝(箭),并沿着鼻旁窦后方的脂肪组织(黑箭头)蔓延。左侧上颌动脉末段周围为正常组织(白箭头),可与病变部位进行对比观察。

图 2.8C 与左侧正常结构(白箭头)对比,右侧可见病变沿上颌动脉末段的上牙槽后支和上颌动脉(箭)播散。

图 2.8D 没有发现明显的骨质破坏。与左侧骨质相比,右侧骨质稍欠规则(箭)。

图 2.8E 此患者鼻咽部软组织稍不对称,证明存

在鼻咽部浸润性的真菌疾病扩散至咽旁间隙(箭),并导致腭帆张肌周围的正常组织消失(白箭头显示左侧正常肌肉)。

鉴别诊断 应与淋巴瘤和移植后淋巴组织增生性疾病(PTLD)相鉴别。

最终诊断 侵袭性真菌性鼻窦炎。

讨论 根据对真菌性病变早期的扩散途径和侵袭特征的了解,应首先考虑早期真菌性鼻窦炎的可能,病变早期阶段不会出现骨破坏。

真菌感染常由曲霉菌或毛霉菌引起,主要发生于免疫系统受损或糖尿病患者。因为酸性葡萄糖丰富的环境有利于真菌生长,所以酮症酸中毒患者易感染毛霉菌。侵袭性或爆发性真菌疾病有侵犯血管壁的倾

向——特别是动脉壁;因此,弥漫性炎症可以伴发软组织坏疽和骨坏疽。

此疾病的特征是病变会累及血管束。发生鼻窦炎时,经蝶腭孔进入后鼻腔的血管、通过眶下管的血管,以及穿过上颌窦后壁的上牙槽后血管最易受累。病变可沿这些血管通路蔓延至两侧的邻近骨质,但一般不会出现明显的骨破坏。疾病在沿骨通道蔓延过程中,可以侵犯周围脂肪间隙,并伴有血管的渗出。早期侵袭性真菌性鼻窦炎行影像学检查时需要重点观察以下区域:突入到浅表肌肉腱膜系统尖牙窝的脂肪垫、眶底的肌锥外脂肪、颞下窝的脂肪垫(上颌后区)和翼腭窝的脂肪。真菌性疾病也可以始发于泪囊和鼻咽部,并最终局限在这些区域内。

骨破坏是侵袭性真菌性鼻窦炎的特征之一。但早期可只表现为软组织受侵,并没有骨质破坏,这点对早期诊断侵袭性真菌性病变非常重要。

该病的并发症包括:眼睛和眼眶的受累、海绵窦血栓形成、继发性髓外脓肿、脑膜炎、脑脓肿。

思考题

1.根据影像表现,能对真菌性鼻窦炎的病情进行分级吗?

2.免疫系统受损患者的鼻窦病变还应考虑到哪种感染性疾病?

影像医师职责

对怀疑有真菌性鼻窦炎而进行影像检查的患者,如果出现阳性检查结果或怀疑为侵袭性病变时,需要与治疗医师进行直接口头交流沟通。如果明确显示存在眼眶或颅内并发症和新发现的骨破坏,那么必须与临床医师进行直接沟通,因为上述情况提示侵袭性感染或其他侵袭性疾病,如癌症。

临床医师需知

报告应该包括以下信息:

• 疾病累及范围和影像表现是否支持侵袭性真菌性鼻窦炎的临床诊断。

• 疾病是否为非感染性的炎性病变。

• 是否存在并发症,如眼眶受累、血管血栓形成、颅内受累。

思考题答案

1.根据影像学表现,可以按侵袭性真菌性疾病的风险性(低、中、高)进行分级,这有利于早期诊断和分类。

(1)低度

• 散发的、任何程度的双侧鼻窦黏膜增厚,没有血管周围侵袭或骨破坏。

• 局限性窦黏膜增厚,没有血管周围侵袭或骨破坏。

(2)中度

• 累及蝶腭孔的单侧后鼻腔病变,没有血管周围侵袭或骨破坏。

• 单侧中鼻道和邻近鼻窦病变,没有血管周围侵袭或骨破坏。

(3)高度

• 任何部位的黏膜病变伴发骨破坏或软组织坏死。

• 黏膜病变伴随突入浅表肌肉腱膜系统的尖牙窝脂肪垫的消失,围绕眶下血管束的肌锥外脂肪、下颌下脂肪垫、眶尖或眶上、下裂和(或)翼腭窝内脂肪的消失。

• 鼻咽部、泪囊周围浸润性病变和(或)鼻中隔前部肿胀或坏疽。

对低度风险患者进行临床随访观察即可,可以按照病毒或细菌性感染来治疗,有时按移植物抗宿主反应给予治疗,通常不需进行耳鼻喉科特殊处理。对中度及高度风险的患者应该接受耳鼻喉科的鼻内镜检查,如果情况允许,可以进行组织取样活检。如果症状持续或进展,而没有内镜证实为真菌感染时,患者可以进行 CT 检查。

2.化脓性和(或)真菌性鼻中隔前部脓肿也可以发生于这类患者中,所有进行 CT 或 MR 检查的患者,都应该特别注意鼻中隔软骨区。

> **深入学习**
> 请参阅 Mancuso 和 Hanafee 编著的《Head and Neck Radiology》第 86、16 章。

(卢平明 郑晶晶 赵 博译 张雪宁校)

病例 2.9

临床病史 患者,男,35岁,鼻刺激性阻塞、反复鼻衄,鼻腔结痂、面部疼痛和声音嘶哑。最近出现口哨音。鼻内镜显示鼻中隔穿孔、鼻腔结痂严重和小范围的坏死。右侧窦口鼻道复合体显示变形及瘢痕组织。行 CT 扫描,部分图像如下:

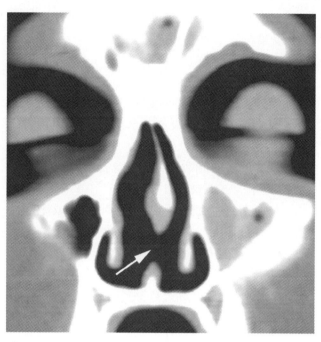

图 2.9A

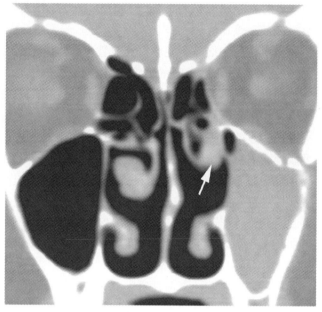

图 2.9B

影像表现

图 2.9A 可见前下鼻中隔穿孔(箭)。

图 2.9B 由于鼻腔慢性肉芽肿,中鼻甲有瘢痕形成,并与鼻腔外侧壁粘连。由于上颌窦口发生粘连(图中没有显示),上颌窦内呈高密度改变。影像表现提示患者存在慢性可卡因滥用,并最终得到证实。

鉴别诊断 Wegener 肉芽肿、类肉瘤病、朗格汉斯细胞组织细胞增生症(LCH)和变应性肉芽肿性血管炎(Churg-Strauss 综合征)。

最终诊断 可卡因滥用。

讨论 黏膜坏死性改变和鼻中隔穿孔会让人想到上面的鉴别诊断。患者存在可卡因使用史有助于最终诊断。类肉瘤病经常表现为黏膜广泛增厚,不伴有明显的侵袭行为,但是也可以类似于可卡因滥用患者的表现。结合病史、胸部影像表现和实验室检查 ACE 水平的提高可以帮助明确诊断。Wegener 肉芽肿大多表现为鼻腔广泛的坏死并累及鼻窦,且形态类似类肉瘤病。一般不同于可卡因滥用患者的表现,黏膜坏死和骨

缺失更为严重。Wegener 肉芽肿患者的 c-ANCA 水平升高。LCH 并不是鼻窦和鼻腔的典型疾病,多由周围其他部位或特殊部位的骨病灶蔓延至鼻窦和鼻腔。活组织检查能明确组织细胞增生症和其他能引起鼻中隔穿孔的疾病的诊断,如移植后淋巴组织增生性疾病和淋巴瘤。

思考题

在这些病例中治疗后的影像学表现代表什么?

影像医师职责

对于所有影像检查首次确认的可能的鉴别诊断疾病,都应该与临床医师进行口头沟通,因为对于某些疾病来说,迅速作出诊断并及时进行干预治疗对患者非常重要。由于可卡因滥用不仅对患者本人,对其他人也存在风险,所以应该给出口头报告。

临床医师需知

- 疾病是感染性还是肿瘤性病变所致的炎症反应?
- 最可能的诊断和疾病累及的全部范围。
- 在颅面区是否存在提示系统性疾病的其他病变?
- 在鼻窦内或外是否有其他的并发症,如发生于

眼眶和脑的并发症?

　　● 如果怀疑为急性炎症或肿瘤病变时,必须与患者或其家属直接交流。

思考题答案

　　一些软组织的变化可能会永久存在,这需要进行一系列影像检查以区分是持续性或复发性疾病,还是末期肉芽组织或更成熟的瘢痕组织。典型的鼻中隔缺损是不能治愈的。其他的骨质缺损也可以成为永久性改变。在一些疾病中,可能会出现非常明显的反应性骨改变。

深入学习

　　请参阅 Mancuso 和 Hanafee 编著的《Head and Neck Radiology》第 87、15 章。

（卢平明　郑晶晶　赵　博译　张雪宁校）

临床病史 患者,男,25岁,打架后被送至急诊室,患者诉鼻面部疼痛、鼻出血、面部软组织肿胀,鼻腔流出清亮液体。行颌面部CT扫描,部分图像如下:

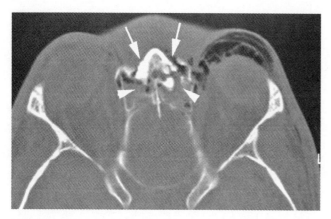

图 2.10A

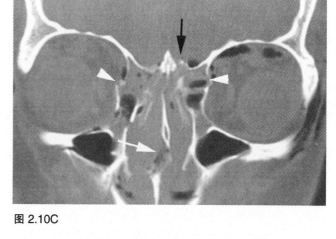

图 2.10C

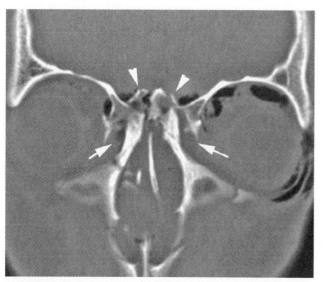

图 2.10B

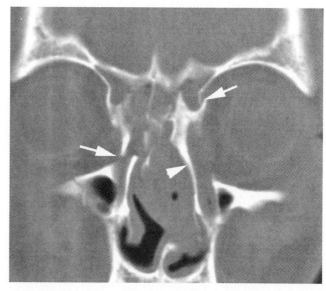

图 2.10D

影像表现

图 2.10A　鼻骨与额骨交界处多发骨折,鼻骨向后方(箭)移位入额隐窝(箭头)。

图 2.10B　冠状扫描显示骨碎片向颅内及后方(箭头)移位,造成颅内积气,颅内气体提示存在硬脑膜撕裂。虽然为严重的粉碎性骨折,但双侧眼角区骨质结构仍较完整(箭)。

图 2.10C　骨折累及前颅底(黑箭)并导致脑脊液鼻漏。双侧眼眶内侧壁间的横向距离(白箭头)增大,反映了双侧眼角间距的增大。鼻中隔骨折,并导致鼻中隔血肿(白箭)。

图 2.10D　鼻骨和额骨骨质结构可见细小断裂,

考虑为粉碎性骨折。

鉴别诊断　无其他鉴别诊断。

最终诊断　鼻眶筛复杂性骨折。

讨论　鼻眶筛骨骨折通常为面部中央承受暴力所致,暴力可分为垂直方向的力与水平方向的力,垂直方向的暴力引起的危害更大,特别是受到由前向后的直接暴力时。鼻眶筛复合体位于面中部并向前凸出,这种解剖位置也使其易受损伤。

骨折可以是单纯性骨折,也可以是严重的粉碎性骨折。单纯性骨折,如果有移位,其典型表现为鼻骨和上颌骨额突移向额骨后下方。粉碎性骨碎片可能会向内移位至鼻腔、向上至颅前窝、向外至眼眶。这就解释了为什么高能撞击导致的鼻眶筛骨折可以伴发脑脊液漏和脑部及眼球的损伤。

鼻眶筛复合体筛骨迷路骨质的移位将增加眼眶内侧壁的横向距离。

根据解剖关系可以预测鼻眶筛骨折的其他潜在并发症。前颅底硬膜的损伤可能导致脑脊液漏。前后筛骨动脉断裂能引起眼眶血肿或大量鼻出血。骨折不会直接损伤视神经管,但是视神经管内的水肿或游离骨碎片可以破坏视神经通路。

思考题

1.鼻眶筛骨折如何分型?

2.什么叫内眦间距过宽?

3.问题 1 和 2 与治疗有什么关系?

4.额隐窝阻塞可能的并发症是什么?

影像医师职责

当发现存在眼眶张力增高、视神经损伤和异物或其他发现时(如急性硬膜外血肿),需要紧急与临床医师进行口头沟通。

一般来说,常规报告应该详细描述损伤可能出现的并发症。这包括骨损伤;骨折断裂的基本模式或类型;就个别骨折描述其复杂性、有无移位和骨质结构断裂情况。关于眼眶损伤,报告应该包括眼眶软组织突入邻近鼻窦结构的范围,有无眶内血肿及其位置,眶尖部骨及软组织结构的状态。应该仔细观察并报告其他并发症的发生情况,如眼外肌损伤、鼻泪管损伤、神经血管束或内眦韧带的断裂。关于鼻腔、前颅底、颅骨,如果出现开放性骨折,报告中应明确损伤范围、提示硬脑膜撕裂的颅内积气、可能的脑脊液漏和外伤性脑膜脑膨出。另外,还需要注意排除鼻中隔血肿。

临床医师需知

● 面部是否受伤?

● 应该描述其损伤的范围和累及的结构。

● 根据受损伤的解剖结构推测可能出现哪些并发症?

● 有关于眼、视神经鞘复合体或异物残留的并发症吗?

● 有感染性并发症吗?

● 除了与面部相关的并发症以外,还有其他并发症吗?

● 有出现迟发型并发症的风险吗?

● 结合损伤发生的原因,是否发现或怀疑有异物残留?

思考题答案

1.鼻眶筛骨骨折可根据骨折中央骨段的状态进行分类。Manson 系统将鼻眶筛骨折主要分为三型:Ⅰ型,骨折碎片较大,泪腺窝周围的内眦韧带(MCT)完整;Ⅱ型,粉碎性骨折,MCT 仍附着于骨折片上;Ⅲ型,影像不能确定骨折类型,需要进行讨论以确定是否有 MCT 的撕脱。

2.眼睑由眼轮匝肌、睑板和悬韧带组成。这些结构通过 MCT 向内附着于泪嵴前后。MCT(或 MCT 骨性附着处)的断裂或撕脱也能导致眼角间距增宽,即内眦间距过宽。内眦间距过宽的形成需要以下四个部位出现骨折,包括眼眶内侧壁、上颌骨鼻面和眶下缘、额上颌骨交界处和鼻骨外侧缘。

3.手术主要目的是对 MCT 和其附着的骨碎片进行复位;这样可以避免眼睑外观和功能受到严重损害。

4.继发于外伤的额隐窝阻塞能导致额窦的慢性阻塞和迟发型并发症——额窦黏液腺囊肿。

深入学习

请参阅 Mancuso 和 Hanafee 编著的《Head and Neck Radiology》第 88 章。

(卢平明 郑晶晶 赵 博译 张雪宁校)

临床病史　患者，男，48岁，3个月以来持续出现左侧鼻腔阻塞。行 CT 和 MRI 扫描，部分图像如下：

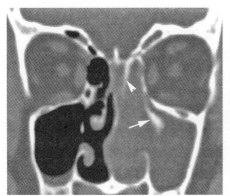

图 2.11A

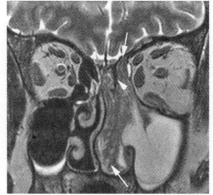

图 2.11B

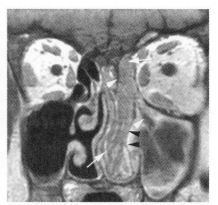

图 2.11C

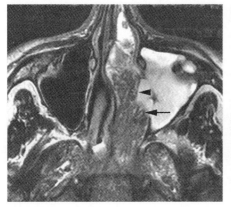

图 2.11D

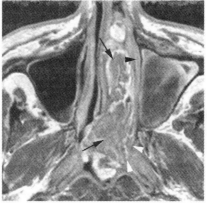

图 2.11E

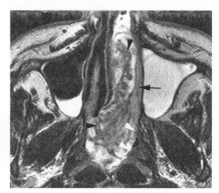

图 2.11F

影像表现

图 2.11A　CT 图像显示左鼻腔和左上颌窦内密度弥漫性增高，并有骨缺损及骨硬化。筛骨内侧壁（箭头）及前筛隔区骨质（箭）较正常增厚。

图 2.11B　T2WI 图像显示类乳头状肿物蔓延至筛顶（箭）。MR 图像能够显示筛骨内侧壁增厚（箭头），但是不如 CT（图 2.11A）显示清晰。

图 2.11C　增强 T1WI 图像与图 2.11A 和图2.11B 比较，同样可以显示乳头状和"分叶状"肿物扩展到筛骨顶（白箭）。提示筛骨壁和前筛隔区骨质（白箭头）增厚。阻塞性左侧上颌窦病变局部突入鼻腔，与左侧鼻腔内肿瘤分界尚清（黑箭头）。

图 2.11D　T2WI 轴位图像清晰显示乳头状肿瘤（箭）呈分叶状，肿物与阻塞性上颌窦病变分界清晰（箭头）。

图 2.11E　增强 T1WI 图像与图 2.11D 比较，乳头状肿物充满鼻腔并延伸入鼻咽部（箭），未侵袭鼻咽壁，与其黏膜分界清晰（白箭头）。与鼻腔黏膜同样分界清晰（黑箭头）。

图 2.11F　与其他轴位像比较，T2WI 显示肿物呈分叶状（箭头），肿瘤与鼻腔外侧壁（黑箭）相连紧密。与鼻咽壁分界清晰（白箭头），鼻咽壁未见明显受累。手术证实鼻咽部未被侵及。

鉴别诊断　炎性息肉、良性小唾液腺上皮肿瘤、牙源性肿瘤、鳞状细胞癌、嗅神经成神经细胞瘤和罕见的鼻窦淋巴瘤。依据影像诊断和通过活组织检查证实。

最终诊断　内翻性乳头状瘤。

讨论　内翻性乳头状瘤是根据其镜下表现来进行命名的。肿瘤上皮细胞向基质内增生，导致基质堆积覆盖上皮病灶。虽然内翻性乳头状瘤通常为良性肿瘤,但有恶变风险,所以必须按照低度恶性肿瘤的治疗方法进行治疗。85%~90%的内翻性乳头状瘤在组织学上是良性肿瘤, 其余肿瘤与鳞状细胞癌相似,可以呈侵袭性表现。

内翻性乳头状瘤本质上是鼻腔外侧壁病变。其他原发部位均不常见。此病变呈息肉样,其内含丰富的血管。与大部分肿瘤相比,内翻性乳头状瘤与鼻腔外侧壁的连接欠紧密。它常累及邻近上颌窦和筛窦,也可累及眼眶和前颅底,但比较罕见。骨侵蚀常见,相比侵袭性病变的骨侵蚀,内翻性乳头状瘤的骨侵蚀更常表现为骨重塑、骨质硬化和断裂。需要特别注意 T2WI 和增强 MR 图像上的表现:常表现为折叠分叶状,与炎性息肉容易区分。10%~15%的伴发复杂性鳞状细胞癌的内翻性乳头状瘤会发生淋巴结转移和神经周围扩散,但发生率较低。

思考题

如何治疗内翻性乳头状瘤?

影像医师职责

如果在行影像检查前临床未考虑癌症的可能,或已知有癌症但影像检查有其他发现,如颅内扩散、神经周围扩散或治疗后复发的患者,建议与医疗服务人员直接交流。

如果影像检查是为了观察临床怀疑的鼻窦肿物或对癌症进行评估, 报告应对病变范围进行全面评估,并包含与治疗相关的所有信息。

临床医师需知

● 当诊断不明确时, 应判断病变是否为侵袭性的,是否更可能为癌症或其他侵袭性疾病。

● 病变类型是否提示某种特定疾病,如内翻性乳头状瘤。

● 如果存在癌症,它的局部累及范围;向周围重要区域的扩散(如眼眶、颅内、颞下窝和鼻咽部);神经周围和(或)血管周围扩散;以及发生颈部、面部和(或)咽后淋巴结转移的可能性。

思考题答案

采用手术治疗内翻性乳头状瘤。即使病变为良性,手术治疗仍为首选。手术切除的范围是包含病变及部分周围正常组织在内的全部切除。切除范围不足会导致复发率升高。鼻侧切开术联合上颌窦内壁切除和筛窦切除术,包括切除中下鼻甲和患侧鼻窦的全部黏膜,这能降低复发率。对于侵袭鼻窦、眼眶和筛板的多发病变, 应该按照低度恶性肿瘤方法进行治疗,手术切除范围应进一步扩大。同时还应进行术后放疗。

> **深入学习**
>
> 请参阅 Mancuso 和 Hanafee 编著的《Head and Neck Radiology》第 89、23 章。

(卢平明　郑晶晶　赵　博译　张雪宁校)

临床病史 患者,男,19 岁,左面部疼痛 2 个月,左侧部分上牙出现松动。既往体健,就诊时出现烦躁不安。CT 图像如下:

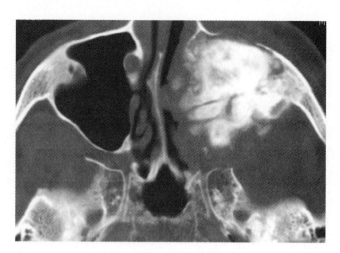

图 2.12

影像表现

图 2.12　颌面部 CT 扫描显示左上颌窦内骨样
　　　　密度肿物。

鉴别诊断 骨源性肉瘤出现骨化可首先考虑为脑膜瘤或骨纤维异常增殖症。发生于青少年的上颌骨骨化纤维瘤提示罕见的上颌骨骨源性肉瘤的可能。黏液性小涎腺恶性肿瘤或转移瘤发生钙化可能与骨源性肉瘤类似。

最终诊断 自发性上颌骨骨肉瘤。

讨论 骨源性肉瘤是起源于骨的最常见的恶性肿瘤,常发生于十几岁的青少年。易感因素包括辐射、Paget 病、骨纤维异常增殖症及慢性骨髓炎。

发生于鼻窦内的肿瘤罕见,到目前为止,最常受累的面骨是下颌骨。最常累及的鼻窦是上颌窦,发生于筛骨和蝶骨的骨源性骨肉瘤罕见。既往颅面部放射治疗,特别是在儿童,将会增加患此病的风险。实际上,在没有颅面部辐射史的人群中鼻窦骨肉瘤相当罕见。大多数为高分化型骨肉瘤。

该患者既往没有辐射史或其他基础病,故其发生的骨肉瘤属于罕见发病。

思考题

如何治疗自发性上颌骨骨肉瘤?

影像医师职责

如果在行影像检查前临床未考虑癌症的可能,或已知的癌症有意外发现,如颅内扩散、神经周围扩散或治疗后复发的患者,建议与医疗服务人员直接交流。

如果影像检查是为了观察临床怀疑的鼻窦肿物或对癌症进行评估,报告应对病变范围进行全面评估,并包含与治疗相关的所有信息。

临床医师需知

● 当诊断不明确时,应判断病变是否为侵袭性的,是否更可能为癌症或其他侵袭性疾病。

● 病变类型是否提示某种特定疾病,如少见的骨性或牙源性肿物和(或)某种特定诊断。

● 如果存在癌症,它的局部累及范围;向周围重要区域的扩散(如眼眶、颅内、颞下窝和鼻咽部);神经周围和(或)血管周围扩散;以及发生颈部、面部和(或)咽后淋巴结转移的可能性。

思考题答案

如果肿瘤局限在鼻窦内,进行手术切除并辅以化疗和放疗。如果肿瘤体积很大并延伸至鼻窦以外的区域,应给予术前化疗以减小肿瘤体积。

深入学习

请参阅 Mancuso 和 Hanafee 编著的《Head and Neck Radiology》第 90、38 章。

(卢平明 李 静 郑晶晶 赵 博译 张雪宁校)

病例 2.13

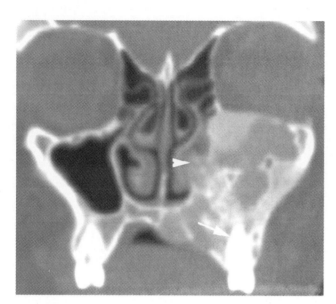

图 2.13A

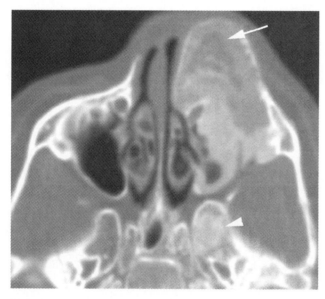

图 2.13B

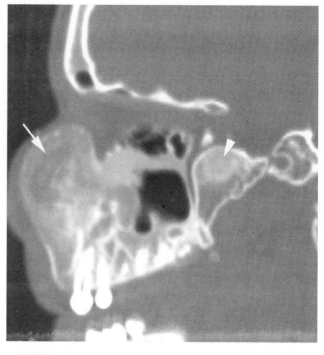

图 2.13C

影像表现

图 2.13A 累及上颌骨的不均匀矿化的纤维-骨性肿物。

图 2.13B、C 轴位和矢状位图像清晰显示明显的面部畸形,同时可见牙列异常和鼻窦鼻腔阻塞(箭)。左侧翼突根部显示膨胀并呈磨玻璃密度影(箭头),与上颌骨的改变类似。

鉴别诊断 肿物迅速生长应注意可能是青少年侵袭性骨化纤维瘤。当病变累及翼突根部时,诊断骨纤维异常增殖症的可能性远远大于青少年侵袭性骨化纤维瘤。

骨纤维异常增殖症可以与脑膜瘤的骨反应性改变类似。有时也会被误认为实性肿瘤的成骨性转移(如原发性乳腺癌和前列腺癌,淋巴瘤或白血病的成骨性和溶骨性骨破坏),或其他骨基质病变。邻近软组织缺失和(或)硬脑膜改变有助于明确鉴别诊断。骨纤维异常增殖症多为富血管性病变,除非基质出现钙化,否则可能被误诊为低流速血管畸形或其他富血管性病变。

最终诊断 骨纤维异常增殖症。

讨论 颅面骨的骨纤维异常增殖症多呈孤立的"单骨型"，尽管它经常累及多个邻近面骨，如整个额筛骨和蝶筛骨。它可能是广泛的多骨型病变的部分表现，也可能与内分泌疾病相关，如 Albright 综合征。

骨纤维异常增殖症常发生于颅面骨。常因其他原因行影像检查而偶然发现。上颌骨、筛骨、蝶骨、下颌骨和颅盖骨均可能受侵。在 MR 上经常偶然发现蝶骨基底部的孤立高信号区。这可能需要与颅底脂肪、蝶窦气腔分界区或蝶窦颅底交界区相鉴别。在多病灶或多骨受累的(非连续)疾病，可以考虑为综合征。

当骨纤维异常增殖症患者就医时，最主要的原因是因为病变对患者容貌产生了影响。也确实存在功能性问题，如牙颌畸形、视觉障碍和发生于脑神经出颅处的压迫性脑神经病变。也可以因为可疑病变出现更严重的症状而引起注意。

在妊娠期和青春期，骨纤维异常增殖症可进入快速生长期，比如此患者。对于青春期患者，骨纤维异常增殖症很难与青少年侵袭性骨化纤维瘤鉴别，鉴别诊断必须要考虑到为后者的可能。

思考题

如何治疗骨纤维异常增殖症？

影像医师职责

一般来说，纤维-骨化性病变导致的临床风险很少。当因与颅面骨相关的症状而特别行影像检查时，报告进行常规处理即可。一般本病不会伴有复杂的病变(如继发性黏液腺囊肿)或伴发颅内感染。病变偶尔表现为侵袭性生长，这提示合并肉瘤或有活动性骨化纤维瘤的可能；最好就这些发现与相关的医疗服务人员进行沟通。

临床医师需知

- 病变的范围，病变影像表现的特点是否与临床诊断相符。
- 是否有相应发现可以明确解释功能障碍？
- 是否存在可以引起疾病进展的发现？
- 是否存在并发症，如急慢性感染、黏液腺囊肿或侵袭性生长的类型，与良性病变的自然病史相比，侵袭性生长的类型具有潜在的进展和(或)危险。

思考题答案

手术治疗，目的是恢复正常容貌和防止功能缺失。颅面外科手术的最新进展及三维虚拟手术设计改善了患者的治疗效果。

> **深入学习**
> 请参阅 Mancuso 和 Hanafee 编著的《Head and Neck Radiology》第 91、40 章。

(卢平明　郑晶晶　赵　博译　张雪宁校)

病例 **2.14**

临床病史 患者,男,52岁,出现面部疼痛,鼻塞症状和几次鼻出血。还有很多全身系统症状,如全身不适和右下肢神经根症状。CT和MR图像如下:

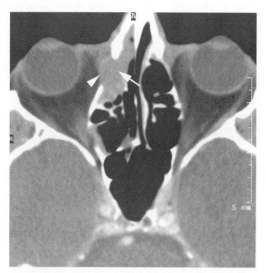

图 2.14A

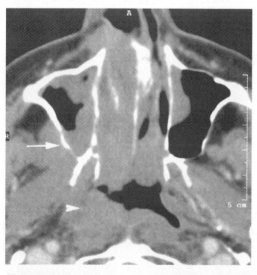

图 2.14B

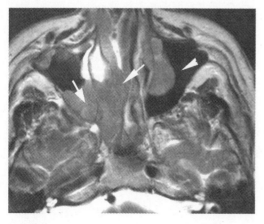

图 2.14C

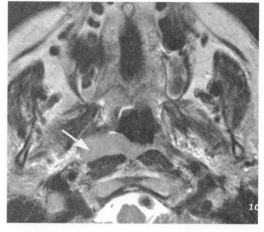

图 2.14D

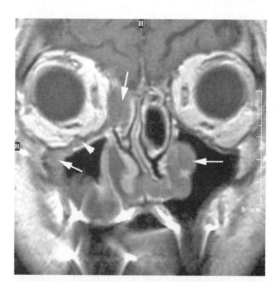

图 2.14E

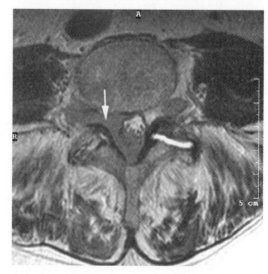

图 2.14F

影像表现

图 2.14A　CT 图像显示肿物从前鼻腔(箭)延伸入眼眶(箭头)侵袭前筛窦，但未累及眶内脂肪。

图 2.14B　CT 图像(图 2.14A 以下的层面)显示肿物侵袭鼻腔和上颌窦 (箭) 后壁及鼻咽部(箭头)。

图 2.14C　T2WI 像显示右侧鼻腔和上颌窦 (箭) 连续性病变，伴发左上颌窦孤立病灶(箭头)。

图 2.14D　CT 图像证实图 2.14B 显示的另一孤立病变位于鼻咽部。

图 2.14E　增强 T1WI 图像显示双侧上颌窦和筛窦(箭)的非连续性病灶，提示病变沿右侧眶下神经血管束(箭头)发生神经周围扩散。

图 2.14F　此外，还可见病变侵袭硬脊膜外隙，证实鼻窦肿物为系统性疾病的表现。

鉴别诊断　最主要的是 Wetgener 肉芽肿或肉状瘤病。其他鉴别诊断包括慢性真菌性，其他感染引起的颅底骨髓炎，组织细胞增生症。这需要综合临床评估、影像表现、实验室检查和组织活检对疾病进行鉴别诊断。

最终诊断　鼻腔鼻窦淋巴瘤。

讨论　鼻腔鼻窦淋巴瘤可发生于少年，但更好发于中年或老年人。几乎所有的非霍奇金淋巴瘤和大多数白血病患者需要行鼻腔及鼻窦的影像检查、实验室检查和骨髓活检。相比成人，儿童对化疗反应更敏感。复发会导致最终存活率急剧下降。化疗和放疗经常用于治疗淋巴瘤，手术仅用于获取足够的组织样本便于用现代病理学方式来确定疾病组织学特征，如免疫组织化学、肿瘤免疫分型、分子遗传学。

淋巴瘤起源于具有广泛生物活性的 B 或 T 细胞系。病理上根据它们的免疫类型进行分型，B 细胞淋巴瘤、T 细胞淋巴瘤和 NK/T 细胞淋巴瘤有不同的生长方式、预后和生存率。鼻腔是鼻腔鼻窦 T 细胞淋巴瘤和 NK/T 细胞淋巴瘤主要累及的部位。发生于鼻窦而不累及鼻腔的常见的是 B 细胞淋巴瘤。NK/T 细胞淋巴瘤与 EB 病毒关系密切。

这些肿瘤的局部转移率是类似的；然而，远处转移更常见于 B 细胞淋巴瘤或 NK/T 细胞淋巴瘤。T 细胞淋巴瘤预后最好，而 NK/T 细胞淋巴瘤最差。

思考题

鼻腔鼻窦淋巴瘤最主要的影像特征是什么？识别此病的干扰因素是什么？

影像医师职责和临床医师需知

如果新发现鼻腔鼻窦肿物或鼻腔鼻窦病变是系统性疾病的表现，建议直接与相关医师进行口头沟通。对于治疗后复查的患者，可以常规报告。根据早期表现诊断此病是很困难的，但是非连续性多发病灶或非典型播散方式可以辅助诊断。报告应该清晰描述鼻腔鼻窦区域的病变范围，鼻窦以外的扩散范围以及最适合组织取样的位置。

思考题答案

鼻腔鼻窦淋巴瘤和其他类似的系统性疾病可以通过其特有的播散方式与其他鼻腔鼻窦恶性肿瘤进行鉴别。最有用的线索是多灶性、非连续病变并累及面部和(或)Waldeyer 环。明显的神经周围和(或)血管周围病变，特别是少见受累的位置，可以增加诊断淋巴瘤的可能性。可能出现皮肤和皮下病变。

大部分鼻腔鼻窦癌来源于上皮细胞。这些癌症与鼻腔鼻窦淋巴瘤以及白血病之间的不同最常关系到医疗决策的制订特别是治疗方案的选择。然而，如果不能对这些疾病进行鉴别会导致不必要的组织活检，甚至不必要的切除。

现代病理学评估包括免疫组织化学和肿瘤免疫分型，一旦获取充足的组织样本基本能对疾病进行明确诊断。当这些癌症表现为实性肿物时，除非进行组织取样活检，否则难以明确其性质。

> **深入学习**
>
> 请参阅 Mancuso 和 Hanafee 编著的《Head and Neck Radiology》第 92、97 章。

(卢平明　李　静　郑晶晶　赵　博译　张雪宁校)

临床病史 患者,男,55 岁,因轻微外伤后右肩疼痛到急诊就诊,1 年来鼻阻塞逐渐加重,部分影像图像如下:

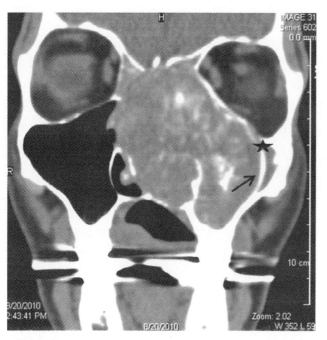

图 2.15A

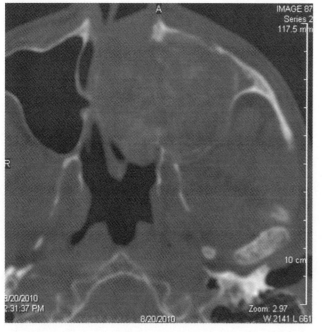

图 2.15B

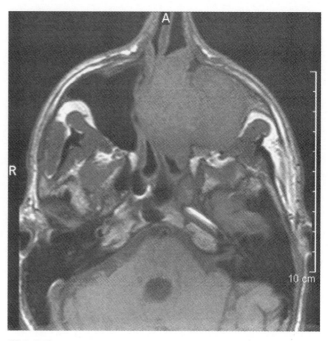

图 2.15C

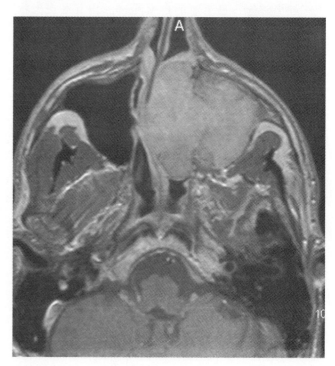

图 2.15D

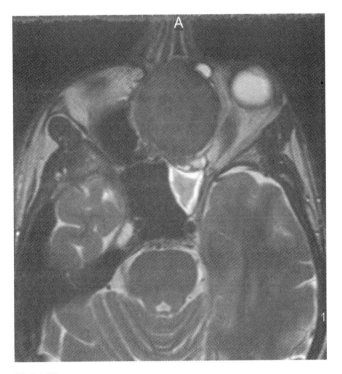

图 2.15E

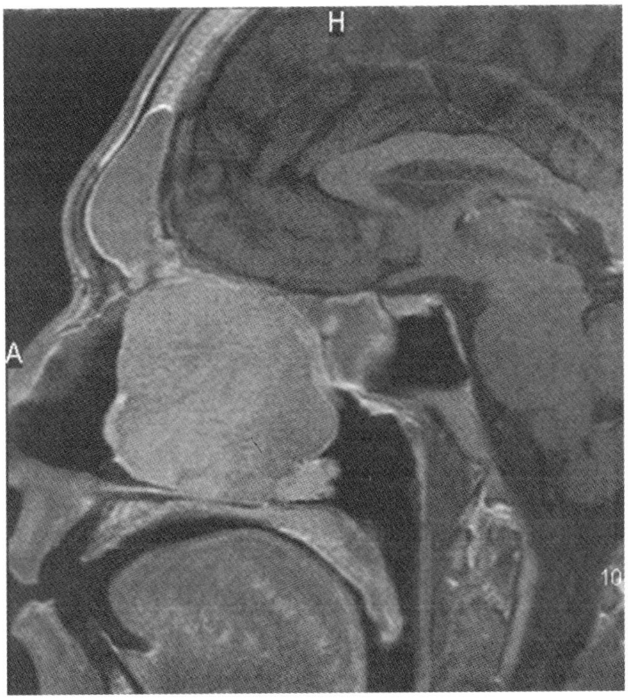

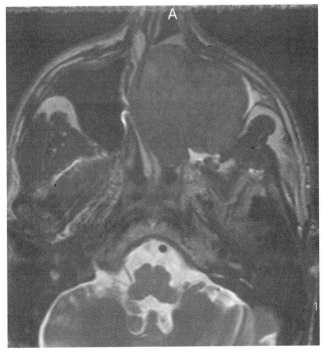

图 2.15F

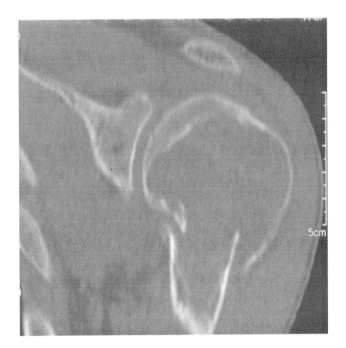

图 2.15G

图 2.15H

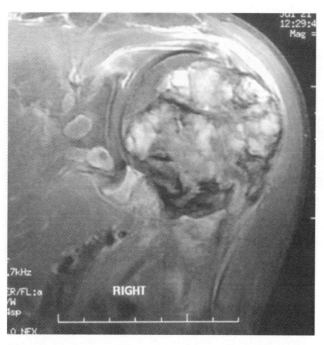

图 2.15I

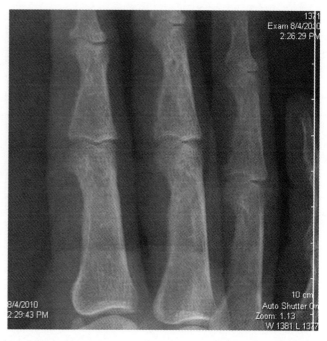

图 2.15J

影像表现

图 2.15A,B　冠状位和轴位 CT 图像显示以左鼻腔为中心的巨大肿物,向上到达筛板,向下至硬腭,向前从梨状孔延伸到后鼻孔。上颌骨内侧壁可见广泛骨质破坏(黑箭)伴左侧上颌窦少量残余骨质(黑星号)。左眼眶底壁和内侧壁可见类似的骨质重塑,肿物内可见不均匀钙化。

图 2.15C,D　T1WI 和增强 T1WI 图像显示肿物为等信号和轻度强化。

图 2.15E,F　T2WI 图像上肿物为低信号,MR 没有显示 CT 图像中所示的肿物内钙化或骨化。

图 2.15G　增强 T1WI 矢状位图像显示肿物上下范围,左额窦和蝶窦可见继发性阻塞。

图 2.15H,I　右侧肱骨冠状位 CT 重建图像显示溶骨性骨破坏伴肱骨颈病理性骨折。冠状位质子密度加权图像显示肱骨头和肱骨颈的不均质肿物影。

图 2.15J　右手正位 X 线片显示食指和中指中节指骨骨膜下的放射状骨质吸收。

鉴别诊断　考虑某些软骨性或纤维骨性肿物(如骨化纤维瘤、骨肉瘤、成骨细胞瘤、软骨肉瘤)、嗅神经成神经细胞瘤、颅外脑膜瘤(罕见)、巨细胞肉芽肿、巨细胞瘤和转移瘤。

最终诊断　重度原发性甲状旁腺功能亢进伴骨膜下骨吸收,鼻腔鼻窦区和肱骨区棕色瘤(伴有病理性骨折)。

讨论　在原发性甲状旁腺功能亢进症中,可有甲状旁腺激素(PTH)分泌过多。由肾衰竭导致的继发性甲状旁腺功能亢进症,其发病机制多样,包括磷酸盐固定、维生素 D 转换减少等因素,这些因素会导致钙流失和 PTH 分泌过多。

棕色瘤是溶骨性病灶,主要累及上颌骨和下颌骨。棕色瘤可表现为侵袭性病变。发生于头颈部的棕色瘤罕见。多发棕色瘤可表现为"巨颌症"。

棕色瘤还可引起"膨胀性"骨病,骨皮质可完整,但形态明显扩大。通常与软组织分界清晰,但也可能稍显模糊。CT 扫描图像可以确定异常骨病变的范围。

肿物可以表现为实性或"多房型"(本病例肱骨病变表现为多房型),并且在增强 CT 和增强 MR 中可见强化效应。棕色瘤不会出现钙化,除非疾病痊愈或残余的骨质可被误为钙化(此病例所示钙化即为残余钙化)。有时,当棕色瘤开始愈合时骨质中可以显示相当分散的细小钙化。

在 T1WI 平扫图像中棕色瘤通常与肌肉等信号或呈低信号,除非有出血性改变。在非脂肪抑制 T2WI 图像上,因为其包含的纤维组织成分使得棕色瘤信号强度介于肌肉和脂肪信号之间, 除非发生真性囊变,其信号可明显增高。出血的时期不同,其 MR 表现可呈不同表现。如果影像可见液平或完全呈囊性的肿块,可提示动脉瘤样骨囊肿,但不具有特异性,因为这些征象也可见于创伤性骨囊肿和棕色瘤。

思考题

如何治疗与甲状旁腺功能亢进症相关的棕色瘤?

影像医师职责

一般来说,大部分累及鼻窦区的代谢性疾病很少或不存在导致急性功能障碍的风险。有时针对其他疾病行 CT 和 MRI 检查时会偶然发现颅面部代谢性疾病。

当因为颅面部骨骼相关症状而特意行影像检查时,对报告进行常规处理即可。但也可能出现罕见的并发症,如继发性黏液腺囊肿或感染,当出现这些情况时需要与相关医师进行沟通。在这个病例中,相关医生已经知道有鼻腔阻塞;但并不知道有甲状旁腺功能亢进症。影像检查最主要的目的是识别肿物是否为

侵袭性病变和周围结构受侵犯的范围。当病变形态不典型且有可能为肉瘤时,应该与相关医师进行口头沟通。结合肩部和手部的影像图像得出初步诊断,然后通过了解患者 PTH 水平升高及鼻部肿块活检可以证实诊断。

临床医师需知

● 如果鼻腔鼻窦肿物并不具有上皮性病变的典型表现,那么它可能是哪类病变? 它更可能来源于黏膜、骨(骨髓)或牙齿吗?

● 假如是多发病灶,可能是全身系统性疾病吗?如果是全身系统性疾病,是肿瘤性病变还是代谢性病变?

● 其他影像检查对确立诊断有帮助吗?

● 其他影像检查有助于寻找更适合组织取样的位置吗——鼻腔鼻窦或其他地方?

思考题答案

位于鼻腔内的棕色瘤可以通过手术切除以缓解鼻阻塞。然而,主要的治疗是识别甲状旁腺腺瘤,然后进行手术切除。

> **深入学习**
>
> 请参阅 Mancuso 和 Hanafee 编著的《Head and Neck Radiology》第 93、43 章。

(卢平明　李　静　郑晶晶　赵　博译　张雪宁校)

临床病史 患儿,男,6个月常规体格检查发现阴茎短小,故行MR检查,部分MRI图像如下:

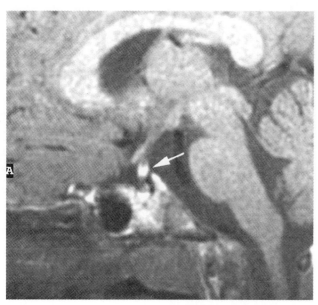

图 2.16A

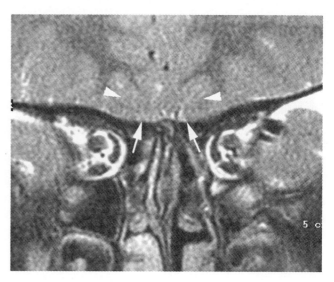

图 2.16C

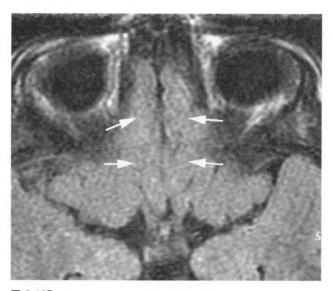

图 2.16B

影像表现

图 2.16A 垂体前叶很难辨别,垂体后叶(箭)显示异位。

图 2.16B 嗅沟未发育(箭)。

图 2.16C 冠状位证实嗅沟发育不全和极细微的近端嗅束。

鉴别诊断 无其他鉴别诊断。

最终诊断 Kallmann 综合征。

讨论 Kallmann 综合征是一种罕见的基因疾病,表现为孤立性低促性腺激素水平,导致性腺功能减退、嗅觉缺失症或严重嗅觉减退。这些患者促性腺激素释放激素分泌不足。但大多数患者下丘脑-垂体功能正常。在此病例中,尽管垂体前叶未见清晰显示并且垂体后叶异位,但是患者没有其他激素缺乏或尿崩症。

下丘脑分泌促性腺激素释放激素不足会引起促

性腺激素分泌异常。这导致性腺机能减退、不孕症和青春期生长发育异常。促性腺激素异常分泌可通过患者对脉冲式促性腺激素释放激素治疗的反应来证实。

很多基因突变被认为与 Kallmann 综合征有关。已经发现了编码神经细胞黏附分子、成纤维细胞生长因子受体 1 及前动力蛋白通路关键部分的基因。通常认为 Kallmann 综合征是发育过程中神经元迁移不正常的结果。

患有 Kallmann 综合征的大部分患者在 MRI 上可以发现嗅觉系统的异常：其表现为嗅球嗅沟发育不全、嗅沟变浅或嗅沟移位。尽管有嗅觉系统的异常，但是大部分患者的下丘脑和垂体形态保持正常。先天性低促性腺激素性腺功能减退症仅有激素分泌异常，其影像表现是正常的。因此，在鉴别这些病变和其他内分泌异常患者的下丘脑和垂体病变时，影像检查具有重要作用。

大部分患者可能会经历部分青春期发育或没有青春期发育。他们在幼儿时期很少表现为小阴茎。一般来说，促性腺激素缺乏会引起勃起功能障碍、性欲减退、肌力减退、男性侵略性减弱以及女性月经不调和性交困难。

所有 Kallmann 综合征患者均有嗅觉缺失症或严重嗅觉减退。此病可能伴有先天性心脏病或其他神经症状如色盲、听力缺损和癫痫。

思考题

如何治疗 Kallmann 综合征？

影像医师职责

正确的扫描方式是非常重要的；如果没有高分辨率的 T2WI 冠状图像，则很容易漏诊。任何相关的垂体和下丘脑异常都应该进行描述。报告应该包括相关的阴性发现，如是否可以排除视隔发育不良综合征等其他先天性疾病。此病不需要与相关医师进行特别沟通。

临床医师需知

- 是否存在导致视觉障碍的器质性病因？
- 疾病的原发部位在哪里？
- 可能的诊断是什么？
- 有其他相关的重要影像表现吗？
- 将重要致病因素排除在外的阴性检查结果的可信程度。

思考题答案

如果早期发现小阴茎，可予以短疗程的睾酮素治疗。应避免长期治疗以防止出现女性男性化和骨骼过度成熟化。然而，治疗这种疾病仍然存在困难。在青春期，重新开始类固醇激素替代治疗以增加性欲维持勃起功能和肌力。这些患者容易出现骨质疏松，这同样需要检测和治疗。目前尚无法有效治疗嗅觉缺失症。

> **深入学习**
> 请参阅 Mancuso 和 Hanafee 编著的《Head and Neck Radiology》第 94 章。

（卢平明　李　静　郑晶晶　赵　博译　张雪宁校）

病例 **2.17**

临床病史 患者,女,51岁,1年来左面部疼痛进行性加重,近2个月更加严重。6月前曾就诊,但未行影像检查,在体格检查中未发现其他脑神经病变。行CT增强检查,部分CT图像如下:

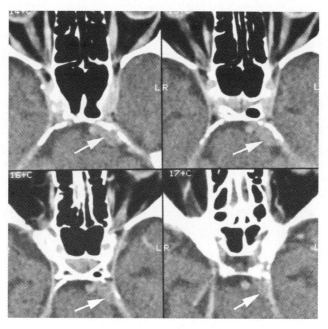

图 2.17

影像表现

图2.17 CT图像显示引起第Ⅴ对脑神经症状的是以宽基底与硬膜相连的肿物,肿物突入桥前池上部(箭),并轻微压迫三叉神经根入脑干区。

鉴别诊断 神经鞘瘤;硬脑膜和软脑膜疾病包括慢性炎性疾病如肺结核、结节病和尘肺;以及浸润性恶性肿瘤如淋巴瘤、白血病和脑膜癌。

最终诊断 脑膜瘤压迫左侧三叉神经根入脑干区引起三叉神经痛。

讨论 对于此患者,很重要的一点是临床需要及时确定疼痛的症状是由三叉神经痛引起的。当疼痛是不典型的三叉神经痛时,临床及时确认疼痛的类型特别重要。如果未能及时识别面部疼痛的类型,面部不典型的疼痛将会推迟进一步进行影像检查的时间(此患者影像检查即被延误)。进展性症状,特别是出现非典型三叉神经痛时,需要仔细研究扫描方案,保证扫描范围能够覆盖整个三叉神经走行区。当最初的影像检查结果为阴性时,有时仍需要反复多次进行影像检查以寻找器质性的病因。

当仅出现三叉神经的一支或两支疼痛时,认出病情比较简单。典型的三叉神经痛临床上几乎不会误诊。三叉神经任何分支都会产生间歇性刺痛,以第2和第3分支更常见。通常会有一个触发事件引起突然的疼痛,如刮胡子。

当不止一支脑神经受累时,会造成神经功能缺失的表现,这使定位更加简单,影像评估可能会更加"直接"、简明。

有时,神经走行区以外的病变或累及三叉神经感觉纤维的病变(如鼻窦或牙齿疾病)将是相关症状的病因。因此,成像方案的设计不仅需要对三叉神经成像,还需要覆盖所有可能引起疼痛的部位。理解所有可能起自三叉神经的神经性病变和症状是很关键的,这可以确保有效的成像及对图像的解读。

在这位患者中,因为脑膜瘤压迫三叉神经根入脑干区和脑池段,所以患者表现为三叉神经三个分支均受累的症状。如果脑膜瘤较大并向下延伸,第Ⅵ对脑神经也可能受累。假如三叉神经痛与感觉和运动异常,以及其他可能的脑干问题相关,那么病变多位于脑干。此类病变种类很多,包括轴内脑干肿瘤、血管性疾病及脱髓鞘性病变。如果第Ⅲ、Ⅳ和Ⅵ对脑神经也受累,那么病变一定位于海绵窦区。多数神经末梢受累是由于神经周围肿瘤扩散。统计学上,皮肤癌是最常见的病因,其次为涎腺肿瘤和淋巴瘤。

思考题

如何评估患有三叉神经痛并在海绵窦区有明显强化病变的患者?

影像医师职责

一般来说,良性病变很少或不存在相关风险,因此无需进行特别沟通。当怀疑为恶性病变时应该与相关医师进行口头交流。报告中对疾病或肿瘤范围的全面评估是很重要的,描述这些信息对诊断或制订治疗决策非常重要。

临床医师需知

- 是否存在引起三叉神经病变的器质性病因?
- 是否有多条神经潜在受累?
- 可能的诊断是什么?
- 对于影响神经支配的终末器官/区域的神经病变的症状和体征是否有其他解释?
- 将某些重要病因排除在外的阴性检查结果的可信度。

思考题答案

临床上,海绵窦病变的表现除了与三叉神经痛有关外,还与第 Ⅲ、Ⅳ 和 Ⅵ 对脑神经有关。其鉴别诊断包括动脉瘤、嗜神经源性肿瘤、脑膜瘤、鼻咽癌[通过直接和(或)神经周围扩散]、淋巴瘤、转移性疾病和其他通过血行播散或邻近骨蔓延而来的恶性肿瘤。比较少见的是,罕见的非感染性炎性疾病如痛性眼肌麻痹综合征(Tolosa-Hunt 综合征)和肉类瘤病可原发表现为三叉神经痛。

需要高度警惕的是,癌症引起的神经周围扩散可与此节段的神经原发病变表现类似。常见的错误诊断是假定强化的海绵窦肿物是脑膜瘤。当海绵窦区出现肿物时,应该追踪观察三叉神经的每一分支以确保海绵窦或海绵窦旁病变不是远处颅面部肿瘤沿神经周围扩散所致。

> **深入学习**
> 请参阅 Mancuso 和 Hanafee 编著的《Head and Neck Radiology》第 95、31 章。

(卢平明　李　静　郑晶晶　赵　博译　张雪宁校)

临床病史 患者,男,42岁,发热伴急性左下颌痛12小时,症状进展并出现口底和上颈部水肿、硬结,患者行强化颌面部CT扫描,包括重建图像在内的部分图像如下:

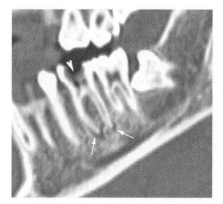

图 2.18A

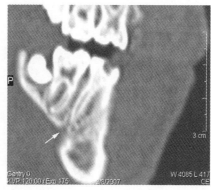

图 2.18B

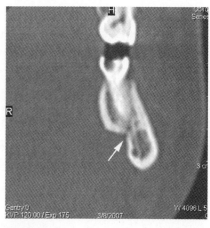

图 2.18C

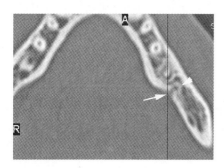

图 2.18D

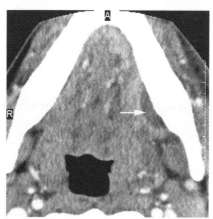

图 2.18E

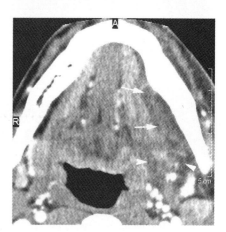

图 2.18F

影像表现

图 2.18A 严重的牙髓病变(箭头)渗入到牙髓腔。病变突破牙齿并可能在其周围蔓延,导致牙根尖周出现继发改变(箭)。

图 2.18B 斜位重建图像显示牙根尖周病变侵蚀下颌骨骨皮质(箭)。

图 2.18C 冠状位重建图像显示感染性病变向下内方蔓延(箭)。

图 2.18D 轴位图像显示下颌骨舌侧骨板的破坏(箭)与根尖周病变相沟通(箭头)。

图 2.18E 根尖周感染导致继发性骨膜下脓肿(箭)。此图像中的脓肿已经相当成熟。

图 2.18F 稍低的层面显示正在扩散的蜂窝织炎开始形成下颌间隙脓肿(箭),后部(箭头)的脓肿尚未完全形成。更靠近后部的病变扩散至咽旁间隙,并向颈深部蔓延。

鉴别诊断 鼻窦、皮肤和主要的唾液腺炎性病变可以与牙齿感染表现相似。

最终诊断 牙髓疾病,伴下颌骨外脓肿形成。

讨论 大多数眼眶和颞骨外的头颈部脓肿为下颌牙源性。牙源性感染导致的面部脓肿较少与上颌牙相关。

下颌牙感染起因于牙髓内(导致根尖周炎性疾病)或者牙周疾病。牙根尖周炎性疾病取决于微生物的毒力和宿主的免疫反应,并且可以导致牙根尖透亮样改变(稀疏性骨炎),包括根尖周脓肿、肉芽肿和囊肿。通常情况下,如果未予治疗,牙根尖周炎性疾病会扩展到下颌骨体并且产生后续并发症。病变可以从下颌骨体侵蚀骨皮质到骨膜下层和(或)周围软组织，导致骨髓炎、蜂窝织炎或下颌牙关紧闭症，最终蔓延到口底和面部间隙形成脓肿，有时会累及皮肤形成瘘。

尽管也可能是真菌性感染，但牙齿感染主要是包括厌氧菌和需氧菌在内的细菌性感染。在暴发坏死性筋膜炎之前，牙齿感染病程进展相对缓慢。

思考题

1.牙根尖周脓肿可发生哪些病生理学改变？

2.怎样治疗牙齿脓肿？

影像医师职责

对于所有因怀疑有急性牙齿感染并发症而行影像检查的病例，影像医师都需要与临床医师进行直接交流。如果有坏死性感染或气道损害或出现下颌牙感染，要求必须与临床医师沟通，因为这些疾病及并发症(如海绵窦血栓形成)可能危及生命。

报告需要包括以下信息：

- 疾病的起源部位（具体的来源），全部累及范围，影像表现是否支持临床诊断牙齿感染。
- 是否有并发症，如扩散的脓肿、骨髓炎、眼眶受累或血管血栓形成。
- 如果有脓肿，那么脓肿累及了哪些间隙？
- 如果之前已经行脓肿引流，那么是否成功地引流了每个受累的间隙？
- 如果疾病类型提示有其他病因，需要考虑到非感染性炎症或者其他病变的可能。

临床医师需知

- 影像表现是否支持临床诊断牙齿感染，或者是否存在其他诊断？

- 是否有并发症，并发症是否导致了可能需要紧急手术的急症？
- 疾病的起始部位和全部累及范围。
- 有影响手术方案制订的表现吗？

思考题答案

1. 进展到前文图像显示的程度的化脓性牙齿感染，应该考虑脓肿或者积脓形成，因为本质上，即使局限于根尖周区域，脓肿仍然靠压力收集脓液。这是使根尖周或牙周感染可能扩散到上颌骨和下颌骨以外区域的基础。化脓性物质的压力和毒性促使骨质吸收，导致脓性物质突破下颌骨面颊侧或舌侧骨皮质，形成骨膜下积脓。最终，脓液突破骨膜并蔓延到邻近的或更远的组织间隙。由于压力是脓液破坏性和分布聚集的动力，所以尽快引流致病的牙齿脓肿来减压，是治疗和预防可以危及生命的感染扩散的基本手段。通常以拔出患牙实现引流减压，但是经常需要更广泛的引流。脓肿的扩散模式主要取决于脓液突破骨质的位置。影像检查可为引流提供指导。

2.在获得培养所需的样本后，就应开始给予经验性抗生素治疗(常见的致病菌包括厌氧菌)，直到确定致病细菌。然后特异性抗生素治疗成为主要的治疗方法。正如此病例一样，大范围脓肿需要广泛的手术切开，并且对感染、失活的组织进行清创，放置引流管。但是，治疗的主要目的是清除牙齿感染的源头，以避免复发。多种牙髓显微外科技术可以达到这一治疗目的。由于广泛的骨质缺损或者吸收导致无法保留牙齿时，就应该拔出相关牙齿。

深入学习

请参阅 Mancuso 和 Hanafee 编著的《Head and Neck Radiology》第 97、13 章。

(胡丽丽　郑晶晶　赵　博译　张雪宁校)

临床病史 患者,男,23岁,因车祸被紧急送至急诊室。检查发现左侧头面部挫伤。患者感到剧痛,吐出血性唾液,左下颌骨处可闻及捻发音。部分CT图像如下:

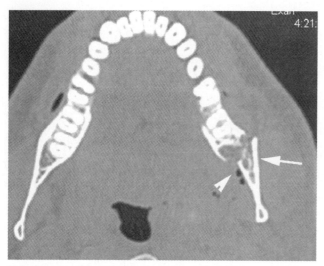

图 2.19A

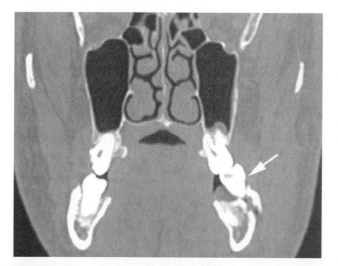

图 2.19B

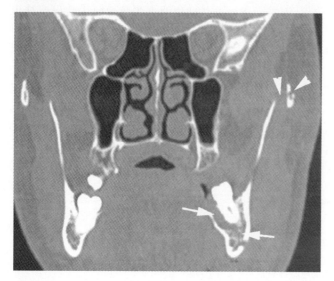

图 2.19C

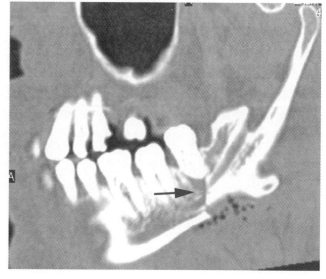

图 2.19D

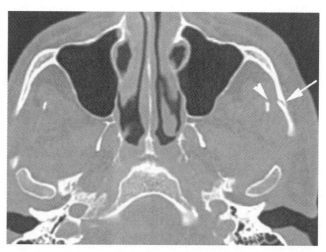

图 2.19E

影像表现

图 2.19A 下颌升支向外侧移位(箭),第三磨牙缺失,软组织内积气(箭头)。

图 2.19B 冠状位重建图像显示受伤磨牙实际上位于下颌骨骨折段的顶部(箭)。

图 2.19C 骨折向前延伸到邻近的第二磨牙的牙根和牙根尖(箭)。

图 2.19D 矢状位重建图像显示了损伤的全部范围,包括下牙槽管中断(箭)。两颗磨牙显示脱出。

图 2.19E 颧弓骨折(箭),冠突也可能受累(箭头)。

鉴别诊断 无其他鉴别诊断。

最终诊断 下颌骨粉碎性开放性骨折伴下牙槽神经损伤。

讨论 大部分的下颌骨骨折是由车祸、打架和运动外伤导致。骨折最常发生于下颌体、下颌支和下颌角。冠突是相对少见的受损部位。下颌骨骨折分为单纯性和粉碎性,开放性和闭合性,或根据咀嚼肌间隙的肌肉对骨折的牵拉方向进一步分为"牵引有利型"或"牵引不利型"。牵引不利型骨折是指受累肌肉的自然牵拉力倾向于使骨折移位;牵引有利型骨折则倾向于使骨折复位。髁突骨折根据移位程度被分为囊外、囊内或者髁突下骨折。

此患者的骨折延伸到第三磨牙牙槽,使骨折和口腔相通,出现细菌感染的危险。两颗磨牙显示脱出。下牙槽神经的损伤会导致这个患者出现颏部麻木或者可能出现神经痛。累及冠突的颧弓骨折可以导致颞肌肌腱功能障碍。

下颌骨骨折的远期并发症包括严重的面部畸形、下颌骨功能障碍和慢性疼痛。常见并发症为骨折不愈合、部分愈合、感染、内固定失败、咬合恢复不良和继发性颞下颌关节(TMJ)功能障碍。也有可能发生下牙槽神经损伤并导致神经痛。

思考题
下颌骨骨折如何治疗?

影像医师职责
所有的下颌骨骨折病例,影像医师都需需要与医疗服务人员进行直接沟通——如果有活动性出血、气道损害或者相关的颈椎损伤时,则应进行紧急沟通。

常规报告应该包括以下内容:
- 是否有骨质损伤。
- 如果可能的话,应该确定骨折的基本类型。
- 个别的骨折应该就其复杂性进行描述,如有无移位、单纯性还是粉碎性骨折。
- 关于牙齿和咬合的问题,报告应该包括移位牙齿、缺失牙(应当寻找以防吸入或吞咽)以及可能发生牙根折断的失活牙的详细信息。
- 描述相关的软组织损伤、出血的开放性伤口和其他的面部/硬腭骨折。

临床医师需知
- 是否有下颌骨损伤?
- 损伤的全部范围和累及的结构。
- 根据受损结构推断可能发生哪些并发症?
- 是否存在累及下颌骨、颞下颌关节、软组织和(或)气道的并发症?
- 是否合并感染?
- 除了与下颌骨和面部其他部位相关的并发症,是否存在其他并发症?
- 有提示远期并发症的影像表现吗?
- 结合受伤机制,是否发现或者怀疑存在异物残留?

思考题答案
骨折修复通常有开放性和闭合性两种选择。为保证手术治疗成功,不稳定骨折段必须被固定到稳定骨折段。这对于存在广泛下颌骨骨折、骨量较少、伴发面部骨折的患者来说是一个挑战。

下颌骨联合面部损伤时,为了最大程度地恢复容貌和功能,通常行切开复位、微型夹板螺钉内固定术。然后可以联合开放性面部手术对下颌骨行开放或者闭合性处理。可以通过微型夹板、微型螺钉和加压板或者在少数病例中使用钢丝来实现骨折固定。悬挂式外固定一直是一种备选治疗手段,经常和颌间固定联合应用。

单纯下颌骨骨折的治疗可以选择开放或者闭合性处理。无移位的"牵引有利型"骨折、严重粉碎性骨折、严重的萎缩性下颌骨、儿童骨折累及牙齿、不伴颧弓移位的冠突骨折和特定的髁突骨折可以行闭合复位。对于某些髁突骨折、伴有复杂面部损伤及骨折不愈合和畸形愈合的患者,如果闭合性操作不能修复咬合功能则需行切开复位。

为了减少口腔固有细菌导致伤口感染的发生,手术的患者经常会接受术后抗生素治疗。无活性的、松动的和可能发生感染的牙齿通常会被拔掉。

> **深入学习**
> 请参阅 Mancuso 和 Hanafee 编著的《Head and Neck Radiology》第 98 章。

(胡丽丽 郑晶晶 赵 博译 张雪宁校)

临床病史 黑人患者,男,45岁,由于左颌肿胀就诊于牙科门诊。于1年前首次发现左颌轻度肿胀,此后逐渐增大,不伴疼痛。主因左颌部畸形就诊。部分 CT 图像如下:

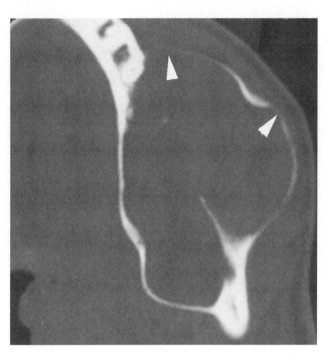

图 2.20A

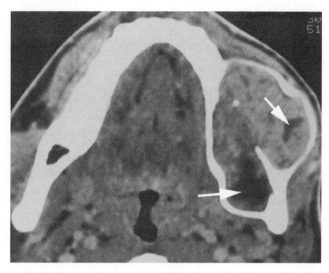

图 2.20B

影像表现

图 2.20A CT 骨窗图像可见一边缘清晰的分叶状肿块,部分骨质变薄,几近断裂(箭头)。

图 2.20B 软组织窗显示明显的实性肿物和肿物发生强化的部分,并可见囊性低密度改变(箭)。肿物被包含在骨内。

鉴别诊断 小唾液腺肿瘤,浆细胞瘤,纤维骨性或软骨样骨肿瘤,巨细胞肉芽肿或肿瘤,非感染性炎性病变如嗜酸性肉芽肿。

最终诊断 成釉细胞瘤。

讨论 成釉细胞瘤是牙源性真性上皮肿瘤。这种实性肿瘤起源于牙釉质并且具有局部侵袭性,但是组织学表现为良性,约占所有牙源性肿瘤的10%。成釉细胞瘤也可以来源于残余牙板和牙齿器官。成釉细胞瘤可分为实体/多囊型,促结缔组织增生型和单囊型三个亚型。

本病常见的表现为较大的无痛多房性肿块。多见于男性,以20~50岁的黑人更常见;本病80%发生在磨牙/下颌支区。偶然发现的肿瘤可能会比较小且为单房,多为常规牙齿 X 线检查时偶然发现。

成釉细胞瘤周边有很薄的骨皮质,且经常出现局部断裂。肿瘤通常会膨出下颌骨外,并且侵及周围软组织。尽管肿瘤存在局部侵袭性较低的纤维性变,但肿瘤内部没有矿化基质。

恶性成釉细胞瘤较少见。恶性肿瘤是引起局部软组织扩散的主要原因,其主要的临床问题是肿瘤持续存在和原位复发。这种罕见的恶性肿瘤出现嗜神经病变和区域淋巴结转移的危险较低。

与其他实性、良性上皮肿瘤一样,成釉细胞瘤在 CT 和 MRI 上有其形态特征。然而,单囊型和多囊型病变可能与其他牙源性囊肿表现相似。

思考题

该疾病如何治疗?

影像医师职责

总的来说,对于本病进行常规报告即可。当出现侵袭性病变、活检有大出血风险的富血供肿块或血管畸形时,需要与临床医师直接沟通。病理性骨折或者存在其他危险情况也应当立即与临床医师沟通。

临床医师需知

● 疾病类型与临床诊断及平片诊断是否一致?

● 疾病的全部累及范围——孤立或多发、软组织受累的范围、与牙列和下牙槽神经的关系(如果病变在下颌骨)。

● 疾病生长活跃还是生长缓慢?

● 影像表现是否提示病变为全身性疾病或其他综合征(较少见)的表现之一?

● 是否存在并发症,如病理性骨折?

● 组织取样是否存在潜在风险——骨折或者失血过多?

思考题答案

治疗这类肿瘤可采用包括骨性边缘在内的完全切除术;因此,下颌骨的部分切除和重建是必需的。有软组织浸润时,其切除的范围必须达到正常组织边缘,这与癌症手术切除范围相似。术后每隔 3 个月或 6 个月应进行影像随诊复查,首选 CT 和(或)MRI,直到显示病变稳定或者软组织复原为止。

> **深入学习**
>
> 请参阅 Mancuso 和 Hanafee 编著的《Head and Neck Radiology》第 99、21 章。

(胡丽丽 郑晶晶 赵 博译 张雪宁校)

临床病史　患者，女，56岁，主因左下颌痛数月就诊于牙科门诊。口腔全景X线图像显示为溶骨性病变。为了进一步诊断，患者行CT扫描，部分图像如下：

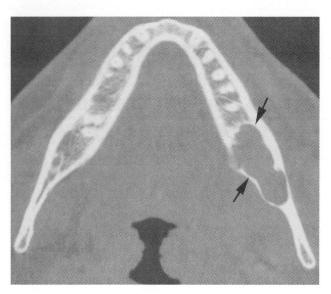

图 2.21A

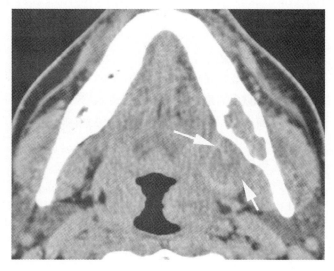

图 2.21B

影像表现

图 2.21A　左侧磨牙后三角区可见一个局限并且呈窄条状的肿块。通常会首先考虑含牙病变。

图 2.21B　然而，在相邻的咽周间隙也可见一个明显的浸润性肿物（箭）。颈部2区可见一直径为15mm的单发淋巴结（此处未显示），提示局部淋巴结转移。没有看到黏膜肿物。

鉴别诊断　黏膜下鳞状细胞癌，成釉细胞瘤，浆细胞瘤，淋巴瘤，巨细胞肉芽肿或非感染性病变（如朗格汉斯细胞组织细胞增生症）。影像检查有助于确定下一步的做法，通常是组织取样活检。有时，在制订治疗计划之前有必要再次行影像检查或行影像引导下的活检。在这个病例中，转移的淋巴结的出现将诊断范围限制在恶性上皮细胞瘤中。

最终诊断　黏液表皮样癌，起源于磨牙后三角区黏膜下小唾液腺组织。

讨论　尽管大多数上、下颌的病变起源于牙齿，但是在病因上有相当一部分是非牙源性的。这两者的区别有助于影像诊断和制订医疗决策。非牙源性囊肿可以进一步分为囊性和实性。非牙源性肿瘤和囊肿可

能起源于形成上下颌及它们的神经血管成分的细胞系中的一个。

各种病变都在这个范围中产生。非上皮源性病变包括囊肿，如根尖周炎性囊肿、外伤性囊肿、单纯性骨囊肿和Stafne缺损（下颌骨发育缺损）。上皮源性囊肿包括鼻腭管囊肿、鼻唇囊肿、腭正中囊肿。成骨细胞、破骨细胞、软骨细胞和纤维细胞系可以发生上、下颌的原发肿瘤。下颌也有神经血管成分，可以发生神经鞘、神经源性、血管源性病变。上、下颌都存在小唾液腺，所以可以发生小唾液腺上皮肿瘤。下颌骨骨髓腔可以发生淋巴瘤、白血病、浆细胞瘤和朗格汉斯细胞组织细胞增生症。也可能发生嗜神经肿瘤的扩散和转移。纤维骨性病变可以是牙源性也可以是非牙源性的。

上述病变的影像鉴别诊断是十分困难的。本病例的影像表现说明非牙源性肿物可以具有广泛的形态学侵袭性，并且在一些病例中其表现与牙源性病变相似。实际上，大部分的下颌肿物病例，在影像检查之后会行活检，这是得出准确诊断的最可靠的方法。

思考题

1.在口腔/口咽区，小唾液腺高度集中的另外两处常见位置是哪里？

2.发生于这个部位的小唾液腺癌如何治疗？

影像医师职责

因下颌部相关并发症行影像检查时,进行常规报告即可。当出现以下并发症时需要与临床医师直接沟通,如提示恶性肿瘤的侵袭性病变,富血供的肿块或者血管畸形,这两种病变活检时有大出血的风险。

临床医师需知

● 疾病类型与临床诊断及平片诊断是否一致?

● 疾病的全部累及范围——孤立或多发、软组织受累的范围、与牙列和下牙槽神经的关系(如果病变在下颌骨)。

● 疾病生长活跃还是生长缓慢?

● 影像表现是否提示病变为全身性疾病或其他综合征(较少见)的表现之一?

● 是否存在并发症,如病理性骨折?

● 组织取样是否存在相关的潜在风险——骨折或者失血过多?

思考题答案

1.软腭部和舌根部黏膜内。

2.广泛手术切除伴部分下颌切除和重建,并进行术后放疗,这是标准治疗方案。有时也需要进行颈部淋巴结清扫。

> **深入学习**
>
> 请参阅 Mancuso 和 Hanafee 编著的《Head and Neck Radiology》第 100、22 章。

(胡丽丽　郑晶晶　赵　博 译　张雪宁 校)

病例 **2.22**

临床病史 患者,女,34 岁,因右侧颞下颌关节(TMJ)痛伴弹响进行性加重 6 个月就诊于牙科门诊。部分 MR 图像如下:

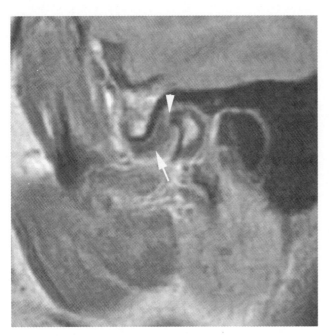

图 2.22A

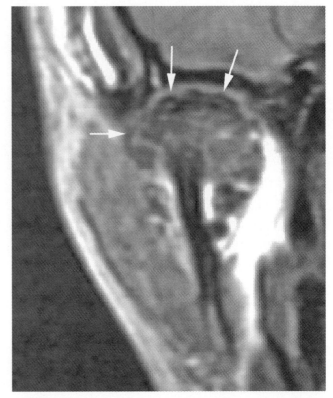

图 2.22C

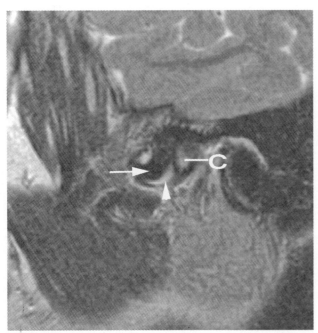

图 2.22B

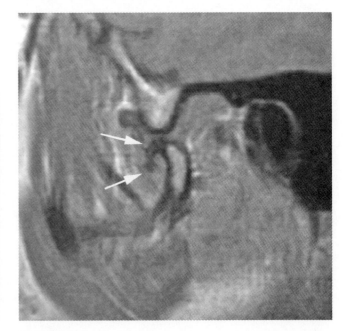

图 2.22D

影像表现

图 2.22A　相对于下颌头(箭头),关节盘(箭)明显移位,位于其正常位置的前方。

图 2.22B　T2WI 图像显示相对于下颌头,关节盘向前并稍向外侧移位(箭)(图 2.22C),并且有关节腔积液(箭头)。

图 2.22C　冠状面图像显示,关节盘向前外侧移位并且稍显分叶、变形(箭)。

图 2.22D　张口时,稍变形的关节盘继续向前移位(箭)。

鉴别诊断　无其他鉴别诊断。

最终诊断　颞下颌关节错位。

讨论　了解 TMJ 内关节盘的正常解剖结构是识别 TMJ 紊乱症的关键。关节内关节盘或半月板位于下颌头和下颌窝之间,将二者分开。关节盘包括前带、后带以及起连接作用的中央薄弱部(区)。关节盘主要靠内、外侧关节囊韧带及内、外侧关节囊壁固定。后带借助于纤维血管组织(被称为"双板区")与关节囊后部相连。外侧翼状肌与关节囊内侧相连。

张口时,关节可旋转、前后运动、并在咀嚼肌间隙肌肉参与下向侧方滑动 (侧方滑动主要由咀嚼肌间隙肌肉参与完成)。正常张口和闭口时,在下颌突和下颌窝之间, 关节盘在下颌头关节面表面被动性的前后滑动。

MRI 取代了有创的关节造影检查,成为评估 TMJ 紊乱症的主要影像方法。标准 MRI 检查通常是矢状位的张口和闭口位图像。

影像表现主要为关节盘的位置和形态异常。形态异常一般很难诊断, 特别是有该区域手术史的患者。形态异常可能只表现为正常关节盘解剖结构显示不佳,或者表现为关节盘明显的破碎或穿孔。关节镜检查能更好地判断形态学异常。

MRI 能更好地显示关节盘的位置异常,可以表现为关节盘前移位伴或不伴张口时复位,在冠状位上能更好地看到向内侧或外侧移位,下颌头移向关节结节时卡住的关节盘不能正常移动。

双板区可能出现异常增高或者降低的信号,分别提示水肿或纤维化。

思考题

1.如果把下颌头当做一个钟面,后带与双板区的接合点通常在几点钟方向?

2.如何治疗 TMJ 紊乱症?

影像医师职责

通常情况下,TMJ 紊乱症常规报告即可。出现影响 TMJ 功能的可疑恶性的关节周围肿物或影像表现提示有关节感染时,影像医师需要与临床医师进行直接沟通。

临床医师需知

● 影像表现是否能解释 TMJ 症状和(或)是否支持关节紊乱症?

● 疾病的全部累及范围, 包括关节面的状态,张口、闭口位关节盘的位置和形态,关节间隙,髁突骨髓间隙和关节周围软组织。

● 是否存在可以导致 TMJ 紊乱症的没有预料到的非关节性的异常情况?

思考题答案

1.在 11 点钟和 1 点钟之间。

2.可以行关节盘修复、复位手术,关节穿刺术,半月板切除术或者半月板切除联合组织或人工材料重建术,髁部切开术。较保守的治疗是物理治疗和夹板疗法,这两种方法通常优于手术治疗。

> **深入学习**
> 请参阅 Mancuso 和 Hanafee 编著的《Head and Neck Radiology》第 101 章。

(胡丽丽　郑晶晶　赵　博译　张雪宁校)

临床病史 年轻女性患者,患有自身免疫性疾病,因出现双侧颞下颌关节(TMJ)疼痛,左外耳道近鼓环处异常肿块就诊。部分 MR 图像如下:

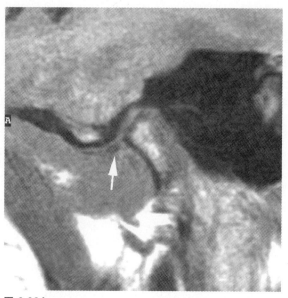

图 2.23A

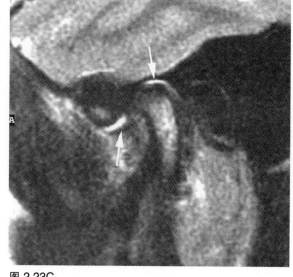

图 2.23C

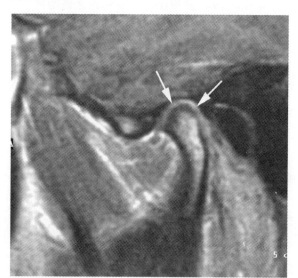

图 2.23B

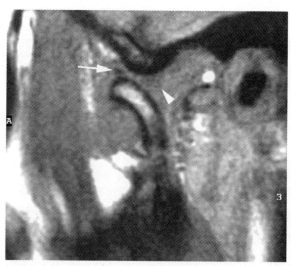

图 2.23D

影像表现

图 2.23A 平扫 T1WI 图像可见畸形、变薄的关节盘(箭)并且向前移位。

图 2.23B 增强 T1WI 图像上很难辨认关节盘并且滑膜可见强化(箭)。

图 2.23C T2WI 图像显示关节间隙积液(箭)。

图 2.23D 平扫 T1WI 张口位图像示前带(箭)位置相对正常,后带畸形,显示模糊(箭头),但是关节盘已复位。

图 2.23E 轴位 T1WI 增强图像显示出现强化的滑膜导致关节囊(箭头)膨胀,并且滑膜突入外耳道近鼓环处(箭),其突入路径很可能是 Huschke 孔。滑膜似乎已经突出了关节囊。

图 2.23F 右侧关节囊膨胀,其内充满强化的滑膜(箭)并且轻度膨出。右侧滑膜未见突出。

鉴别诊断 无其他鉴别诊断。

最终诊断 可复性 TMJ 关节盘前移位伴双侧自身免疫性炎性滑膜炎,由于滑膜通过 Huschke 孔形成外耳道肿块,导致左侧炎症较严重。

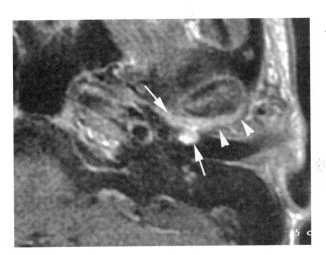

图 2.23E

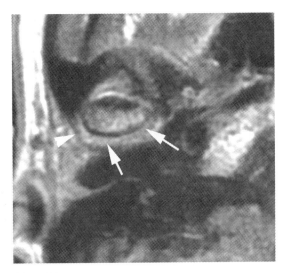

图 2.23F

讨论 TMJ 是复杂的滑膜关节,在头颈区的病变中,其表现比较有特点。TMJ 节病变的影像表现与身体其他部位含有半月板的滑膜关节的病变表现相似。其影像表现为双侧关节面的骨皮质和软骨下骨的侵蚀,滑膜改变,关节囊膨胀,关节间隙内容物和关节周围改变。此外,被认为是耳部"问题"的临床症状实际上很可能起源于颞下颌关节病变。在本病例中,行影像检查的主要目的是确定外耳道黏膜下肿块的来源。

炎性 TMJ 病变可以是感染性病变,但更常见的是自身免疫性、结晶沉淀相关性疾病,它们表现为包括 TMJ 在内的多关节受累的非感染性滑膜炎。炎性关节病最终可以导致纤维性和(或)骨性强直。应结合平片、CT 及 MRI 的影像表现对疾病进行联合分析,CT 和 MRI 检查通常不需要进行强化扫描。

在有全身系统性免疫疾病的情况下,通常会出现累及 TMJ 的风湿和类风湿关节病。如果出现关节侵蚀,两个关节面可能全部受损,关节间隙可能变宽或变窄。这些病变(包括风湿关节炎和系统性红斑狼疮)与下颌头吸收有关。MRI 可以显示关节盘形态的变化,发炎增厚的滑膜,以及关节积液(此病例可以见到)。关节最终可能会变僵硬。侵蚀性骨关节病变可能和自身免疫性疾病或更少见的色素沉着绒毛结节性滑膜炎(PVNS)表现相似。

思考题

1.可以从 Huschke 孔膨出并导致外耳道"肿物"

的其他组织还有哪些?

2.如何治疗 TMJ 紊乱症?

影像医师职责

TMJ 紊乱症通常情况下常规报告即可。如果出现影响 TMJ 功能的可疑恶性的关节周围肿物或影像表现提示出现关节感染时,则需要与临床医师进行直接沟通。

临床医师需知

影像表现能否解释 TMJ 症状和(或)是否支持关节紊乱症?

疾病的全部累及范围,包括关节面的状态,张口、闭口位关节盘的位置和形态,关节间隙,髁突骨髓间隙和关节周围软组织的情况。

是否存在可以导致 TMJ 紊乱症的没有预料到的非关节的异常情况?

思考题答案

1.脂肪和正常颞下颌关节囊。

2.可以行关节盘修复、复位手术,关节穿刺术,半月板切除术或者半月板切除联合组织或者人工材料重建术,髁部切开术。较保守的治疗是物理治疗和夹板疗法。

> **深入学习**
>
> 请参阅 Mancuso 和 Hanafee 编著的《Head and Neck Radiology》第 102、20 章。

(胡丽丽 郑晶晶 赵 博译 张雪宁校)

临床病史 患者出现耳痛、轻度牙关紧闭症伴明显的左侧颞下颌关节(TMJ)肿胀。部分 MR 图像如下：

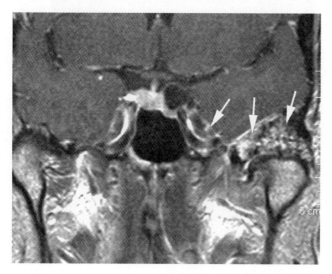

图 2.24A

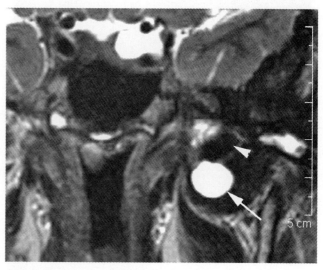

图 2.24C

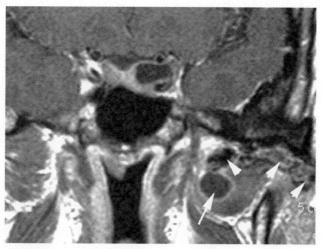

图 2.24B

影像表现

图 2.24A　增强 T1WI 图像显示增强的结节性肿块侵及下颌窝骨质，并且沿着中颅窝底到达海绵窦外侧硬脑膜的内侧(箭)。

图 2.24B　增强 T1WI 冠状位更靠后的层面显示，关节间隙内可见不均匀增强信号影，其内可见低信号区，低信号区可能为钙化(箭头)、血液成分、陈旧出血和囊变所形成的液性区(箭)。

图 2.24C　与图 2.24B 相比，T2WI 冠状位图像显示无信号区可能是陈旧血液成分(箭头)，陈旧出血形成囊肿(箭)。

鉴别诊断　滑膜骨软骨瘤(SOC)。

最终诊断　色素沉着绒毛结节性滑膜炎(PVNS)。

讨论　大部分累及颞 TMJ 肿瘤或肿瘤样变起源于关节外。这些疾病起自于颞骨和耳周区的皮肤和皮下软组织以及相关淋巴结，腮腺，咽周间隙或咀嚼肌间隙，或者也可以由转移性疾病或全身性恶性肿瘤如淋巴瘤和浆细胞病引起。真正的起源于颞 TMJ 的肿瘤或肿瘤样变很少，其表现也没有特异性。

　　理解 "TMJ 周围结构的肿瘤可以表现为 TMJ 疼痛或功能障碍"这句话是很重要的。因此,为了评估颞下颌关节内紊乱症而行颞下颌关节影像检查时,一定要注意寻找关节外的病变。临床推断为耳部相关病变时,事实上可能起源于 TMJ,耳痛患者必须仔细评估此关节。

　　原发于 TMJ 的良性或恶性肿瘤,以骨或骨髓腔起源最常见。除了纤维骨性和骨软骨性肿瘤以外,转移瘤性病变较常见。

　　累及 TMJ 的罕见的良恶性肿瘤的表现经常与牙齿病变表现相同,所以在活检确诊肿瘤前,通常这些患者至少进行了牙平片、CT 平扫或容积 CT 检查。就像这个病例,在上述影像检查之后,也可行 MRI 检查。行 MRI 检查的主要目的是弄清可能对患者治疗方案产生重大影响的特定问题,如 TMJ 之外病变累及的范围。

　　对于这些疾病的影像诊断,其诊断思路是首先确定这些疾病是起源于关节结构之外还是之内。一旦上述问题得以解决,关于特异性组织或关节结构起源问题及对病变良恶性的判断都可以给出更加准确的报告。

　　PVNS 的病因尚不明确,理论上包括脂代谢紊乱,慢性复发性非创伤性炎症,肿瘤或反应性关节出血。根据病变部位不同,PVNS 可出现绒毛状和(或)结节性增生,从而导致滑膜增厚。结节型主要发生在肌腱或者关节外软组织。

　　显微镜下可见含有含铁血黄素和脂质的巨噬细胞,成纤维细胞和其他细胞成分。含铁血黄素也可见于关节周围组织。异常增生的滑膜具有丰富的血管。疾病的这些成分解释了 MRI 图像上看到的关节内和关节周围软组织内强化的增厚的滑膜和血液成分。PVNS 侵及局部组织和软骨下骨,后者受侵表现为特征性囊肿。这一发现解释了在所有影像检查中(特别是这个病例的 MRI 图像)均可看到的骨侵蚀和骨囊肿。

　　对于此病例来说,由于滑膜增生是良性病变,SOC 可能是应该考虑的最合理的鉴别诊断。

思考题

SOC 可发生哪些病理生理学改变?

影像医师职责

　　TMJ 病变偶尔会出现紧急情况,如病理性骨折,此时需要与临床医师直接沟通。TMJ 肿物可能在常规牙科或其他检查中发现。由于这些意外的发现,通常有必要与临床医师直接沟通。

　　因 TMJ 区不适而进行影像检查的病例,进行常规报告即可,因为在影像检查之前已经确定或高度怀疑存在相应病变。如果肿物是恶性肿瘤或至少怀疑为恶性肿瘤,需要经常与临床医师进行沟通。

临床医师需知

　　● 影像表现能否解释 TMJ 症状和(或)是否支持关节内紊乱症的诊断,或者是否存在可以导致 TMJ 紊乱症而没有考虑到而非关节性的异常。

　　● 疾病的全部累及范围,包括关节面的状态,张口、闭口位关节盘的位置和形态,关节间隙,髁突骨髓间隙和关节周围软组织的情况。

思考题答案

　　SOC 是滑膜增生并发生组织化生的良性病变。关节、滑膜囊或滑膜鞘内层增生形成结节。关节面可能出现碎裂,然后碎片聚集在关节间隙内。碎片可以在滑液支持下生长,然后钙化或骨化。钙化程度和碎片大小无关。TMJ 中的碎片大小通常是数毫米。疾病逐渐进展,出现关节退化和继发骨关节炎,此时很难决定影像表现是起因于原发退行性变伴多发游离体还是 SOC。此病发生恶变的可能性很低。

> **深入学习**
>
> 请参阅 Mancuso 和 Hanafee 编著的《Head and Neck Radiology》第 103 章。

(胡丽丽　郑晶晶　赵　博译　张雪宁校)

第 3 章

颞骨,后颅底,后颅窝和Ⅶ~Ⅻ对脑神经

临床病史 患儿,男,5岁,耳廓畸形,外耳道闭锁伴传导性耳聋。

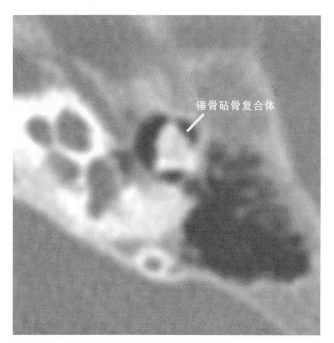

锤骨砧骨复合体

图 3.1A

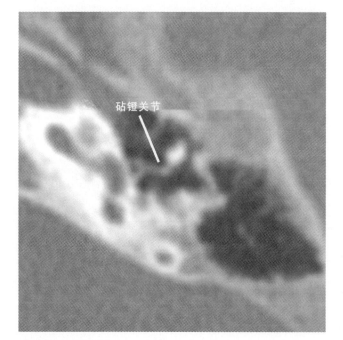

砧镫关节

图 3.1B

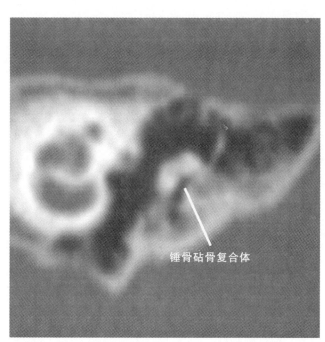

锤骨砧骨复合体

图 3.1C

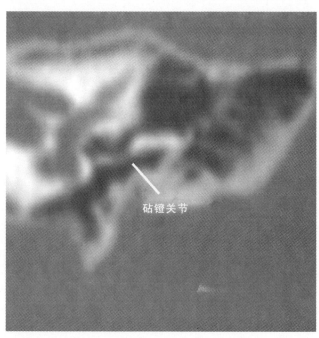

砧镫关节

图 3.1D

影像表现

图 3.1 图 A~D 示骨性管道闭锁的患者,锤骨和
砧骨融合,融入闭锁板。砧骨长脚旋转且发育
不良,导致砧镫关节发育不良。

鉴别诊断 无其他鉴别诊断。

最终诊断 外耳道闭锁伴锤骨和砧骨融合,融入
闭锁板,伴砧镫关节发育不良。

讨论 这位患者有双侧外耳和中耳异常。左侧的发育不良相对轻微，也是重建手术的感兴趣侧。听力评估应该在出生后尽快进行。脑干诱发反应测听法(BERA)或听性脑干反应(ABR)是婴儿听阈评估的客观测量方法。头颈部锤骨、砧锤关节、砧骨长脚和砧镫关节病变提示第一、二鳃弓发育异常。

通常在计划行耳再造术之前，外耳道闭锁的患者才会行影像检查，一般在 5 岁以后。但是当无法看到鼓膜时，可以早期进行影像学检查(特别是为了排除先天性胆脂瘤时)。因为决定用药和手术治疗的关键信息是骨性结构，所以 CT 是主要的检查方法。当可能存在相关的内耳异常和评估脑发育异常时，也可应用 MRI。

在这个病例中，镫骨上部结构是完整的，前庭窗和面神经走行正常，所有的影像表现均提示重建手术后听力恢复的可能性大。中鼓室小于 3mm 和前庭窗垂直高度少于 1mm 通常被认为不适合手术。在发育过程中，镫骨和耳软骨囊间的联系是前庭窗发育和水平段面神经管形成所必需的。镫骨的缺失会导致面神经异位和前庭窗缺失。如果怀疑有先天性或获得性胆脂瘤并且患者计划行非手术治疗，必需每年对病变进行影像学随访，直到怀疑的软组织病变消退或病变出现进展使病情明确时。如果病变进展，最终可能需要手术治疗。也可以采用平扫 MR 进行随访，以避免对儿童造成放射性伤害。

思考题
1.预测耳重建术成功最主要的因素是什么？
2.如果耳重建术不可行，可以选择什么治疗方法？
3.手术治疗的最佳时间是什么时候？为什么？

影像医师职责和临床医师需知
●骨性外耳道是狭窄(≤4mm)还是闭锁？如果是闭锁，是否有纤维性或骨性闭锁板？如果为骨性，那么闭锁骨有多厚？
●中耳大小，特别是中鼓室(宽应当>3mm)。
●听小骨的情况，特别是镫骨(是任何耳重造术成功的关键)。
●前庭窗的情况(垂直直径<1mm 时考虑狭窄)。
●面神经全程的具体描述，这决定了行提高传导性听力的耳重造时面神经可能发生的危险。
●内耳和内耳道的状态。
●颞骨的气化程度。
●是否存在先天性胆脂瘤。
●乙状窦板和乳突顶的情况。
●颈动脉管和颈静脉窝的位置，是否有大的异常血管穿过乳突？
●内耳、大脑和脑桥小脑角(CPA)是否正常？

思考题答案
1.面神经相对于闭锁板的位置，中耳的发育，镫骨和前庭窗的情况是决定手术成功与否的最关键因素中的一部分。

2.就手术结果和成本而言，骨锚式助听器(BAHA)已经成为替代手术耳重建的重要方法。因此，在将来可能只对中耳和面神经解剖情况理想的患者行重建手术。

3.通常在 5~6 岁时行手术治疗。此时可以进行精确的听力测试，并且颞骨已经很好地气化，这可以降低手术难度。此外，可以让儿童在上学之前获得更好的听力。

> **深入学习**
> 请参阅 Mancuso 和 Hanafee 编著的《Head and Neck Radiology》第 105 章。

（胡丽丽　郑晶晶　赵　博译　张雪宁校）

病例 3.2

临床病史 患儿，男，2岁，言语发育迟缓。听力评估显示完全感音神经性耳聋(SNHL)。右耳CT和MRI图像如下：

图 3.2A

图 3.2C

图 3.2B

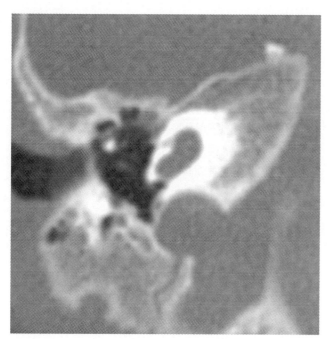

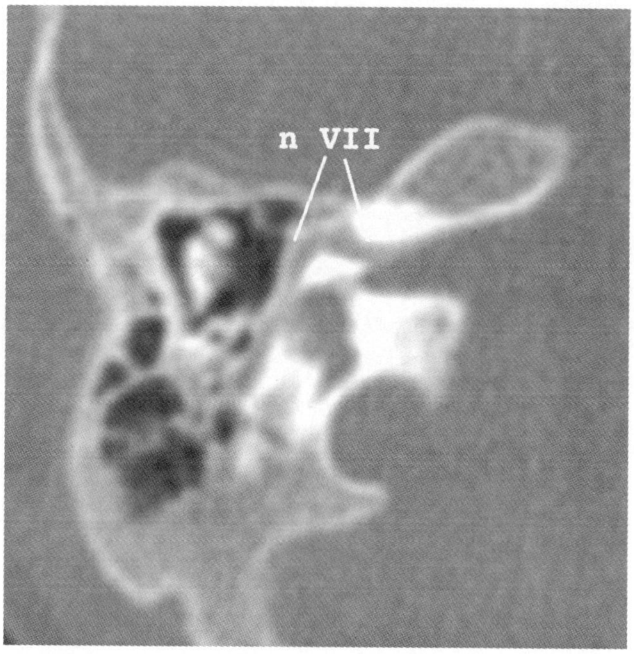

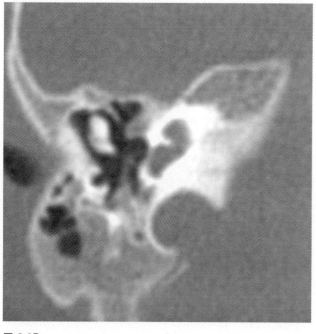

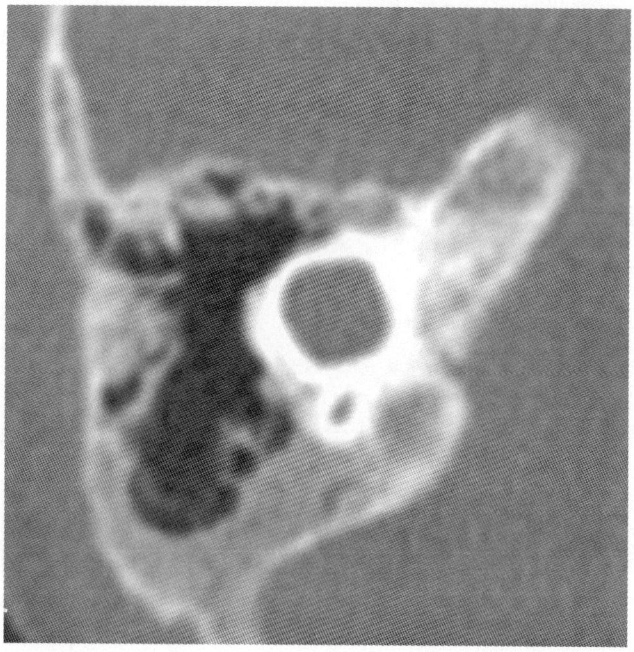

图 3.2D

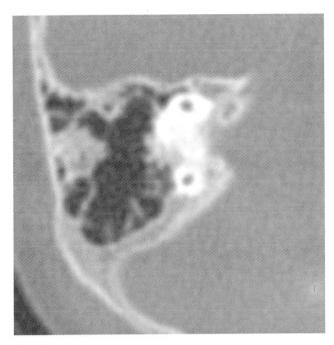

图 3.2E

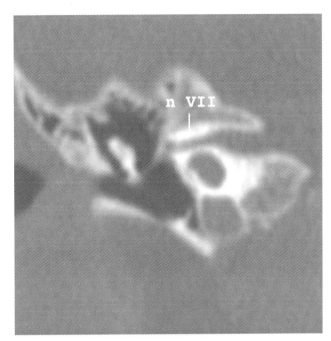

图 3.2G

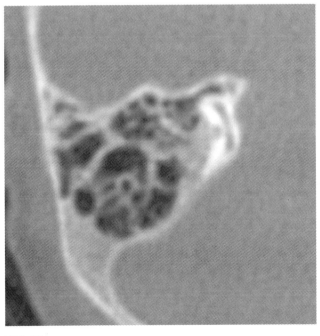

图 3.2F

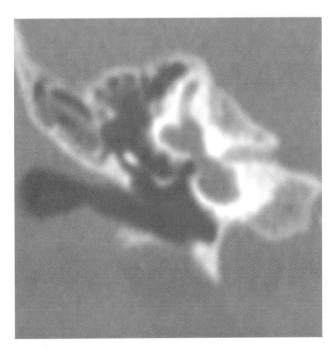

图 3.2H

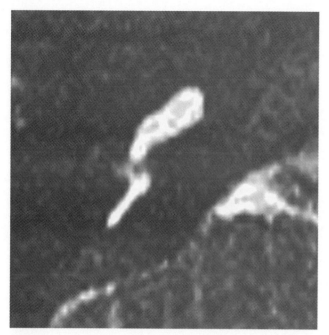

图 3.2I

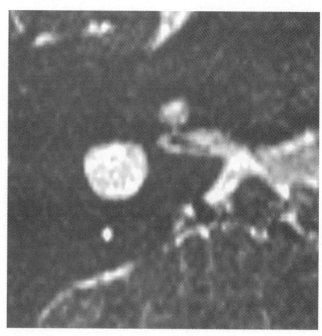

图 3.2K

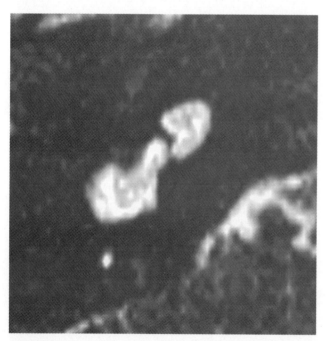

图 3.2J

相关胚胎学 外胚层以耳凹开始衍生成内耳,然后形成原始听泡。听泡首先形成球囊和椭圆囊,然后发出三个突起。前突起发育成蜗管,外侧突起形成外半规管,后上突起形成前半规管和后半规管。耳蜗发育在妊娠第 8 周完成。球囊、内淋巴管和椭圆囊发育在妊娠第 11 周完成。半规管在第 6 周出现,前半规管在近 20 周时发育完成,然后是后半规管,最后在约 22 周时形成独立的外半规管。耳蜗、前庭水管与颅内间隙同步发育,从而完成外淋巴和内淋巴间隙与脑脊液间隙的互通。

鉴别诊断 妊娠第 5~7 周相关部位发育停止所导致的一系列表现和变异(请参阅上述相关胚胎学部分和下面的讨论部分)。

最终诊断 囊状耳蜗前庭发育不良(不完全分隔Ⅲ型)。耳蜗前庭畸形应该是由妊娠第 6 周发育停止导致。

讨论 此患儿有双侧内耳畸形(图 3.2 显示的只有右侧图像)。

出生后第 3 天的听力评估显示异常。行 BERA 进行客观测量以评估听阈。

在妊娠第 8 周之前出现发育停止会累及耳蜗。在第 9~22 周出现发育停止,仅累及前庭和半规管。总之,发育停止越晚,畸形越轻。

影像表现 轴位(图 3.2A~F)和冠状位(图 3.2G,H)CT 图像可见严重的耳蜗发育不良。底回扩大,第二回和尖回未形成。外半规管扩大并入前庭,前半规管和后半规管未完全形成。前庭水管无扩大。轴位高分辨率 T2WI MRI(图 3.2I~K)示,畸形耳蜗内未见到蜗管与前庭阶和骨阶之间的间隔(前庭膜和螺旋膜)。不能确定蜗神经是否正常。

与第6周之前出现的发育停止相比,第6周出现发育停止时,至少发育形成部分耳蜗(通常底回已经形成,第二回和尖回融合)。6周前发育停止则表现为大的无内部结构的囊状结构(发育停止在4周)或者有前突但是没有明确的耳蜗结构的囊腔(发育停止在5周)。

第6周出现的发育停止导致的其他变异包括面神经走行异常伴迷路段管状发育异常,圆窗、前庭窗缺失,伴随的镫骨畸形和蜗轴缺失导致耳蜗和内耳及内耳道广泛相连。

思考题
1.临床上如何诊断 SNHL?
2.测量法在诊断内耳异常中有何作用?
3.哪些影像表现提示外科手术治疗不安全?

影像医师职责
内耳畸形通常只进行常规报告,并且必须包括以下内容:

1.CT 和 MRI
- 内耳道的大小。
- 听囊是否正常矿化?
- 耳蜗正常吗(包括耳蜗高度,回的个数,蜗轴的状况,窝神经孔和耳窝导水管的大小)?
- 前庭系统正常吗(包括半规管的大小、形状、和外半规管骨岛的大小,前庭神经管,前庭水管,囊区大小/形状)?
- 圆窗和前庭窗正常吗?
- 面神经全程的具体描述,这是确认手术危险或相关畸形的关键。
- 外耳、中耳和乳突的总体状况,以及相关的主要血管结构。

2.MR
- Ⅷ和Ⅶ脑神经的状况——从脑干到终末器官。
- 听觉皮层的状况和任何大脑异常。

临床医师需知
- 以合理的方式报告感音神经性听觉传导通路的确切异常。

- 外耳和中耳是否有相关异常?
- 是否有其他提示此病为某种综合征的相关异常?
- 任何可能的脑脊液漏、外淋巴瘘或潜在引发脑膜炎的路径。
- 有可以解释 SNHL 的其他病因或表现吗?
- 可能使手术过程遇到问题的解剖畸形,包括乳突和中耳顶壁的情况,面神经位置,主要血管和其他可能穿过颞骨走行的异常血管。

思考题答案
1.婴儿采用耳声发射进行耳聋的常规筛查。这个测试可能无法检测到儿童的发育异常或无功能的蜗神经以及正常发育的内耳。听力评估应当在生后2~3个月后尽快进行。耳声发射反映内耳功能。脑干诱发反应测听法(BERA)或听性脑干反应(ABR)被用作评估婴儿听阈的客观测量方法,反映了耳蜗和蜗神经功能。BERA 可以测量听觉通路结构的完整性。为了确认 BERA 的结果,当孩子足够大时(近6个月时)可以进行行为听力图检查。

2.耳蜗和前庭系统的测量有助于发现耳蜗和(或)前庭发育不良。为了增加测量的敏感度,应该在冠状位图像上测量耳蜗高度,并测量外半规管骨岛宽度。正常耳蜗高度范围是 4.4~5.9mm。耳蜗发育不良(<4.4mm)与 SNHL 相关。外半规管发育不良时外半规管骨岛宽度小于 2.6mm。以上这些结构的测量结果在正常范围时,对于识别内耳发育不良没有实际价值。正常的测量结果不能排除发育不良;他们只是对发育不良进行多因素风险评估的一种手段。

3.脑脊液漏很少见于内耳手术(如耳蜗植入放置或镫骨切除术)和内耳发育异常。最清晰的放射影像学显示与脑脊液(外淋巴液)相关的畸形是内耳道基底扩大伴耳窝底缺损。解剖结构的畸形,包括乳突和中耳顶壁状况,面神经、主要血管和其他异常血管的位置,可能会造成手术的困难。

> **深入学习**
> 请参阅 Mancuso 和 Hanafee 编著的《Head and Neck Radiology》第 106 章。

(胡丽丽 刘 静 郑晶晶 赵 博译 张雪宁校)

临床病史　患儿,小耳畸形。

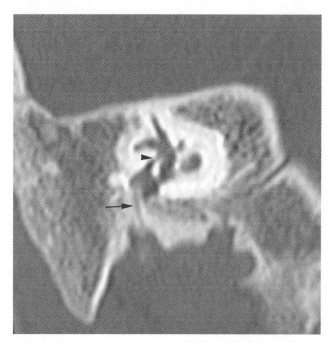

图 3.3A

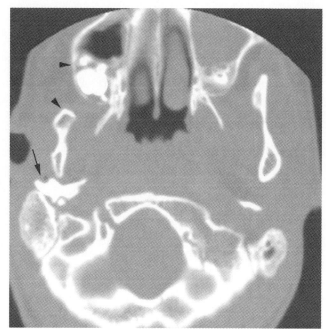

图 3.3C

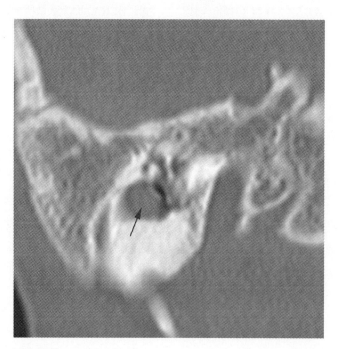

图 3.3B

影像表现

图 3.3A 颞骨冠状位 CT 图像显示外耳道闭锁，中耳"缩窄"，面神经(箭)穿过增厚的闭锁板下降，并且明显缩窄的前庭窗处未见正常镫骨(箭头)。

图 3.3B 更靠前的冠状位扫描层面可见先天性胆脂瘤。

图 3.3C 上颌骨和下颌骨(箭头)变小，表现为右侧面部短小。颞骨鼓部(箭)也可见畸形。

鉴别诊断 眼-耳-椎骨发育不良(OAVS)，其特异性的表现是半侧颜面发育不全。

最终诊断 Goldenhar(GS，又名眼-耳-椎骨发育异常综合征)。

讨论 OAVS 是一组单侧或双侧第一和第二鳃弓异常综合征。这些疾病可导致面部不对称以及上颌和(或)下颌骨发育不良。

OAVS 包括半侧颜面发育不全，GS，第一、二鳃弓综合征和面-耳-脊柱综合征。

OAVS 疾病的临床表现通常与外耳道闭锁的范围相关，有时与眼部异常相关。GS 表现有双侧小脸症、脊柱异常和眼球表面皮样瘤，有时表现为其他器官异常。半边颜面发育不全和 GS 患者的颞骨 CT 图像显示单侧或双侧外耳道狭窄或闭锁、中耳腔变小、听小骨畸形和前庭窗闭锁或狭窄。GS 患者有时也可出现内耳异常。

思考题

1.伴随的先天性胆脂瘤提示什么？

2.给出传导性耳聋不能恢复的三个原因。

影像医师职责

颞骨畸形影像表现的书面报告应当反映这些畸形的情况。因此报告必须对 CT 或 MRI 上显示的全部听觉传导通路进行系统的描述，并且报告中要对这个通路中的每个结构进行具体描述。对于一般报告的书写来说，合理的方法为追踪声音(本质上是震动的空气)的传导路径，从体外到脑干，然后沿面神经返回体外，依次观察相关结构并进行记录。为了便于讨论，综合征性耳聋患者的报告内容可以相对简便地分为六个基本范畴：

- 外耳道闭锁/中耳畸形的相关内容。
- 可能存在的内耳畸形的相关内容。
- 由于其他原因，可能对准备行耳蜗植入术或者颞骨手术的患者造成影响的内容。
- 面神经解剖情况。
- 可见的和可能相关的综合征的影像表现或者能够确诊的综合征。
- 对可能有基因缺陷的器官的影像或其他临床评估的建议。

几乎所有的病例都可以只进行常规报告。如果存在先天性胆脂瘤，影像医师有必要与临床医师进行讨论。某些综合征需要及时干预或进行处理。如果发现这样的情况，最好与临床医师进行交流。

临床医师需知

报告必须符合逻辑并且内容全面，并预测可改变治疗计划的所有解剖和病理表现。

思考题答案

1.进行影像学随访，先天性胆脂瘤最终可能会消失，因此面神经功能最终可能不会受损。

2.中耳腔体积小，未形成镫骨，前庭窗龛和前庭窗区严重畸形。

> **深入学习**
>
> 请参阅 Mancuso 和 Hanafee 编著的《Head and Neck Radiology》第 107 章。

(胡丽丽 刘 静 郑晶晶 赵 博译 张雪宁校)

病例 **3.4**

临床病史 患者,女,25岁,头晕史,左耳聋伴搏动性耳鸣。体格检查发现左岬搏动性肿块。部分CT和血管造影图像如下:

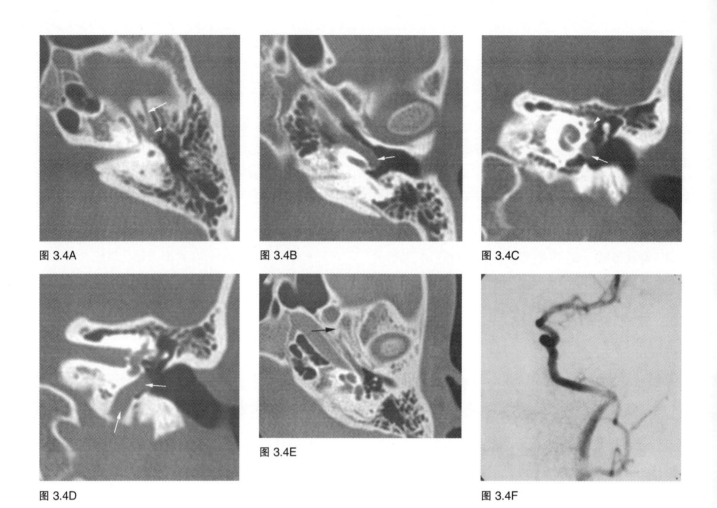

图 3.4A

图 3.4B

图 3.4C

图 3.4D

图 3.4E

图 3.4F

影像表现　CT 图像显示永存镫骨动脉(PSA)(图 3.4A,箭)和畸变的颈内动脉岩段进入面神经管(图 3.4B~D 箭头)。注意面神经管如何扩大 (图 3.4C,箭头)。棘孔缺失(图 3.4E,箭)。血管造影(图 3.4F)可用来证实颈内动脉岩段的走行异常，但并非必要的检查。

鉴别诊断　血管球瘤,中鼓室血管瘤,硬脑膜动静脉畸形,穿过或围绕颞骨的异常静脉通路。

最终诊断　与畸变的颈内动脉相连的 PSA。

讨论　如果出生后镫骨动脉仍然存在,那么脑膜中动脉通常会从镫骨动脉发出。出现棘孔缺失,正常情况下棘孔容纳脑膜中动脉。PSA 有其独特的走行。从颈内动脉岩段发出,进入下鼓室前内侧,走行于骨性管道内。PSA 可越过对侧,一小段走行于 Jacobsen 管内。PSA 在岬部离开骨性管道,然后走向后上方穿过镫骨闭孔,并且通过匙突后方的裂孔进入面神经管。PSA 走行于面神经管前部的前方, 在膝状神经节前方离开骨性管道。然后在中颅窝硬膜外隙走向前上方。

相关胚胎学比较复杂,不在本文讨论范围之内。

思考题

对于搏动性耳鸣确切病因的诊断,有何重要意义?

影像医师职责

对于不计划进行活检或手术治疗的患者,进行常规报告即可。对于计划进行活检或手术治疗的患者,为了避免颈内动脉的意外损伤,最好与临床医师进行沟通。

临床医师需知

- 血管畸形是正常变异还是由于发育畸形或后天疾病导致?
- 如果存在畸形,有相关畸形和(或)综合征的可能吗?
- 如果是后天疾病,具体的诊断是什么,有相关致病因素或并发的畸形吗?
- 如果是正常变异,会引起症状吗,或者是偶然发现的变异?

思考题答案

大部分的搏动性耳鸣没有明显的器质性病因,这明显减轻了患者的恐惧。患者可能需要治疗或咨询。当发现器质性病因时(如副神经节瘤),特殊的治疗如放疗或手术可用来治疗这些病变。当发现存在异位颈内动脉或 PSA 等病因时, 影像检查有助于防止由于不恰当的进行活检所引起的并发症。血管畸形可以通过血管介入方法治疗,硬脑膜静脉窦血栓形成可能需要药物治疗。上述这些例子都可以导致搏动性耳鸣,需要根据不同的病因制订不同的治疗方案。

> **深入学习**
>
> 请参阅 Mancuso 和 Hanafee 编著的《Head and Neck Radiology》第 108 章。

(胡丽丽　郑晶晶　赵　博 译　张雪宁 校)

临床病史 患者,女,33 岁,白种人,出现搏动性耳鸣 1 个月,伴左耳轻微听力障碍。自述在出售家庭影院的商场听到喧闹的音乐后发生 2 次身体失去平衡。检查发现有混合型耳聋,并且当外耳道加压时出现眼球震颤。颞骨 CT 图像如下:

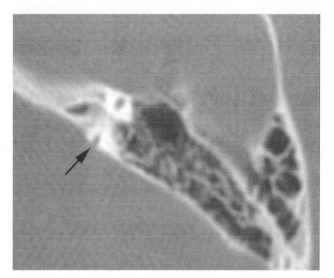

图 3.5A

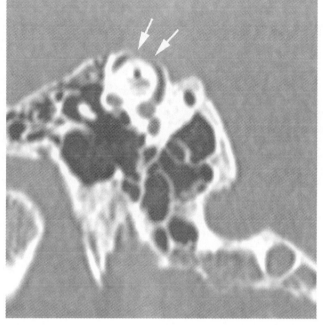

图 3.5B

影像表现
图 3.5A,B CT 图像显示左侧半规管裂(箭),轴位 CT 图像(图 3.5A)显示前半规管裂。CT 斜位重建图像(图 3.5B)显示前半规管裂。

鉴别诊断 无其他鉴别诊断。此病很容易漏诊,特别是偶然发现时,因为在常规颞骨图像的分析中不会特别注意到该部位的疾病。

最终诊断 前半规管裂。

讨论 前半规管缺损可以表现为内耳功能障碍。半规管裂可以发生在任何年龄。前半规管裂(最常见)和后半规管裂被认为是后天获得性的。儿童发生的半规管裂也有类似的内耳功能障碍。内耳功能障碍经常会引起一定程度的耳聋(传导性,感音神经性或者混合型)和前庭症状。搏动性耳鸣也是常见主诉。根据传统观点,患者会出现前庭症状(主要表现头晕),对强声有反应或"Tullio 综合征"。

也有一大部分半规管裂患者无内耳症状,使得内耳功能障碍和半规管裂无明确的因果关系。

思考题
1.此病导致耳聋的原因是什么?
2.针对此病,有哪些治疗方法?

影像医师职责
通常,对此病进行常规报告即可。除非出现侵蚀性过程,这可能会危及患者生命,如蛛网膜颗粒对乳突的慢性侵蚀,这也可以导致半规管裂。

临床医师需知
• 如果是正常变异,会引起症状吗,还是偶然发现的变异?

• 如果存在畸形,有相关畸形和(或)综合征的可能吗?

• 如果是后天疾病,具体的诊断是什么,有相关致病因素或并发的畸形吗?

思考题答案
1.半规管裂导致的耳聋是由于"第三窗"现象引起的, 这个现象是指声音能从耳蜗传导到前庭迷路。结果迷路系统的内淋巴在声音或压力的作用下继续移动,使前庭系统激活。

2.很多前半规管裂的患者只有轻~中度症状。治疗方案的选择应当以患者症状特点和严重程度为基础。主要表现为声音–诱导症状的患者，避免大声的噪音就足以控制临床症状。主要由外耳道压力引起症状的患者，鼓室切开置管术可能有效。

半规管裂的手术修复适用于临床症状使患者备受折磨的情况。前庭症状通常是最让人苦恼的，手术修复对其有效。

手术封闭骨质缺损或填充前半规管是两种可行的手术方法，通常经中颅窝入路，近来出现了经乳突入路的术式。采取封闭或切除手术的患者术后复发率低。通常情况下，手术无法改善成人的听力。

> **深入学习**
>
> 请参阅 Mancuso 和 Hanafee 编著的《Head and Neck Radiology》第 109 章。

（胡丽丽 刘 静 郑晶晶 赵 博 译 张雪宁 校）

临床病史 患者,男,22岁,急性发作性左耳痛逐步恶化,听力丧失,发热3天,就诊前12小时出现严重头痛。颞骨CT图像如下:

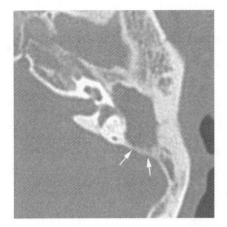

图 3.6A

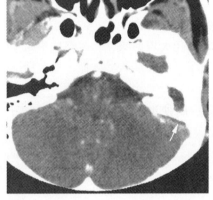

图 3.6B

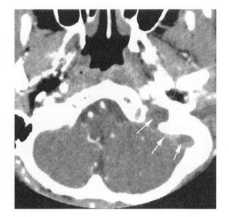

图 3.6C

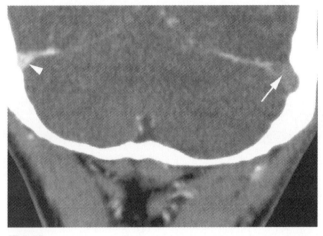

图 3.6D

影像表现

图 3.6A CT图像显示鼓室上隐窝和乳突窦骨质重塑,沿乙状窦板骨质出现异常。

图 3.6B 沿乙状窦板可见一个小的硬膜外脓肿(箭)。

图 3.6C 增强CT显示乙状窦血栓形成并延伸到颈静脉球,并且延伸到颈部颈内静脉。

图 3.6D 与对侧(箭头)相比,左侧横窦和乙状窦的结合处增强程度减低(箭)。提示有血栓形成,可能伴有感染。

鉴别诊断 慢性中耳乳突炎急性发作,免疫功能低下患者的急性中耳乳突炎。患者症状可不典型,较少出现"中毒症状",无明显压痛,没有明确的化脓性中耳炎迹象可能是由于前期治疗掩盖了急性中耳乳突炎,或由其他疾病,如颅底骨髓炎、岩尖炎、嗜酸性

肉芽肿或肿瘤(如横纹肌肉瘤或淋巴瘤)引起。

最终诊断 急性融合性中耳乳突炎伴颅内扩散,形成小的硬膜外脓肿及乙状窦和颈内静脉血栓形成。

讨论 急性中耳乳突炎通常由乳突小房的急性化脓性细菌感染所致,大多情况下被认为是急性化脓性中耳炎的并发症。偶尔,也被认为是由继发于中耳的慢性疾病(包括胆脂瘤)引起。

如果未予治疗或治疗不完全导致病情可能被掩盖,急性化脓性中耳乳突炎可以导致乳突小房壁和骨皮质的溶骨性改变,并随之扩散到鼓室和乳突外;通常也被称为融合性乳突炎(如此病例)。

乳突炎影像表现为乳突小房骨小梁变薄和骨皮质模糊,坏死骨质或直接侵蚀导致骨质密度增高。类似的较薄的骨质将中耳、乳突与中颅窝、乙状窦、面神

经分隔开来。脓液可以通过前庭窗和圆窗到达膜迷路。在没有中耳疾病的情况下,如果有黏膜阻挡乳突窦入口,也可出现急性乳突炎。

化脓性物质依靠压力可以直接蔓延到固有的骨薄弱区,导致严重的、可能危及生命的并发症。有时还可形成血栓性静脉炎,导致硬膜外和硬膜下脓肿/积脓。非感染性或感染性静脉血栓形成可以累及大部分或所有的硬脑膜静脉窦;最常局限于同侧乙状窦、横窦和颈静脉球。颈静脉血栓性静脉炎可以蔓延到颅底以下直到颈部。影像学不能鉴别非感染性与感染性静脉血栓形成。大动脉的感染性并发症罕见。本病例出现了颅内扩散(如硬膜外积脓)和静脉扩散。

静脉疾病可以蔓延到皮层静脉并导致感染性小脑脓肿以及发生于 Labbé 静脉分布区的危及生命的梗死,脓肿的性状可以为较清亮的脓液。也可以出现症状明显的脑脓肿和继发性软脑膜炎。病变也可经耳蜗和半规管的膜迷路或先前存在的手术缺损部位蔓延至颅内。

本病一个重要的扩散途径是经乳突到颅外周围软组织,常导致蜂窝织炎和(或)脓肿。

思考题

1.本病中出现骨质流失/脱钙的病理生理学原因是什么? 骨质流失经常发生在哪些部位?

2.影像检查的适应证是什么,还有哪些其他成像方法可应用于此病?

影像医师职责

急性中耳乳突炎在临床上易于做出正确诊断和疾病分类。大多数病例需要直接与临床医师进行口头交流。报告应该清晰描述所见影像表现是否符合急性中耳乳突炎(如果二者一致,是否是融合性乳突炎),以及是否有颅外或颅内并发症,或者基于观察到的疾病类型颅内并发症是否十分危重。完整的报告通常按以下方式进行组织:向临床医师确保报告中已经包含了疾病的全部累及范围和可能的并发症。具体应该包括以下内容:

- 疾病起源的原发部位和可能的融合性乳突炎。
- 早期扩散是否可能超出乳突和中耳。
- 颅内扩散,静脉扩散,内耳扩散和相关并发症。
- 面神经并发症。

- 周围软组织扩散。

临床医师需知

- 诊断为急性中耳乳突炎正确吗?
- 出现融合性乳突炎了吗?
- 融合性乳突炎出现颅内或颅外并发症了吗?
- 是否可以诊断为其他疾病?

思考题答案

1.长期感染时,肿胀的黏膜内层和潴留的分泌物会对骨质产生机械性压迫,并出现充血和局部酸中毒。这导致乳突内破骨细胞活跃,产生脱钙和骨质吸收,发展到融合性乳突炎的阶段。随着炎症过程进展,破骨细胞吸收其周围骨质并导致局部并发症。乳突小房的骨小梁、中耳和乳突顶(顶盖)、乙状窦板、面神经管是经常发生骨质流失的部位。造成这些部位骨质流失的原因是这些部位的骨质较薄。

2.对抗生素有反应的单纯性急性中耳炎或中耳乳突炎通常不会行影像检查。无鼓膜穿孔并且无法获得细菌培养所需的组织样本时,最初的经验性抗生素治疗可能无效。这些病例和其他急诊室低危患者可以行 CT 平扫来确切地排除融合性乳突炎。即使是低危患者,融合性乳突炎也会行手术治疗,而且最好行增强 CT 检查。增强 CT 不仅可以诊断早期骨质流失,也可以诊断其他并发症,如颅内扩散、静脉受累和软组织扩散。应该选择合适的扫描时间进行增强 CT 扫描以检测静脉和动脉并发症。由于 MR 对骨质流失的敏感度低,因此在对疾病进行最初的分类时不宜应用 MR 检查。其他适应证包括病因病理学诊断(如鼻咽部肿物)和其他并发症(如迷路炎和面神经受累),以及对抗生素实验反应的评估。MR 成像应当包括 MR 静脉造影和 MR 血管造影。另外,对于可能存在的颅内和颅外脓肿,可以增加弥散加权成像进行诊断。也可以采用脂肪抑制增强 T1WI 成像或强化前、后标准 T1WI 成像扫描。

深入学习

请参阅 Mancuso 和 Hanafee 编著的《Head and Neck Radiology》第 110、15 章。

(胡丽丽 刘 静 郑晶晶 赵 博译 张雪宁校)

临床病史 患者,男,55岁,急性发作左面部面瘫伴头晕。既往有鼓膜穿孔史,慢性耳部感染史并且曾建议手术治疗;但并未实行。部分颞骨CT图像如下:

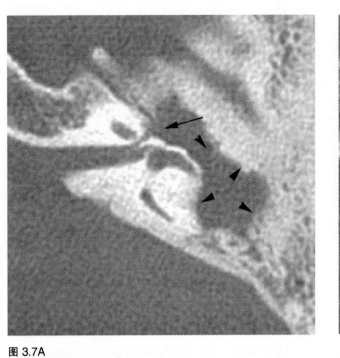

图 3.7A

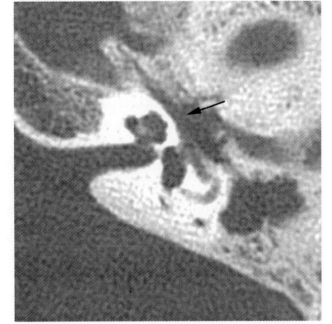

图 3.7B

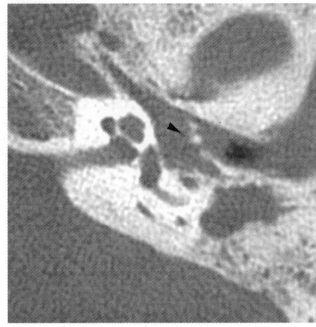

图 3.7C

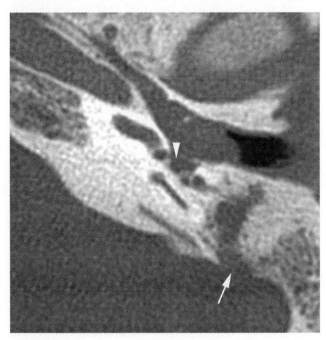

图 3.7D

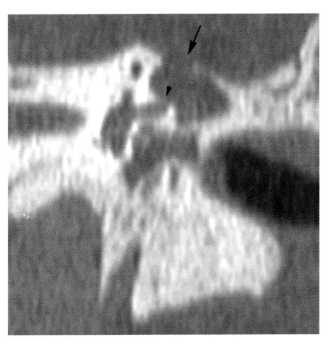

图 3.7E

影像表现

图 3.7A　病变向面神经膝部蔓延(箭)，使乳突窦入口增宽并且侵蚀乳突窦(箭头)。

图 3.7B　病变填充中鼓室(箭)，在中鼓室内病变沿着面神经鼓室段扩散。听小骨被侵蚀。

图 3.7C　病变填充中鼓室，只残余部分锤骨和砧骨(箭头)。镫骨和砧骨脚完全被侵蚀。

图 3.7D　病变扩散至面神经垂直段区和鼓室窦下方，并沿着面神经管垂直段在骨膜下生长(箭头)。病变侵蚀中央乳突管和乙状窦板(箭)。

图 3.7E　冠状位重建图像显示病变侵蚀乳突顶(箭)，并可见一外半规管瘘(箭头)。

鉴别诊断　无其他鉴别诊断。

最终诊断　广泛胆脂瘤伴听小骨侵蚀和破坏，面神经管受侵蚀，外半规管瘘伴乳突顶和乙状窦板的侵蚀。

讨论　获得性胆脂瘤经常出现在鼓膜松弛部及上部，并延伸到 Prussak 间隙。胆脂瘤较少出现在鼓膜紧张部和(或)鼓膜内陷袋，并很少累及到面神经隐窝和鼓室窦；后者有时被称为鼓室窦性胆脂瘤。

与慢性化脓性中耳炎引起的临床表现和阳性体征(包括鼓膜穿孔和可见的胆脂瘤)相比，胆脂瘤一般无特别的症状。影像学可用来确定疾病范围，发现其他的病因(如肿物阻塞咽鼓管，特别是病变为单侧时)和并发症。

胆脂瘤的病理生理学改变已经得以明确。与鼓膜内陷和(或)穿孔相关的咽鼓管功能障碍导致鼓膜内陷袋形成，这经常发生在鼓膜松弛部。鳞状上皮可以穿过穿孔或内陷袋或在其内生长。鼓膜塌陷到岬、砧骨和镫骨。当脱落的上皮不能向外侧排出时，内陷袋不再加深，这导致碎屑聚集。分泌的毒素刺激宿主产生炎性反应包括白细胞募集，肉芽组织形成和加快的鳞状上皮代谢。胆脂瘤一旦形成，就可以从起始部位沿鼓室腔和乳突蔓延到远处，也可以在鼓膜下方或沿着鼓膜"生长"。因此，术中检查黏膜可能看不到胆脂瘤。

作为孤立性病变，胆脂瘤通常是圆形、分叶状，边界清晰的肿块,最常起源于 Prussak 间隙。邻近鼓室盾板经常受侵蚀。听骨链可以正常、移位,出现骨质吸收或被侵蚀。砧骨长脚是最常受侵的部位。

就像此患者一样,胆脂瘤可以广泛出现,使得面神经前膝水平段、面神经管水平段受累和膜迷路受累伴前庭瘘(最常发生于外半规管,出现耳聋和眩晕)。病变可以通过鼓室顶盖或乳突顶扩散到颅内,并导致脑膜炎和髓外脓肿。硬脑膜窦血栓形成可能伴有乙状窦受累,可以导致出血性静脉性脑梗死,最常发生于颞叶,由 Labbé 静脉血栓形成引起。

影像检查的作用是确认胆脂瘤、描述其累及范围,并发现可能的并发症。对于最初和治疗后随访的影像检查,CT 仍然是最好的选择。MRI 可用于术前评估胆脂瘤所致的并发症的情况,如迷路炎和脑脓肿。

思考题

针对此患者,该如何治疗?

影像医师职责

慢性化脓性中耳炎和胆脂瘤均为慢性病变,对其做出正确诊断和疾病分类相对困难。只有在提示急性发作和可能并发中耳乳突炎时,特别是有临床或影像表现提示颅内和面神经并发症时,才能较容易地做出正确诊断和疾病分类。如果疾病类型提示为胆脂瘤,那么诊断报告中应该包含以下内容:

- 疾病主要的原发部位:中耳黏膜和乳突黏膜的状态,包括对鼓膜、鼓环、Prussak 间隙、鼓室窦、面神经隐窝、圆窗和前庭窗龛、鼓室上前隐窝、前鼓室、下鼓室、乳突窦、中央乳突管、相关的气房、中耳顶和乳突顶等。邻近骨结构的状态,包括鼓室盾板、听小骨、Koerner 间隙、中央乳突管、相关气房的壁、乙状窦板、前庭窗和圆窗骨质的完整性和骨性半规管的情况(外半规管是最常受累部位)。

- 扩散至乳突和中耳之外的可能性:中耳和乳突顶的情况,迷路周围气房。

- 面神经并发症:对穿过颞骨骨性管道的面神经的评估,包括黏膜状态和邻近面神经管的乳突气房。

- 向内耳的蔓延:前庭窗形态和圆窗、前庭窗、耳蜗、SCCs 骨质的完整性。

- 可能对手术非常重要的正常解剖变异:面神经管走行和骨质完整性,颈静脉球的位置和骨质完整性,穿过乳突的异常静脉,内耳道的走行,颞骨气房的发育状态,沿鼓室上隐窝切开术的常用路径有无充足的入路空间?

- 颅内扩散和相关的并发症(常在复杂疾病中出现):乙状窦、颈静脉球、Labbé 静脉和其他主要硬脑膜静脉窦是否通畅,颞叶和小脑半球下面的形态,硬脑膜/软脑膜反应性病变或髓外脓肿或脑积水的迹象。

临床医师需知

- 对于胆脂瘤来说,影像检查更重要的是确定疾病范围,而不是做出明确诊断。

- 只表现为软组织改变对疾病来说是非特异性的,并且不能排除慢性侵蚀性中耳疾病。

- 大多数病例只需行 CT 平扫。

- 在显示黏膜病变方面,影像学能力有限。

- 影像报告应该保证准确,并且应该回答疾病的累及范围这一重要临床问题,因为其可能影像治疗方案的确定。

- 影像报告应该描述可能影响制订手术计划的正常解剖变异。

- 慢性疾病的急性并发症可能需要行增强 CT 和增强 MR 检查。

思考题答案

此患者病变广泛并且已达晚期,导致无法挽救耳部功能。治疗目标是预防颅内并发症,试图挽救面神经并缓解前庭症状。

患者将被收入院并且开始经验性抗生素治疗。可能行开放式乳突根治术,尽量多得切除胆脂瘤,特别是位于面神经膝周围和前面、面神经管残余部分、乙状窦板和乳突顶的病变。切除样本会被送去培养,然后根据培养结果选用更敏感的抗生素。通过药物治疗前庭症状。患者最终会出现骨化性迷路炎和内耳功能完全丧失。对于晚期患者来说,面神经功能恢复、胆脂瘤无复发、前庭症状缓解是令人满意的结果。但是如果面神经麻痹持续并且出现胆脂瘤复发,那么可能需要进一步的根治性手术切除更多的胆脂瘤,用骨片闭塞中耳和乳突,还可能需要清除黏膜,闭合咽鼓管。

> **深入学习**
>
> 请参阅 Mancuso 和 Hanafee 编著的《Head and Neck Radiology》第 111 章。

(胡丽丽 刘 静 郑晶晶 赵 博译 张雪宁校)

临床病史 患者,女,38 岁,严重左侧头痛 3 天,伴左面部痛、复视 24 小时。体检发现左侧第 Ⅵ脑神经麻痹症状。CT 图像如下:

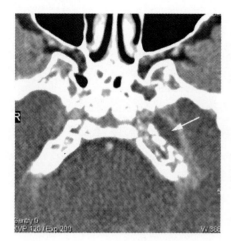

图 3.8A

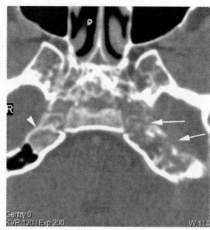

图 3.8B

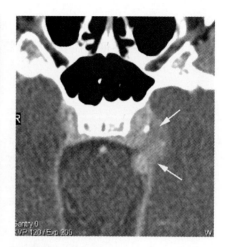

图 3.8C

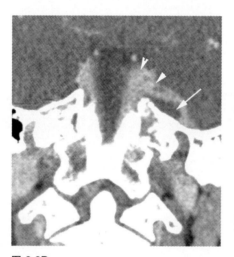

图 3.8D

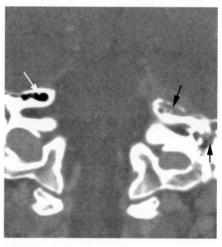

图 3.8E

影像表现

图 3.8A 增强 CT 图像显示沿岩骨边缘可见硬膜外脓肿(箭)。

图 3.8B 骨成像显示与对侧正常骨皮质相比(箭头),左侧岩尖骨皮质受侵蚀(箭)。

图 3.8C 可见广泛的硬脑膜强化,其范围明显超出硬膜下脓肿(箭)。

图 3.8D 冠状面图像显示硬膜外脓肿(箭)和弥漫的硬脑膜蜂窝织炎。

图 3.8E 图中正常侧所示的气房(白箭)是此病的扩散路径,中耳和乳突疾病可以通过此气房扩散到岩尖(黑箭)。

相关解剖 掌握岩尖区的解剖和气房的发育很重要,另外理解第 Ⅴ 和Ⅵ对脑神经与岩斜裂区及颈内动脉岩段的关系对诊断疾病也很重要。

鉴别诊断 岩尖胆固醇囊肿,岩部黏液囊肿。

最终诊断 岩尖炎伴硬膜外脓肿,硬脑膜蜂窝织炎伴左侧第 Ⅴ、Ⅵ脑神经受累。

讨论 岩尖黏膜疾病是获得性炎性病变,通常沿气房到达岩尖。本质上与发生在中耳和乳突的疾病相同。由于其特殊位置和对邻近结构的侵犯会导致出现相应的临床表现。岩尖黏膜病变可能表现为单纯的黏膜增厚伴或不伴活动性炎症,病变可以出现强化。细菌或真菌感染可以导致局部骨侵蚀,此时黏膜病变也会更加严重, 正如在融合性中耳乳突炎中所见的一样;这个过程被称为急性或亚急性岩尖炎和早期骨髓炎。如果不予治疗,病情会相当严重,可伴发危及生命的并发症。感染性岩尖炎可进展引起鼻咽部脓肿或硬脑膜蜂窝织炎,然后形成硬膜外或硬膜下积脓。此病可以沿着静脉向硬脑膜窦扩散,并且出现累及脑和蛛网膜下腔的严重并发症。脑部受累被认为是由岩尖炎症的直接蔓延所致。在 MR 上,岩尖胆固醇囊肿可以表现出特征性信号改变,岩部黏液囊肿可出现骨质退化重塑,但是没有炎症表现。

思考题

1.什么是 Gradenigo 综合征?

2.此病该如何治疗?

影像医师职责

单纯性黏膜疾病通常不需处理,所以在报告中提及即可。但是出现骨质侵蚀伴硬脑膜蜂窝织炎,硬膜外脓肿和(或)硬脑膜窦血栓性静脉炎时,应该与临床医师紧急沟通。

临床医师需知

● 是否能够确诊岩尖感染,是否能与小气房黏膜鉴别?

● 病变范围、相关并发症的范围,包括积脓,血管闭塞性和感染性并发症,以及累及大脑的并发症。

● 与周围解剖结构的关系,最好联合 CT 和 MRI 进行确定。

● 如果已行 CT 扫描,确定可能的引流路径。

● 可能使手术复杂化的因素,如高位颈静脉球和乳突变异。

● 如果没有岩尖感染,最可能的诊断是什么?

● 随访可能需要的和首选的影像检查方式。

思考题答案

1.出现耳漏、头痛和复视的临床三联征,被称为 Gradenigo 综合征。复视继发于第Ⅵ脑神经受累。

2. 必须确定导致真性岩尖炎的感染性疾病的病因,并且选择合适的抗生素治疗。手术适应证包括可行引流的岩尖黏膜囊肿,并发脓肿和脑神经进行性受损。手术的方式是通过颞骨入路将病变清除。可直接经迷路入路(通常是经耳蜗入路),此方式是最安全和最简单的。还可根据影像图像选择合适的手术入路。CT 多层面重建和 3D 重建在制订手术引流计划以及明确引流路径与颈内动脉、颈内静脉、迷路的骨性结构的关系中具有重要作用。

> **深入学习**
>
> 请参阅 Mancuso 和 Hanafee 编著的《Head and Neck Radiology》第 112、13 章。

(胡丽丽 刘 静 郑晶晶 赵 博译 张雪宁校)

临床病史 患者,男,37 岁,出现慢性渐进性头痛 2 年,近期右耳出现满涨感和听力减退。查体示:右侧中耳浆液性渗出伴传导性听力丧失。部分 CT 及 MR 图像显示如下:

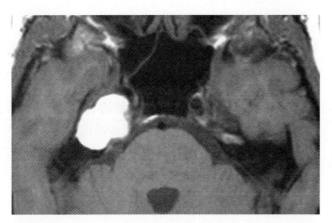

图 3.9A

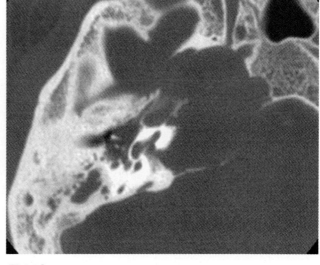

图 3.9C

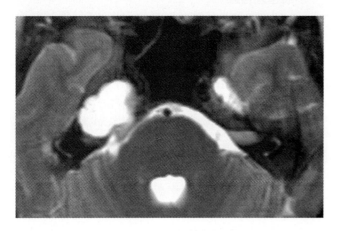

图 3.9B

影像表现

图 3.9A~C 平扫 T1WI(图 3.9A)显示颞骨岩尖膨胀性肿块,等同于脂肪信号或更亮。T2WI(图 3.9B)显示肿块内为液性成分,但无证据显示肿块为异质性或血肿。CT(图 3.9C)示颞骨岩尖骨质慢性重塑及颈动脉管大量脱钙。

手术结果示胆固醇沉着。由于病变堵塞咽鼓管骨部,所以 MR 检查可见中耳及乳突混浊。

相关解剖 解剖关注的重点是岩尖和乳突气房的发育情况,其过程与岩尖内气房的发育过程相似。同时,也有必要了解第 Ⅴ、Ⅵ 对脑神经与岩斜裂区及颈动脉管岩段之间的关系。

鉴别诊断 岩尖黏液囊肿或表皮样囊肿。

最终诊断 岩尖胆固醇肉芽肿。

讨论 岩尖胆固醇肉芽肿是一种源于周期性出血的血液分解产物及气化岩尖内胆固醇结晶堆积引起的获得性无菌性炎症反应。反复出血进入气化岩尖导致胆固醇及其他终末期血液产物的堆积。出血可来自于炎性黏膜和(或)颅底骨髓间隙的血管渗漏。周围骨质可发生退化性重塑。膨胀性肿块也可压迫第 Ⅴ、Ⅵ、Ⅶ、Ⅷ 对脑神经,并紧贴包括硬脑膜窦,颈动脉和颈静脉等主要血管。如先前描述,当多种脉冲序列显示囊肿及残留血液产物信号强度的特征性改变时,MRI 可得出胆固醇沉着的明确诊断。CT 对确定骨质是否裂开帮助很大——骨质是否裂开这一因素有时会用作决定手术时机与路径。

气房至岩尖通道阻塞可导致黏液囊肿。黏膜分泌物将导致岩尖扩张,但不伴出血。黏液囊肿通常在

T1WI 像呈低信号,T2WI 高信号, 若未并发感染则无扩散受限。增强扫描显示光滑的边缘强化效应。

表皮样囊肿起源于外胚层,其内仅衬有复层扁平上皮, 由胚胎发育过程中异位的上皮成分内容物所致。表皮样囊肿常边界清晰且表面呈分叶状或不规则结节状。囊肿内常填充有富含胆固醇的、来自囊壁角蛋白脱落的蜡状碎片。表皮样囊肿在 T1WI 及 T2WI 上信号与脑脊液相等, 增强未见强化;DWI 图像显示扩散受限。偶尔, 在 T1WI 上显示为高信号。

以上讨论的病变 CT 表现均相似,呈光滑分叶状膨胀性及典型低密度(尽管极少表皮样囊肿表现为高信号)的肿块;进一步鉴别其他良恶性岩尖病变与这些病变时需行 MR 检查。

思考题
1.这种情况下,CT 起何作用?
2.这种情况下何时以及如何治疗?

影像医师职责
本病为慢性发展,定期报告即可。如考虑有软骨肉瘤的可能,则需要与临床医师进行确认。若出现感染并发症,则必须直接与临床医师沟通。骨裂使囊肿破裂的可能性增高,因此需要耳鼻喉科和(或)神经外科医生对患者行适当及时的处理。

临床医师需知
- 若诊断排除了胆固醇沉着或岩尖黏液囊肿;其他可能的诊断是什么?

- 若行 CT 扫描,了解与周围解剖结构的关系及可能的引流途径。
- 增加手术复杂性的因素,如乳突内高位颈静脉球变异。
- 是否需要进一步随访;若需要,随访的最佳方式。

思考题答案
1.仅用 CT 无法鉴别这一部位的病变。CT 是判断骨开裂范围的极佳手段,同时对手术方案的计划也必不可少。由于进展性骨裂是最终选择手术治疗以降低颅内破裂风险的标准,因此当选择非手术等待观察及引流时,常用 CT 进行随访。因 CT 比 MRI 对引流通道显示更确切,所以当怀疑复发时,CT 对引流后观察也很有用。

2.若无症状,则患者需每 1~2 年行影像学检查以监测骨壁。一旦骨骼失去矿质,颅内破裂的风险就会增加,并且可能需要积极干预。手术指征包括复发或进行性脑神经损伤、持续头痛或耳痛以及有颅内破裂的风险。手术治疗是通过颞骨或蝶窦取出病变。若迷路功能差,那么经迷路,经耳蜗入路最安全最简便。若迷路功能完好,则采用经乳突-迷路下入路。高分辨率 CT 及 3D 和多层面重建可提供最详实的沿颞骨长轴的信息,有助于确定这些通道的解剖情况及其与毗邻血管的关系。

> **深入学习**
> 请参阅 Mancuso 和 Hanafee 编著的《Head and Neck Radiology》第 113、8 章。

(李　静　郭　琪　赵　博译　张雪宁校)

临床病史 患者,男,67岁,糖尿病未控制,伴严重的右耳疼痛,轻度肿胀及轻度耳漏。CT图像显示如下:

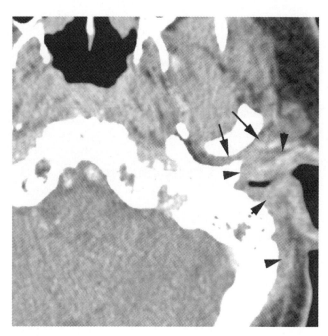

图 3.10A

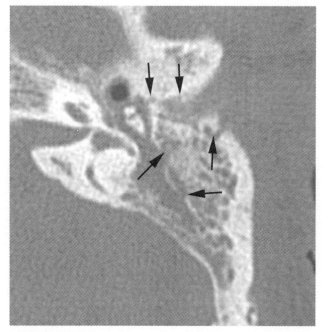

图 3.10B

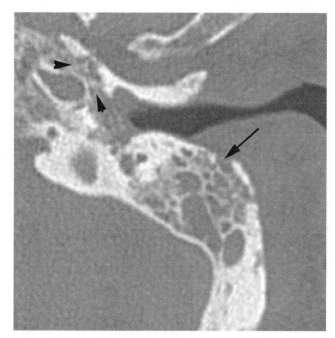

图 3.10C

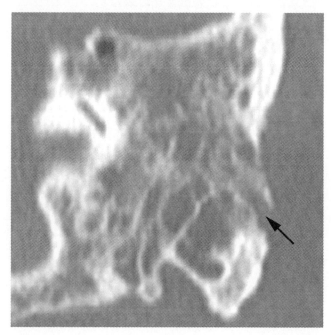

图 3.10D

影像表现

图 3.10A　外耳及沿乳突(箭头)与颞下颌关节后方(箭)广泛的软组织肿胀。

图 3.10B　沿外耳道前壁广泛骨侵蚀及乳突多发骨侵蚀。

图 3.10C　沿岩鼓裂骨侵蚀(箭头),累及乳突皮质。

图 3.10D　冠状位重建显示乳突外侧受累。

鉴别诊断　岩尖感染、较普遍的颅底骨髓炎、较罕见的炎症如 Wegener 肉芽肿及朗格汉斯细胞组织细胞增生症。

最终诊断　坏死性(恶性)外耳道炎(NOE)。

讨论　NOE 是外耳道软组织的一种播散性坏死性感染,可导致整个颅底骨髓炎。多发生于老年糖尿病患者,致病菌常为铜绿假单胞菌。也可发生于其他免疫功能低下的患者,少数由金黄色葡萄球菌、奇异变形杆菌及曲霉菌等病原体引起。NOE 首先发生于软组织,继而由骨膜蔓延方式由外向内影响骨质。初期表现为外耳道内及周围非特异性软组织肿胀。接着表现为岩鼓裂骨质脱钙,且随后沿颞骨鼓部内侧浸润至与岩部的接合点。病程晚期将沿颞骨乳突及岩部骨膜表面蔓延,常沿咽鼓管至岩尖及后颅底,达斜坡。症状明显的骨膜下或其他脓肿形成罕见,提示病因为假单胞菌或大量化脓菌的重复二次细菌感染。严重的蜂窝织炎可累及咀嚼肌间隙及咽旁间隙。这可导致咽旁间隙,咽后间隙和(或)咀嚼肌间隙脓肿。颅内播散是本病的晚期表现, 由于使用高效抗假胞菌抗生素,此情况并不常见。

CT 对判断是否有骨侵蚀具有优异性——骨侵蚀是建立初步诊断及判断骨髓炎程度的关键因素。CT 也能很好地显示软组织疾病的范围。MRI 对软组织改变、硬膜增强及髓质骨改变显示较好较清晰,对骨质改变却不敏感。

临床表现及影像学可区分鉴别诊断中提到的病变与 NOE。

思考题

这种情况下有效的治疗和检查措施是什么?

影像医师职责

若之前临床未考虑为感染,那么应该与临床医师口头交流,并常规报告。

临床医师需知

- NOE 的诊断是否明确,有无其他病因?
- 若不是 NOE 感染,则最可能的诊断是什么?
- 影像学可用来观察确定抗生素治疗的疗效。

思考题答案

20 多年来, 头孢菌素及喹诺酮类药物可有效治疗 NOE。抗生素出现之前,该病死亡率接近 20%,而且作为治疗计划的一部分,患者需频繁接受病变部位手术。本病对药物治疗反应最好。

临床 NOE 治疗后随访,其影像学检查主要依靠 SPECT 成像。CT 及 MRI 可用于早期评价治疗效果,但在长期检查中评价疗效作用较小。骨放射性核素成像可用于确立监测疗效的基准。一般来说,放射性核素成像正常后抗生素治疗仍继续, 以使复发概率最小化。

> **深入学习**
>
> 请参阅 Mancuso 和 Hanafee 编著的《Head and Neck Radiology》第 114、14、16 章。

(李 静 郭 琪 赵 博译 张雪宁校)

临床病史 患者,男,70岁,头疼、发热及右面部疼痛。无糖尿病史。该患者因慢性阻塞性肺疾病曾使用过类固醇药物。

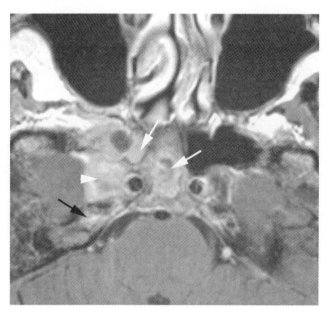

图 3.11A

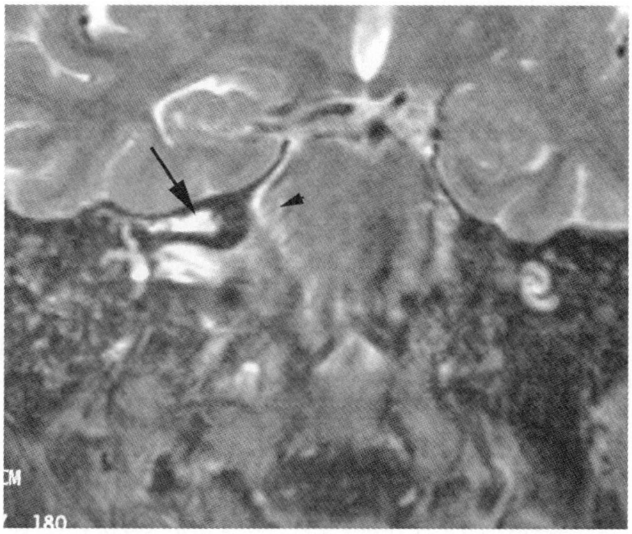

图 3.11C

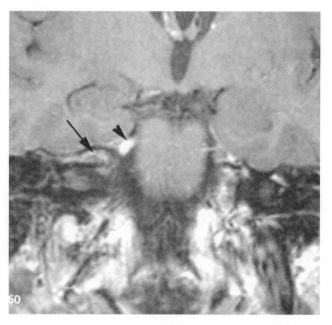

图 3.11B

影像表现

图 3.11A 增强 T1WI 显示蝶窦内疾病(白箭)蔓延至邻近海绵窦(箭头),向后至岩尖(黑箭)。

图 3.11B 冠状位 T1WI 显示该病从蝶骨蔓延至上迷路气房(箭)。同时注意三叉神经炎性增粗(箭头)。

图 3.11C 冠状位 T2WI 显示岩尖气房黏膜增厚(箭)和三叉神经根部水肿(箭头)。

该病例活检证实为来源于蝶窦的真菌性颅底骨髓炎。

鉴别诊断 坏死性外耳道炎(NOE)的非特异性表现、原发和转移性颅底恶性肿瘤或为鼻咽癌等邻近颅底的恶性病变、罕见炎症如 Wegener 肉芽肿、其他肉芽肿性疾病,如结核病或类肉瘤病及朗格汉斯细胞组织细胞增生症。

最终诊断 真菌性颅底骨髓炎。

讨论 除了与 NOE 相关的骨髓炎,其他颅底骨髓炎少见。常见的感染途径仍是中耳或乳突,但该病常双侧发生且较对称,因此感染也有可能来源于鼻咽、咽鼓管或蝶窦。往往不能证实原发感染部位及特异性病原体。金黄色葡萄球菌、沙门菌、奇异变形菌、曲霉菌/毛霉菌病和放线菌病为常见的病原体。隐球菌及芽生菌病为少见的病原体。患者常年纪较大且伴免疫功能不全,但一般无糖尿病。

如 NOE 所见,颅底骨髓炎是一种播散性坏死性软组织感染,可继发影响骨质。原发骨髓炎始于骨质,并向周围播散。初期表现为咽旁间隙和鼻咽内非特异性软组织肿胀,随后出现骨质脱钙。骨破坏部位多变,常双侧发生且范围较广泛。在一些病例中,骨髓炎与 NOE 的影像表现相似,但患者无糖尿病病史且致病菌也非假单胞菌。骨质改变有硬化及硬化与溶解相混合两种类型。在病变晚期可有严重的蜂窝织炎,累及咽旁间隙及咀嚼肌间隙,并最终导致症状明显的脓肿或软组织坏死。颅内播散常局限于硬膜及硬膜外隙形成蜂窝织炎和(或)脓肿。

思考题

这种情况下,影像学在诊断和治疗中起何作用?

影像医师职责

若临床未诊断感染,影像上诊断可能为感染时,应积极与临床医师口头沟通(此病可威胁生命)。

临床医师需知

● 颅底骨髓炎的诊断是否明确,有无 NOE 或其他疾病的可能?

● 若确诊为颅底骨髓炎,了解疾病的累及范围。

● 若不是颅底骨髓炎或 NOE 感染,最可能的诊断是什么?

● 影像学可用来评价抗生素治疗的疗效。

思考题答案

影像学对颅底骨髓炎的诊断与治疗的作用至关重要。CT 对判断是否有骨侵蚀及侵蚀程度帮助较大,这也是确立初步诊断及判定骨髓炎程度的关键因素。来自鼻窦毛霉菌病的颅底骨髓炎,由于真菌入侵管道造成的骨质受累发生在疾病晚期。CT 及 MR 均能较好地显示软组织疾病范围,且 MR 优于 CT。MRI 在显示颅骨骨髓腔病变范围及颅内播散范围方面亦有优势。

放射性核素成像使用镓或铟成像。放射性核素成像可用于诊断感染性病变或监测治疗疗效。在疾病随访上放射性核素成像也要优于 CT 和 MRI。放射性核素成像正常后抗菌/抗真菌治疗常要持续 6 周,以避免复发的风险。

> **深入学习**
>
> 请参阅 Mancuso 和 Hanafee 编著的《Head and Neck Radiology》第 115、14、16 章。

(李 静 郭 琪 赵 博译 张雪宁校)

临床病史 患儿,女,5岁,左耳后肿胀,不伴发热或明显疼痛。近来烦渴多尿。CT及MRI如下所示:

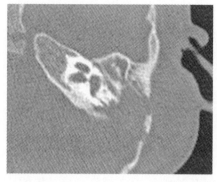

图 3.12A

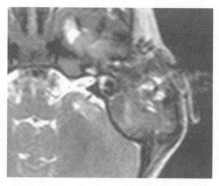

图 3.12B

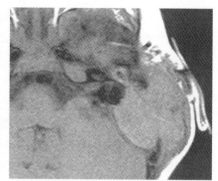

图 3.12C

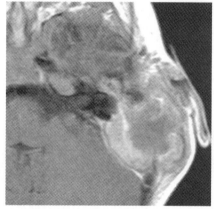

图 3.12D

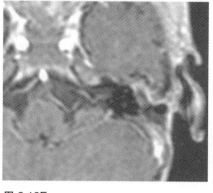

图 3.12E

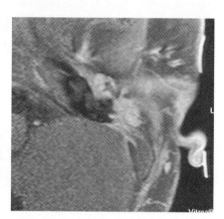

图 3.12F

影像表现 CT显示颞骨的溶解性病变,主要为乳突乙状板和外侧壁骨侵蚀及耳后软组织肿胀(图3.12A)。相应MRI显示病变信号强度及不均匀强化的肿块,治疗前病变延伸至中耳及颅内(图3.12B~D),治疗后如图所示(3.12E,F)。

鉴别诊断 横纹肌肉瘤、慢性或亚急性化脓性乳突炎、外耳道炎(NOE)、起源于其他感染性病原体的骨髓炎、Wegener肉芽肿、移植后淋巴组织增生性疾病。鉴别主要依靠患者的年龄及相关或易感的医疗环境。在该年龄段,以上列出的前两条是主要的鉴别诊断。

最终诊断 朗格汉斯细胞组织细胞增生症(LCH)。

讨论 该患者颅骨可见多处病变,左侧传导性听力丧失及糖尿病尿崩症。其中一处颅骨病变活检显示为LCH。

LCH是一种存在于表皮基层、支气管黏膜、胸腺上皮及淋巴结的抗原呈递细胞或树状细胞的疾病。LCH可分为三种临床类型,并可同时发生。包括以下内容:

• 急性散播性组织细胞增生症或Lettere-Siwe病:婴儿或儿童的急性爆发性全身疾病。

• Hand-Schüller-Christian病或综合征:儿童及少数成人的慢性爆发性多病灶全身疾病,可导致包括糖尿病尿崩症等器官功能障碍。

• 骨嗜酸性肉芽肿:表现为溶骨性病变。

该病病因尚不清楚,可能是对病毒抗原的异常免疫应答。该病可出现在淋巴结或节外。节外病灶常累及面颅骨且伴有溶骨性病变,尤其是颅盖骨、颞骨、下颌骨。LCH可见骨质受累,与转移性疾病、白血病及浆细胞恶病质表现相似,亦可同时合并慢性骨髓炎。骨内外组织常明显强化。

疾病好发于颞骨,尤其是乳突。如本病例所示,其与慢性或亚急性耳乳突炎、外耳道炎或乳突区肿块表现相仿或与之相关。然而若病变仅累及颞骨,由于表现与中耳炎相似,可能延误诊断。

中枢神经系统受累常是由于软脑膜病变累及下丘脑–垂体轴,表现为糖尿病尿崩症和垂体前叶功能障碍。

结合患者的发病年龄、无发热及其他败血症等临床征象有助于排除感染的诊断。移植后淋巴组织增生性疾病有移植病史,Wegener 肉芽肿 cANCA 可为阳性。活检可明确诊断。

思考题

这种情况该如何治疗?

影像医师职责

这些病例常与肿瘤或乳突炎表现相似;因此,尽早直接与主治医师沟通对进行组织样本的活检很有必要。若并发感染,需同临床医师紧急交流。

临床医师需知

● 非感染性炎性疾病的影像学表现可与恶性疾病及慢性感染相似。

● 当组织样本活检结果为"非特异性炎症"时,应综合分析做出诊断。

思考题答案

若肿块威胁重要结构或功能,孤立性嗜酸性肉芽肿可用刮治术和(或)低剂量放射治疗。大多数播散性病变使用类固醇和其他化疗药治疗,其中急进播散型预后不良。本病例的治疗进展见图 3.12E 和 3.12F。

> ### 深入学习
> 请参阅 Mancuso 和 Hanafee 编著的《Head and Neck Radiology》第 116、19 章。

(李　静　郭　琪　赵　博 译　张雪宁 校)

临床病史　患者,男,35岁,治疗细菌性脑膜炎时出现急性发作性耳鸣、听力丧失、头晕恶心及几次呕吐。查体:患者出现自发性眼球震颤。听力测试为双侧感音神经性耳聋(SNHL)。行MR平扫及增强扫描,如下所示:

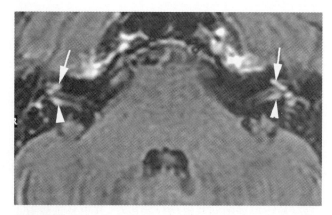

图 3.13A

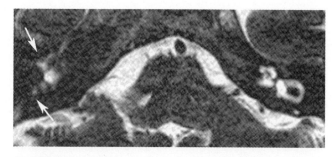

图 3.13D

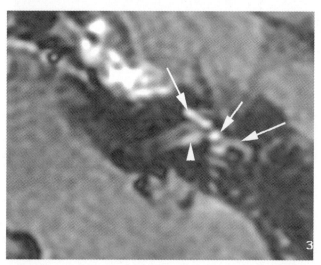

图 3.13B

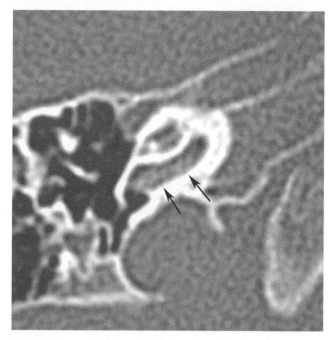

图 3.13E

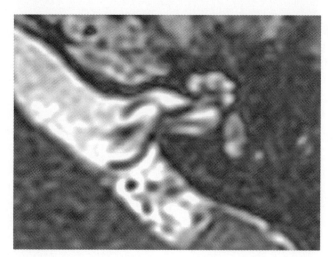

图 3.13C

影像表现　增强T1WI(图3.13A,B)显示多发迷路(箭)、脑膜、神经周围强化(箭头)。稳态图像(图3.13C)几乎无异常,但可反映渗出性迷路病变。图3.13D(MRI)和3.13E(CT)显示另一患者相同的疾病过程。

鉴别诊断　非感染性炎性迷路炎,导致此病的病因可能为:血管炎(神经血管病变)、免疫介导的病变,如肉状瘤病、Wegener肉芽肿、朗格汉斯组织细胞增生症或自身免疫疾病。

最终诊断　感染性脑膜炎性迷路炎。

讨论 中耳及乳突的急性化脓性细菌感染，可累及膜迷路和(或)耳蜗前庭神经(CVN)，导致内耳功能障碍；常与脑膜炎相关。如颅底骨髓炎、Lyme病及梅毒等慢性感染由于迷路炎也可引起内耳功能障碍。导致迷路炎的最常见感染很可能是病毒性神经炎，临床上通过观察疾病的治疗反应和结合相关临床表现常可做出准确的诊断。细菌性脑膜炎是出生后获得性SNHL最常见的原因，据报道其中 10%～14% 可引起永久性听力丧失。

侵袭性感染源沿 CVN 经圆窗或前庭窗、或从脑脊液经耳蜗导水管或内耳道入迷路。细菌内毒素和宿主反应(炎症介质)可累及迷路但却无细菌直接侵犯；这被称为浆液性/嗜酸性迷路炎。迷路感染性疾病也可由于是脑膜脑血管疾病而为血管源性。极少数可能由医源性镫骨切除术引起。

此患者可能是脑膜炎经耳蜗导水管播散，内耳道强化可反映此情况。

应首选 MRI 检查，因其可排除迷路及 CVN 所有段(如脑干段、池段、出管/孔段、颅外段)的病变。MRI 在排除与迷路炎表现方式相同的髓内病变上较 CT 更为敏感。但 CT 对中耳及乳突的显示较好。MR 对病变的扩散敏感，而 CT 对骨受侵敏感。

由于影像学表现相似，因此仅依靠影像学鉴别非感染性与感染性迷路炎有困难。其他的影像表现、临床表现、实验室表现及病史对鉴别诊断是有帮助的。

药物治疗依靠感染源的识别及特异性抗生素的应用。抗炎或免疫抑制治疗在非感染性疾病中也有作用。如果病因是急性中耳乳突炎，则乳突和中耳也需减压。

思考题
该病的并发症是什么，检测的最佳方式是什么？

影像医师职责
细菌感染性脑膜炎是内科急症，因此有必要与临床医师直接迅速沟通。如果脑膜炎复发，应找出经颞骨的感染入口。临床医师应该了解对于影像学检查正

常的患者并不能完全排除脑膜炎的可能，影像医师在报告中也应阐明这一点。

临床医师需知
● 病变累及迷路、CVN、脑桥小脑角硬脑膜或软脑膜是否造成患者出现症状？
● 膜迷路是否受累，如果受累，其受累的范围。
● 若出现神经病变，有可能是 CVN 哪段受累？
● 影像表现提示可能的病因是什么？
● 若病变有强化效应，是炎症还是感染性病变？
● 其影像表现是否提示有需要紧急处理的情况？
● 若没有器质性病变，可能的疾病诊断是什么？有无其他影像学表现可以指导医疗决策的制订？

思考题答案
迷路炎可导致不可逆的膜迷路炎症。内耳感染的滞后影响常是慢性、纤维-骨闭塞性迷路炎。迷路内正常液体及膜被纤维替换，并且由新生骨替代破坏的神经细胞和螺旋器。

CT 并不能完全反映迷路的纤维替代或者迷路被渗出液或血液填充的情况。但 CT 可以清晰显示钙化或新生骨导致的闭塞 (图 3.13D 和图 3.8E 示另一链球菌感染伴纤维-骨闭塞性迷路炎患者的 MR 及 CT 图像)。晚期的纤维-骨性闭塞最常见于有长期 SNHL 的患者。

稳态 MRI 迷路内正常液体信号消失为迷路的纤维被替代或纤维-骨性闭塞的表现。因此，稳态 MRI 须用于内耳评估，并且在病变早期较 CT 更敏感。

由迷路炎导致的完全听力丧失是耳蜗移植的一个指征。骨化导致的闭塞会使手术复杂化，可能妨碍耳蜗的完整植入。由于病变发展迅速，早期手术非常关键。

深入学习
请参阅 Mancuso 和 Hanafee 编著的《Head and Neck Radiology》第 117、13 章。

(李 静 卢平明 郭 琪 赵 博译 张雪宁校)

病例 **3.14**

临床病史 患者,男,35岁,农民。5年来渐进性听力丧失,逐渐加重,右侧较左侧更为严重。最近开始出现间歇性耳鸣。患者的哥哥也有同样的症状并且进行了手术治疗。查体:患者有混合性听力丧失,岬部失去正常的粉红色。右侧耳部CT图像显示如下:

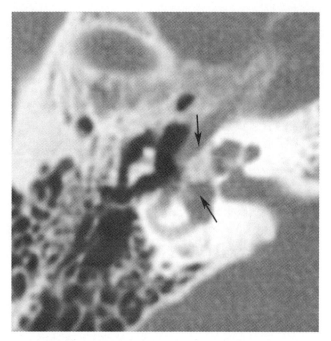

图 3.14A

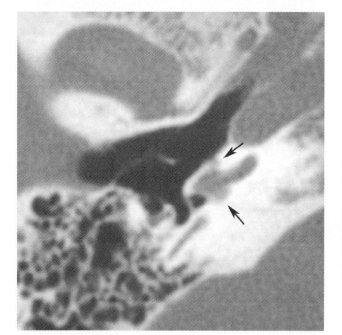

图 3.14B

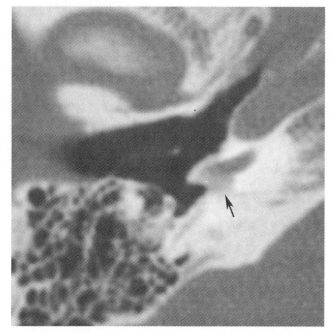

图 3.14C

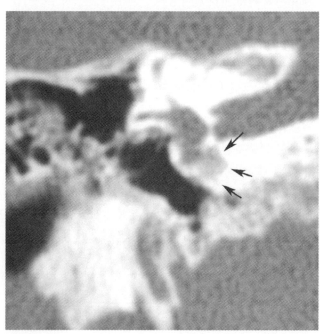

图 3.14D

影像表现

图 3.14A~D 窗前裂 [它是在成人颞骨迷路镫骨足板(前庭窗)前方的一个小裂隙]局部骨质吸收伴相关骨质增生。前庭窗及圆窗(箭)也出现骨质吸收。

鉴别诊断　Paget 病,成骨不全。

最终诊断　耳硬化症。

讨论　耳硬化症是人类耳囊(骨迷路壳)特有的疾病。该病主要见于白种人,此病在黑色人种少见,亚洲人种罕见。病变始于窗前裂区,成为溶骨性改变的中心。骨质溶解后在退化的骨内膜基质内发生骨质修复,导致骨密度及骨强度发生改变,同时也伴随有血管增多。在前庭窗处,此病理过程可以跨过环状韧带而使镫骨被固定。病变范围可超出内耳同时伴有膜迷路的损伤,临床上可出现 SNHL,耳鸣和眩晕。

此病通常首选 CT 检查,因为其对于骨质改变相当敏感,而且可以评估造成传导性听力丧失的其他病因。除了晚期的骨质改变 MRI 无法清晰显示外,MRI 对其余各期的病变均显示良好。MRI 检查发现该病,通常是因为观察到耳囊的异常强化。

Paget 病非常罕见,当颞骨出现异常时,病变实际上已不只限于耳囊。它也可多发累及其他骨。其特征性的表现如蓝色巩膜及患者年龄较轻等特点有助于与耳硬化症进行鉴别。但有时成年人也可以出现迟发或症状轻微的成骨不全。

思考题

1.与此患者类似的情况该如何进行临床评估,影像检查有何作用?

2.本病该如何治疗?

影像医师职责

耳硬化症是典型的慢性疾病,报告进行常规处理即可。

临床医师需知

● 是否有耳硬化症的证据?

● 如果考虑手术,是否有前庭窗或圆窗闭塞性耳硬化症的证据? 在耳蜗移植的病例中,是否有解剖上异常,包括鼓阶受侵和位于面神经耳蜗段与迷路段之间的耳硬化症?

● 如果没有耳硬化症,有诊断其他疾病的线索吗(如扩大的前庭水管,可能出现的镫骨分泌物,半规管裂或鼓室硬化)?

● 治疗后的影像表现应该注意观察镫骨假体的位置及听小骨的连续性。

思考题答案

1. 这些患者通常会出现进行性传导性或混合性听力丧失。可伴有耳鸣或头晕眼花。耳硬化症耳鸣可见搏动性的颜色微红的鼓室后肿块。岬的颜色异常是耳硬化症的特异性表现, 被称为透红征(Schwartze sign)。听力测试发现低频听力丧失,应考虑耳硬化症,尤其是不存在导致传导性听力丧失的病因时。当出现传导性听力丧失时,通常会有镫骨的反应缺失。影像检查只用于临床诊断存在疑问及波动性听力丧失的病例。

2. 研究发现氟化物对于耳硬化症的治疗很有价值。氟化铁替代羟磷灰石中的羟基形成氟磷灰石复合物可以抵抗溶骨性改变。口服药可以阻止传导性和感觉神经性听力丧失。通常在手术之前就会针对听力问题进行治疗。手术治疗主要是镫骨切除,包括切除镫骨上部结构并在镫骨底板处开一小孔,通过这个孔植入假体。治疗效果不满意以及晚期完全耳聋的病例,可以考虑耳蜗移植。这个手术很具有挑战性,因为解剖结构的变形和基底部的闭塞增加了电极放置异常的风险。

> **深入学习**
>
> 请参阅 Mancuso 和 Hanafee 编著的《Head and Neck Radiology》第 118、43 章。

(李　静　卢平明　郭　琪　赵　博译　张雪宁校)

临床病史 年轻患者,颞骨区肿块,病程呈进展性,且有轻度耳痛。

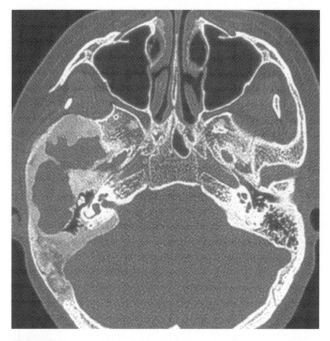

图 3.15A

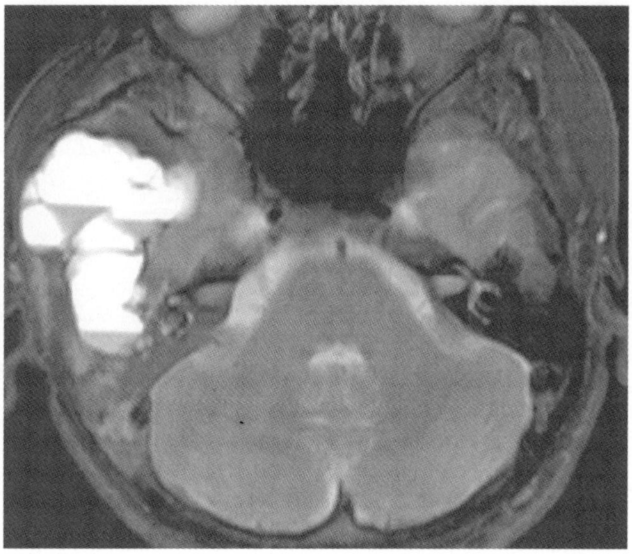

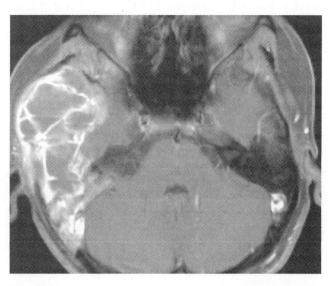

图 3.15C

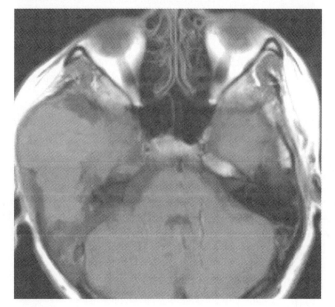

图 3.15B

图 3.15D

影像表现 CT(图 3.15A)显示颞骨扩大且主要呈毛玻璃表现,颞骨区多发囊肿形成。在 T1WI(图 3.15B)和 T2WI(图 3.15C)图像上,部分病变与脑实质信号比较呈低信号改变。T2WI 图像病变内可见液–液平面及多发囊腔,强化 T1WI 图像(图 3.15D)显示病变明显强化。

鉴别诊断 Paget 病、肉瘤。

最终诊断 纤维异常增殖症伴动脉瘤样骨囊肿。

讨论 该病主要影响全身骨骼,也可以仅发生于颞骨。除颞骨外,颅面骨也可发病。颞骨受累也可能是全身性疾病的一部分。疾病可以是发育性、代谢性、营养障碍性或反应性的。患者主诉、体格检查及伴随的功能缺陷表现多样,其引起的功能缺陷在其他颞骨疾病中也可见到。本病例中患者的主诉有一定特点。

纤维异常增殖症颞骨受累较面骨少见, 但也属常见情况。异常增殖骨向外生长的较典型的表现为乳突区肿块。疼痛,尤其是进展性疼痛,通常是周围结构受累的表现。转变成肉瘤或动脉瘤样骨囊肿的风险很小;但本例患者则为动脉瘤样骨囊肿。

行部分手术切除可以改善传导性听力丧失,或者是用来美容。

思考题

颞骨纤维异常增殖症的患者能见到哪些主诉或并发症?

影像医师职责

通常情况下,常很少存在或没有与本病相关的直接风险。有时颞骨的病变是在为其他目的做检查时偶然发现的。对于以颞骨的主诉来行影像学检查时,常规报告即可。若有并发疾病如继发性急性中耳炎伴颅内并发症时,则需要同临床医师直接交流。

临床医师需知

●疾病范围,其类型是否与已知的或可能的临床诊断一致?

●是否有表现可以特异性地解释患者的功能缺陷?

●是否存在可能造成疾病恶化期的某些缺陷?

●是否存在可能增加手术风险的因素?

●是否存在可能的进展性的并发症,如急性或慢性中耳炎或胆脂瘤?

思考题答案

纤维异常增殖症与感音神经性耳聋有关,当累及耳软骨囊时会出现眩晕,累及面神经管时会出现第Ⅶ对脑神经受压性麻痹。传导性听力丧失可能是由外耳道狭窄或中耳阻塞性病变引起,其中中耳阻塞性病变可能进展为慢性中耳炎和胆脂瘤。

> **深入学习**
>
> 请参阅 Mancuso 和 Hanafee 编著的《Head and Neck Radiology》第 119、40 章。

（李　静　郭　琪　赵　博译　张雪宁校）

临床病史 患者,男,21岁。因被棒球棒袭击右侧头部而送入急诊室。神志清醒,主诉头痛及右耳听力减弱。查体示:右侧面部下垂。头CT显示右侧颞叶挫伤。患者同时也进行了颞骨CT扫描,部分图像显示如下:

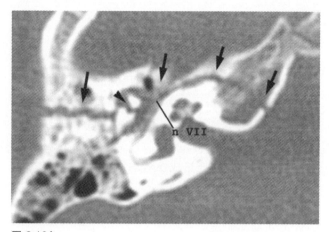

图 3.16A

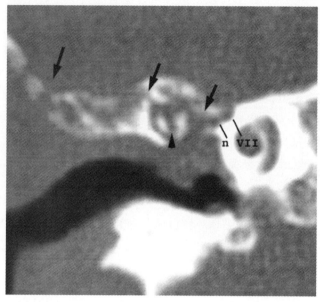

图 3.16B

影像表现

图 3.16A,B 患者有创伤后立即出现的面神经麻痹。骨折(箭)穿过外耳道顶延伸至岩尖,侵犯面神经膝神经节前段(第Ⅶ对脑神经)。同样有锤骨砧骨的破坏(箭头)。

鉴别诊断 无其他鉴别诊断。

最终诊断 颞骨骨折伴面神经损伤及听小骨毁坏。

讨论 颞骨创伤最常见由机动车事故,坠落,袭击,运动伤害所致的钝性暴力引起。锐性伤很少见。

骨折可累及面神经,可以是其内耳道内的部分,也可以是从膝状神经节至茎乳孔以外的部分。面神经损伤可见到神经横断,神经内血肿或水肿和(或)骨损伤累及神经。准确确定骨折的范围和面神经管内的骨碎片,对临床进行后期处理非常关键。面神经膝神经节前段或膝神经节后段是最常见的损伤部位之一,也是两个最难发现骨折的区域。面神经迷路段位于面神经管最细最紧的部分;面神经在管内水肿最易导致压迫性神经病变;因此,手术解压必须包括面神经管的这一部分,即使没有明显的损伤也应进行手术处理。

听小骨的破坏会出现锤骨头与砧骨体的分离以及听小骨的移位。镫骨脚骨折主要导致砧镫关节的损伤。

思考题

1.此患者该如何治疗?

2. 简要描述颞骨的其他损伤及它们的临床处理方法。

影像医师职责

后颅窝轴外血肿、明显的面神经管损伤及累及颈动脉管的骨折应该紧急报告,并与相关医师进行口头交流。其他的损伤可以立即报告,但无需进行直接交流,除非有发生脑膜炎的风险。

临床医师需知

● 后颅窝是否存在轴外血肿或大的轴内血肿?

● 有面神经管的损伤吗?

● 有颈动脉管和内耳道的损伤吗?

● 有广泛的颅内积气或者乳突或中耳的粉碎性骨折吗?

● 中耳和乳突与蛛网膜下隙之间有潜在沟通吗?

- 有听小骨的破坏吗？
- 有穿过内耳的骨折吗？
- 有累及颞下颌关节的骨折吗？

思考题答案

1. 患者可以进行类固醇观察治疗及神经功能监测。如果功能没有改善,可以实施手术减压。本患者实施了局部的迷路段减压。与此同时,也进行了听小骨的重建。患者的神经功能与听力都得以恢复。

2.其他损伤及其临床处理简述如下:

- 骨折累及横窦和乙状窦可能会造成后颅窝轴外血肿;后颅窝血肿是一种医疗急症。很多有这种损伤的患者死于事故现场。
- IAC 岩裂或与之相关的假性动脉瘤少见,但其可以继发导致血栓栓塞。
- 蛛网膜下隙可以通过鼓室外壳、镫骨底板及前庭窗的骨折,或者圆窗周围的损毁与中耳沟通。创伤后可能出现脑脊液耳漏,脑膜和颞叶疝入中耳腔。如

果存在硬膜撕脱或皮质完整性丧失,则患者愈合恢复是相当缓慢的。脑膜可以产生搏动并突入中耳腔,从而形成一个团块妨碍听力的传导。如果出现脑脊液耳漏,β2 转铁蛋白实验为阳性。即使很微小的颅腔积气也提示有硬膜撕脱。如果药物治疗一星期后脑脊液漏仍然没有停止,发生脑膜炎的可能性将增加,这通常需要手术治疗。在发现脑膜脑膨出方面,MRI 比 CT 更有用,脑膜及脑组织通过相关的结构缺损膨出,通常出现较晚,表现为传导性听力丧失或脑膜炎。

- 累及内耳的骨折可以导致感音神经性耳聋和前庭症状。听力丧失需要紧急干预及恢复性治疗。通过前庭恢复技术,前庭症状预后良好,可以完全康复。
- 骨折也可以累及骨性咽鼓管引起长期慢性咽鼓管功能障碍并继发慢性中耳炎。

深入学习

请参阅 Mancuso 和 Hanafee 编著的《Head and Neck Radiology》第 120 章。

(李　静　卢平明　郭　琪　赵　博译　张雪宁校)

临床病史 患者,男,28 岁。出现渐进性左耳听力下降。查体:双侧外耳道狭窄,该患者经常在冷水中游泳和冲浪。CT 图像显示如下:

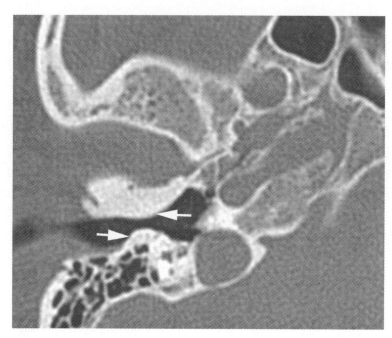

图 3.17A

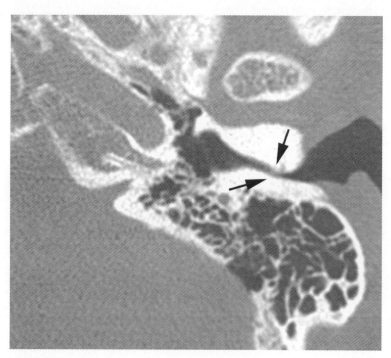

图 3.17B

影像表现

　　图 3.17A,B　双侧外耳道骨质增厚(箭),左侧较右侧厚。骨质呈环形增厚,左侧外耳道几乎闭塞。

鉴别诊断　单从病史及临床查体结果考虑,需要鉴别的疾病很多。然而,通过影像检查则可以诊断该病为因长期暴露在冷水中所致的外耳道反应性外生骨疣。

最终诊断　"冲浪者耳"(反应性骨炎)。

讨论　该患者大约于 10 年前开始冷水冲浪。左侧外耳道明显变窄,导致部分传导性听力丧失。该病的病理生理学尚不明确。据观察,冷水冲浪(及潜水)比温水运动更俱发展为此病的倾向。骨性外生骨疣可以完全或部分累及耳道。耳道受累可以导致液体、碎片及耳垢的积聚,使继发感染的概率更高,且患者早期即出现传导性听力丧失。由于深部耳道不能清洁完全,因此其发生感染后难以治疗。尽管绝大多数患者在发展为感染或听力明显丧失前并无症状,但有些患者也可出现耳痛。

　　外耳道骨瘤与其他部位带蒂骨瘤表现相似,但与冷水冲浪无关。

思考题

如何治疗该病?

影像医师职责和临床医师需知

　　●影像学解释外耳道狭窄的原因(包括最可能的病因在内)是基于组织学特征的。

　　●关于并发症和鼓膜、中耳及内耳状态的补充信息。

　　●临床活检能否安全进行。

思考题答案

　　彻底治疗是通过手术切除及钻孔移除多余骨。如果紧邻鼓膜的耳道受累,采用乳突入路来避免鼓膜损害。

　　最佳治疗是预防其发生,用耳塞避免外耳道与冷水冷空气接触。

> **深入学习**
>
> 请参阅 Mancuso 和 Hanafee 编著的《Head and Neck Radiology》第 121、38 章。

（李　静　郭　琪　赵　博译　张雪宁校）

临床病史 患者,男,68 岁。最近 18 个月出现右耳道病变,病变生长缓慢。因为没有疼痛所以没有进行医治。近几个月,右耳道出现少量出血,溢液及发痒。同时右耳听力减弱,咀嚼时出现疼痛。部分 CT 及 MR 图像显示如下:

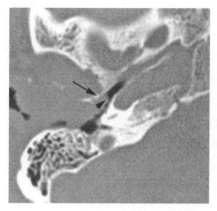

图 3.18A

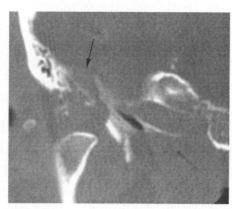

图 3.18B

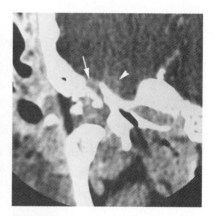

图 3.18C

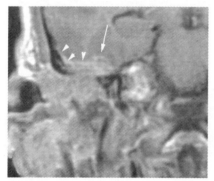

图 3.18D

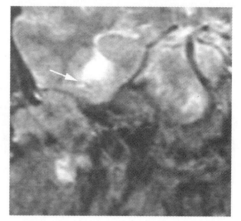

图 3.18E

影像表现

图 3.18A 可见外耳道的破坏,肿瘤沿着下鼓室(箭)蔓延,朝向骨咽鼓管(箭头)生长。

图 3.18B 关节窝与中颅窝底之间出现骨质破坏(箭)。

图 3.18C 增强颅脑 CT 显示病变向颅内扩散,可见锋利的硬脑膜面(箭),及可能的脑组织侵犯(箭头)。肿瘤与脑和硬膜之间分界不清。

图 3.18D 增强 T1WI 冠状位图像显示大部分颅内侵犯区可见反应性硬膜改变(箭头);同时也有软脑膜的强化(箭)。

图 3.18E T2WI 冠状位图像显示脑水肿。手术证实存在早期脑实质受累。

鉴别诊断 外耳道癌的鉴别诊断包括炎性外耳道炎尤其是坏死性(恶性)外耳道炎,慢性细菌性或真菌性颅底骨髓炎及化脓性感染。慢性肉芽组织可以与肿瘤表现类似,出现骨质侵蚀,外耳道胆脂瘤或阻塞性角化病也可以有类似表现。异物导致的反应性改变也能出现骨质受侵。外耳道骨瘤可与黏膜下癌表现相似。该部位的良性肿瘤很少见。对于儿童,应首先考虑横纹肌肉瘤的可能。

最终诊断 耳部晚期鳞状细胞癌伴颅内侵犯及颞下颌关节受累。

讨论 外耳道的鳞状细胞癌可发生于外耳道的任何部位,可能与慢性耳漏有关。肿瘤早期生长受到骨/软骨壁和鼓膜的限制;因此,癌可填满外耳道并紧附于软骨膜下或骨膜下。然后肿瘤侵犯软骨或骨,突破鼓膜至中耳和乳突。

一旦中耳受侵,肿瘤便可侵及咽鼓管、颈动脉、颈静脉窝及乙状窦板。

肿瘤可以通过中耳顶和乳突侵犯至颅内。在评价颅内病变范围方面,MRI 较 CT 更敏感。在骨质受侵之后,邻近的硬脑膜也随之受累,然后是蛛网膜、软脑膜,最后脑组织受侵。脑组织受累常提示预后不良。硬膜窦的闭塞可以引起脑静脉充血和脑梗死。

肿瘤向前下方生长可以侵犯颞下颌关节、咀嚼肌间隙、腮腺和咽旁间隙。腮腺包膜嵌入外耳道软骨部使腮腺受累。

15%~20%的鳞状细胞癌会出现淋巴结转移。观察淋巴结状态首选 CT 检查。局部淋巴结转移主要发生于腮腺淋巴结和颈部 2~5 区淋巴结。

在鉴别诊断中提到的其他疾病可出现类似的影像表现,尤其是慢性细菌性和真菌性骨髓炎伴肉芽组织增生,其表现可能与肿瘤相似。

思考题

1.哪些神经有发生肿瘤沿神经周围扩散的危险?

2.此患者该如何治疗?

影像医师职责

外耳道癌通常是慢性疾病。当出现继发感染或脑内并发症时,可能导致病情恶化,需要与相关医师紧急交流。报告必须包括肿瘤完整范围的信息。如果影像所示疾病类型与之前的诊断不一致,应该给出解决方案,如影像引导下活检。

临床医师需知

● 可疑的或组织学确认的临床诊断与影像表现一致吗?

● 骨受侵的准确范围,特别是肿瘤向内侧侵犯骨质的范围。

● 周围结构和间隙的受侵范围。

● 神经周围及血管周围播散的表现和范围。

● 有脑或脑膜受累的证据吗?

● 有播散性软脑膜-蛛网膜病变的证据吗?

● 其他大血管有风险或受累吗?

● 有局部淋巴结病变吗(腮腺淋巴结,颈部 2~5 区淋巴结,枕部淋巴结,乳突淋巴结,咽后淋巴结)?

● 有全身或远处病变吗?

思考题答案

1.沿面神经和下颌神经耳颞部分支至下颌神经干的神经周围扩散是此区域所有恶性肿瘤都可能发生的。面神经受累可播散至岩大神经。当腮腺上部和下颌骨周围区域受侵犯时,耳颞神经也有受累的风险;这可导致病变沿三叉神经分叉处、下颌神经干和其近端神经周围扩散。

2.手术和放射治疗是主要的治疗方法。二者常常联合应用。通常首先进行手术治疗。常用的手术方法是颞骨切除术,根据肿瘤累及范围可采用袖式切除术,外侧颞骨切除术、颞骨次全切除术和颞骨全切术。术后放疗的指征是晚期病变和存在神经周围扩散或肿瘤组织不能完整切除的患者。放疗也可用于姑息治疗。一般认为放疗本身对骨侵犯没有治疗作用。

> **深入学习**
> 请参阅 Mancuso 和 Hanafee 编著的《Head and Neck Radiology》第 122、24 章。

(李 静 卢平明 郑晶晶 赵 博译 张雪宁校)

临床病史 患者,女,48岁。出现搏动性耳鸣2周。查体:鼓膜后可见一蓝红色肿物。CT图像如下:

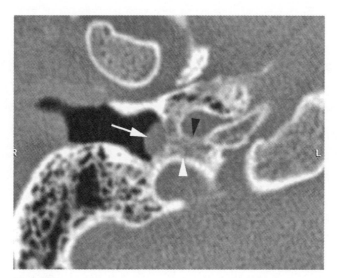

图 3.19A

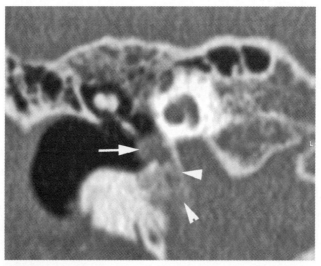

图 3.19B

影像表现 CT(图3.19A,B)显示下鼓室内边界清晰的软组织肿物(箭),伴有颈静脉窝与颈动脉管之间的骨侵蚀(箭头)。颈静脉孔和颈动脉管的骨皮质内侧面完整,但肿瘤沿骨皮质外侧面生长并导致其出现骨破坏。

鉴别诊断 根据临床评估应该考虑异常颈动脉和高位颈静脉球瘤的可能。根据影像表现,神经鞘瘤、偶尔发生的骨内或颅内外沟通的脑膜瘤、罕见血管瘤都应被列入鉴别诊断之列。

最终诊断 颈静脉鼓室型副神经节瘤。

讨论 起源于神经嵴的副神经节细胞可以发生副神经节瘤,通常为散发。根据肿瘤部位的不同,有不同的命名。它们可以是多中心的,与家族遗传性疾病和多发内分泌神经瘤综合征相关。

这位患者的肿物部分位于下鼓室/岬并延伸至鼓室小管(颈静脉窝与颈动脉管之间)。这个位置表明副神经节瘤可沿着Jacobson神经生长,它是舌咽神经的分支。副神经节瘤为良性肿瘤,但事实上总出现骨的轻微的侵蚀性改变,在图3.19B中清晰可见。如果肿物出现在更后方靠近面神经管降段,那么它有可能是起源于乳突(或下鼓室)小管内的 Arnold 神经的副神经节,Arnold 神经是迷走神经的一个分支。对于副神经节瘤患者,影像检查主要用于诊断和制订临床决策。CT 平扫可以清楚地鉴别血管球瘤与其他病变,如高位颈静脉球和畸形的颈动脉,后者还可出现与血管搏动同步的耳鸣。因为骨质变化在 CT 图像上显示最佳,所以 MRI 对初步诊断不太敏感。MRI 可以更好地显示强化效应与流空显现,可用于放疗后的随访。当诊断为副神经节瘤时,应该在其他已知的部位寻找伴随病变;最有效的方法为 CT 血管成像,将选出的图像进行后处理,从而分别显示双侧颞骨的细节。

与本病例影像表现类似的肿瘤有时被误认为局限于中耳腔,而被局部切除。患者的症状持续不缓解或手术后很快复发迫使重复治疗。

思考题
1.副神经节瘤的 Fisch 和 Mattox 分类是什么?
2.该患者如何治疗?

影像医师职责

副神经节瘤是常见的肿瘤,不需要与相关医师进行直接交流,但是如果已知要对中耳或后颅窝肿物进行手术活检,则应该与相关医师进行沟通。如果发现头颈部肿物,并且对其进行活检可以导致大出血时,在进行最初诊断的时候应该与相关医师进行讨论。

临床医师需知
● 如果不是副神经节瘤,其他最可能的诊断是什么?
● 如果诊断仍有疑问,那么下一步可选用什么研究或方法以便确诊?
● 如果是副神经节瘤,明确其完整的累及范围,因为这有可能改变治疗方法。
● 如果肿瘤扩展至中耳腔以外,肿瘤与颈动脉管和颈静脉窝的准确关系?
● 肿瘤是否局限于中耳,是否沿着下鼓室和(或)颈鼓小管、颈静脉窝与颈动脉管之间的下迷路出现扩散?

思考题答案
1.是 Fisch 和 Mattox 提出的一个非常合理的颞骨源性副神经节瘤分类系统。它构建了一个合理的框架来决定手术治疗是否与放疗相当或比放疗更加合理。

A 类:鼓室血管球瘤局限于中耳。

B 类:颈静脉鼓室型肿瘤起源于下鼓室和颈鼓小管的副神经节,侵犯中耳和乳突,侵蚀下鼓室及以下的骨质结构但不侵犯颈静脉球。

C 类:颈静脉球瘤起自于颈静脉球,侵犯周围骨质。根据肿瘤相对于颈动脉管及颈内动脉的关系将 C 类肿瘤分为 4 个亚型。

D 类:颈静脉球瘤有颅内播散,此类肿瘤根据瘤体大小和硬膜受累范围更进一步分成亚类。

2.此患者可进行手术或放射治疗。乳突切除或下方骨性鼓室环形切除是较常使用的手术方式。如果有必要话可进行听骨链重建。此患者选择了放疗,在超过 5 周的时间内进行 25 次治疗,总放射剂量达 4500cGy。搏动性耳鸣得以解决。随访示病变体积减小。

深入学习
请参阅 Mancuso 和 Hanafee 编著的《Head and Neck Radiology》第 123、33 章。

(李 静 郑晶晶 赵 博译 张雪宁校)

3.20 **临床病史** 患者,女,45岁。出现复视和右面部轻度疼痛。查体:右侧第Ⅵ对脑神经麻痹。MR图像显示如下:

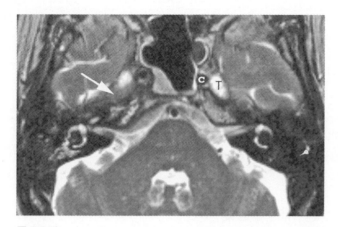

图 3.20A

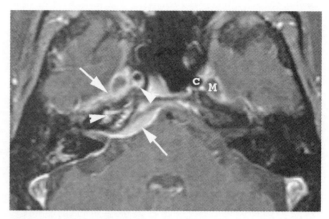

图 3.20C

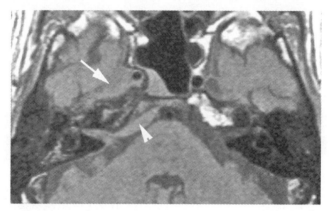

图 3.20B

影像表现 硬脑膜肿块(箭),肿物在T2WI图像(图3.20A)上与脑组织信号强度相同,在T1WI(图3.20B)图像上信号均匀,沿岩尖和斜坡前后表面的硬膜出现强化(图3.20C)。岩尖气房的改变可能是由于反应性黏膜病变(图3.20A中的高信号)和右侧乳突的炎症改变。然而,岩尖部骨内出现局限性播散并扩展至三叉神经池(T),颈内动脉海绵窦段受侵狭窄。沿内耳道和斜坡可见硬膜尾征,硬膜尾征可见于肿瘤或反应性改变。

鉴别诊断 类肉瘤病或其他肉芽肿性硬脑膜病变,根据影像表现考虑淋巴瘤和转移。

最终诊断 岩尖脑膜瘤伴骨内侵犯。

讨论 岩斜区脑膜瘤,起自斜坡或岩尖中部的蛛网膜绒毛。脑膜瘤可以大部分位于骨内;但大多数沿硬脑膜表面呈外生型生长。在这位患者中,脑膜瘤主要表现为斑块状肿物伴微小的骨内侵犯。

第Ⅵ对脑神经麻痹继发于Dorello管受累,肿瘤沿斜坡上部侵及Dorello管。面部的疼痛是由于脑膜瘤延伸至三叉神经池。根据病变和邻近结构受侵的范围,患者可以出现传导性听力丧失,这是由于咽鼓管阻塞或病变直接延伸至中耳和听小骨受累所致,或者由耳蜗前庭神经受累出现感觉神经性听力丧失或前庭症状。面神经受累可以引起面部无力。

当多个脉冲序列上均可见肿块典型的形态学特征和生长方式时,MRI可以提供明确诊断。淋巴瘤、移植后淋巴组织增生性疾病、Castleman病和肉芽肿性硬脑膜病变,如Wegener肉芽肿和类肉瘤病,通常不会局限于岩尖,但当它们比较局限并具有浸润性和硬脑膜基底形态时,这些疾病都应该在鉴别诊断范围之内。

思考题

1.脑膜瘤的诱发因素是什么?

2.此病例的鉴别诊断应包括哪两种感染性疾病?

影像医师职责

脑膜瘤不需要进行特殊报告,鉴别诊断中的其他情况可以导致渐进性的神经功能缺失,可能包括恶性肿瘤;所以,最初发现病变时及时与相关医师交流是明智的。

临床医师需知

● 岩尖部良性肿瘤或低流速血管畸形的明确诊断能否确立,是否有其他合理的不同诊断需要更进一步的检查,如脑脊液样本和(或)实验室化验(如cANCA)?

● 如果不是岩尖的良性肿瘤,最有可能的诊断是什么?

● 如果是良性肿瘤,骨内、颅内及颅外的全部病变范围?

● 与周围结构的特殊的解剖关系?

● 根据病变范围应采取何种最佳手术方式?

● 导致手术方法复杂化的因素,如高位颈静脉球和乳突的多样性?

思考题答案

1.脑膜瘤主要是散在发生且病因不明。患有多发性神经纤维瘤病(1 型、2 型或混合型)的患者比一般人患脑膜瘤的可能性要大。

2.颅底骨髓炎和岩尖炎。

深入学习

请参阅 Mancuso 和 Hanafee 编著的《Head and Neck Radiology》第 124、31 章。

(李 静 卢平明 郑晶晶 赵 博译 张雪宁校)

病例 **3.21**

临床病史 患者,男,53岁。6个月来出现左面部和眶后疼痛,并渐进性加重,用非处方止疼药控制不佳。同时有间断性复视,在就诊前5天复试频繁发作。查体:左侧第Ⅵ对脑神经麻痹及轻度面神经麻痹。CT和MRI图像显示如下:

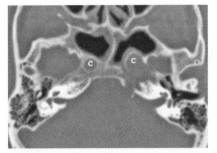

图 3.21A

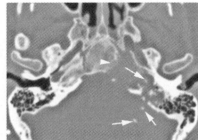

图 3.21B

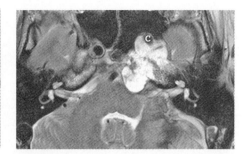

图 3.21C

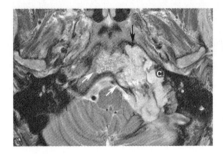

图 3.21D

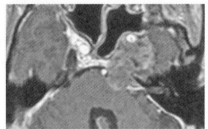

图 3.21E

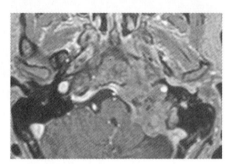

图 3.21F

影像表现

图 3.21A,B CT显示肿块侵蚀左侧岩斜区及颈动脉管(C)的骨质,伴有内部软骨样基质钙化(图3.21B箭)。斜坡的边缘相当锐利,与骨质破坏区之间只有很窄的过渡区,提示病变低级别的生物学行为。

图 3.21C~F MRI可以更好地显示肿物的范围,累及椎前间隙(黑箭)、斜坡(白箭)和后颅窝以及颈动脉(C)向前方移位。MR图像可以证实与过渡区相邻的正常骨质边缘锐利。T2WI图像示肿块内脑脊液样信号强度,可能与病变内多发软骨样基质钙化有关(图3.21C,D)。肿物强化不均匀,"实性"部分可见强化(图3.21E,F)。

鉴别诊断 临床上,岩尖病变需要进行鉴别诊断的疾病很多。胆脂瘤、黏液囊肿和表皮样囊肿,少见的突出的蛛网膜粒,少数良性肿瘤(脑膜瘤、神经鞘瘤和副神经节瘤)和恶性肿瘤(软骨瘤,罕见的转移瘤及鼻咽癌的播散)都可以发生于该区域。

最终诊断 岩尖软骨肉瘤。

讨论 软骨肉瘤起自岩斜缝附近或岩斜缝内,它来源于岩斜软骨附近的胚胎软骨的残留。肿瘤主要延伸至岩尖的外侧,一小部分向内侧侵至蝶骨基底部/上斜坡。当主要向内侧蔓延时,其扩散形式与软骨瘤相仿。根据病变的大小和范围,可能通过第Ⅻ对脑神经侵犯第Ⅲ对脑神经及其他的邻近结构,如硬脑膜、海绵窦、颈动脉、颈静脉和骨迷路。

当岩尖部骨破坏性病变的软骨基质T2WI信号强度与脑脊液信号相似时,高度提示软骨肉瘤。轻~中度强化提示高级别病变。

结合MRI与CT很容易鉴别岩尖胆脂瘤、黏液囊肿与表皮样囊肿、蛛网膜粒、少数良性肿瘤(脑膜瘤和神经鞘瘤)、恶性肿瘤和相对少见的可以侵犯岩尖的炎性病变。软骨瘤通常更靠近内侧,在斜坡的中央,肿瘤大部在T2WI图像上表现为脑脊液样的高信号,相对应的在CT上为液体样低密度。软骨瘤可以出现点状钙化,有时会与软骨肉瘤的钙化混淆。软骨瘤的强化程度低于软骨肉瘤。

思考题

此患者该如何治疗？

影像医师职责

软骨肉瘤通常进展缓慢；因此，如果诊断为岩尖软骨肉瘤，通常不需要与相关医师进行特别交流。一些少见情况，如并发有阻塞性脑积水或危险的肿块效应，应该进行口头交流。如果发现其他病因，如动脉瘤或可以导致血栓栓塞的情况，需要立即与相关医师进行沟通。

临床医师需知

- 是否可以明确诊断岩尖软骨肉瘤？
- 肿瘤在骨内、颅内及颅外的全部范围？
- 与周围结构解剖关系？
- 根据病变范围选择最佳手术方式。
- 会造成手术方法复杂化的因素，如高位颈静脉球和乳突的多样性。

思考题答案

可以联合应用手术与放疗。一些基本的手术方式已经得到改良。CT 与 MR 图像是制订手术计划的关键。可以联合应用这些治疗方法以减轻复发率，或增加手术切除的机会。CT 图像引导和 MRI 图像引导的手术允许对手术过程进行实时评估。这种影像引导可以对颈内动脉及内耳道的位置，以及内耳与探针之间的关系进行连续性的监测。

经乳突入路的术式仅用于活检。

经中颅窝入路的术式是经由颞骨下的颅骨切开术。迷路和颈动脉会妨碍更靠近足侧及中线的病变的完全切除。

经耳蜗入路是经迷路入路术式的扩展，在骨性耳蜗上钻孔，暴露至颈动脉岩段。

经鼻入路需要应用影像进行引导，内镜前颅底入路用于治疗更靠近中线的病变。受损的脑神经功能可能无法恢复正常。

放疗作为主要治疗可以使软骨肉瘤停止生长。最大直径小于 3cm 的病变可以应用立体定向放疗技术。条件允许时也可应用正电子束照射治疗。

放疗也用于辅助治疗以控制无法切除的残留肿瘤的生长，以减少肿瘤部分切除患者的复发率。

深入学习

请参阅 Mancuso 和 Hanafee 编著的《Head and Neck Radiology》第 125、39 章。

（李　静　郑晶晶　赵　博译　张雪宁校）

临床病史 患者,男,67岁。出现枕下,耳部及上颈部疼痛。患者曾于9个月前行扁桃体癌放射治疗。CECT图像如下:

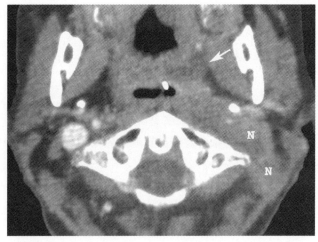

图 3.22A

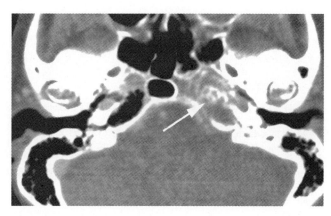

图 3.22C

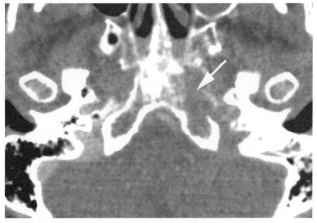

图 3.22B

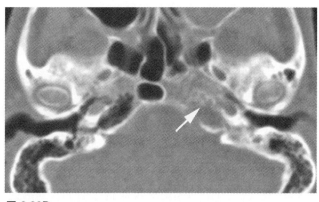

图 3.22D

影像表现 CT显示了在原发部位可能的复发病变(箭),及转移性、颈部、茎突后(咽周)和咽后结节(N)以及斜坡和岩尖的骨质受累。骨窗(图3.22D)示斜坡(图3.22B)及岩尖(图3.22C,D箭)的相关溶骨性改变。

鉴别诊断 软骨肉瘤、淋巴瘤及移植后淋巴组织增生性疾病、白血病及浆细胞恶病质、鼻咽癌或其他癌症、颅底骨髓炎。

最终诊断 复发的扁桃体癌,转移至咽后及咽周淋巴结并节外播散至颅底。

讨论 CT与MRI检查在评定岩尖可疑恶性病变上是互补的。MR对软组织范围显示较好,CT则对显示骨的侵犯与破坏有优势。此患者已知有扁桃体癌治疗史,有明确的转移性淋巴结肿大,同时有局部复发伴直接蔓延至颅底和左侧岩尖。本病例中,第V和VI对脑神经可能已受累,尽管此时临床上患者还没有出现相应的脑神经症状。病变向后蔓延可以累及第VII和VIII对脑神经,最后至迷路。鼻咽癌的表现形式与其有相似之处。尤其是当感染为无痛性过程时,颅底骨髓炎与恶性病变很难区分。

思考题
核医学成像在岩尖恶性病变上的作用是什么?

影像医师职责

如果可能为恶性肿瘤或感染,且存在临床未预料到情况,则有必要与临床医师进行交流。当出现并发症时,如阻塞性脑积水或威胁脑干的肿块,应该进行口头交流。

临床医师需知

- 诊断岩尖恶性病变的可信度。
- 病变是原发于岩尖还是颅底,是否是鼻咽癌的播散、是否存在神经周围播散,或有远处转移,或病变是否为全身恶性病变的一部分?
- 是否存在其他诊断的可能,如颅底骨髓炎?
- 肿瘤骨内、颅内及颅外的完整范围?
- 与周围解剖结构的特殊解剖关系?
- 通过影像引导或手术行组织取样的最佳途径?

- 进一步行影像学检查是否有助于确立诊断和(或)证实病变为全身疾病过程的一部分?

思考题答案

放射性核素显像主要是用来寻找其他的转移病灶或淋巴瘤、白血病或浆细胞恶液质的证据以鉴别诊断和寻找组织取样的合适部位。选择 FDG-PET 或骨扫描是由临床的情况决定的。

当组织样本回报"炎症组织"时,提示神经周围的反应性改变,也提示颅底骨髓炎或 Wegener 肉芽肿的可能性很大。镓或白细胞显像可以确诊感染。

> **深入学习**
>
> 请参阅 Mancuso 和 Hanafee 编著的《Head and Neck Radiology》第 126、42 章。

(李 静 卢平明 郑晶晶 赵 博 译 张雪宁 校)

临床病史 患者,男,48岁,有非霍奇金淋巴瘤病史,出现急性发作的左侧面神经麻痹。就诊时(图 3.23A,B)和 3 周后(图 3.23C,D)进行了 MRI 检查。图像如下:

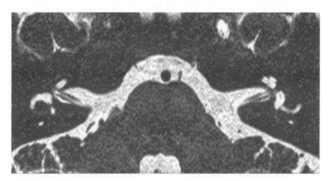

图 3.23A

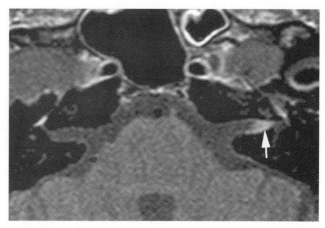

图 3.23C

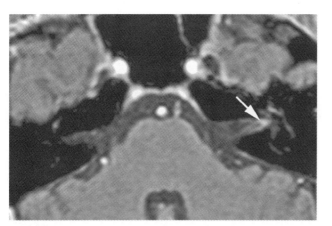

图 3.23B

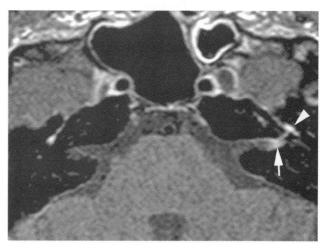

图 3.23D

影像表现

图 3.23A,B MRI 3D 稳态图像显示面神经无增粗(图 3.23A)。内耳道底、迷路和前膝及近鼓室段面神经出现强化(图 3.23B)。

图 3.23C,D 3 周后 MR 随访示左侧内耳道底的强化,同时右侧膝状神经节近鼓室段出现强化。临床出现单侧面神经麻痹。

深入分析显示 C7 神经根受累,引起上肢力弱和非霍奇金淋巴瘤皮肤复发。

鉴别诊断 感染性/炎症性神经炎(如病毒性,肉芽肿性,Lyme 病,类肉瘤病),神经周围肿瘤扩散(如由于腮腺肿瘤或皮肤癌),以及罕见的急性(梗死,出血)或亚急性(多发硬化)脑干病变将仅出现面神经麻痹。

最终诊断 与 Bell 面瘫表现类似的嗜神经淋巴瘤。

讨论 Bell 面瘫是急性发作的下运动神经元麻痹累及面神经所致,可能是病毒性神经炎或由炎性病毒性神经炎导致神经肿胀进而刺激神经产生的缺血性改变。可以是部分麻痹或完全麻痹。

Bell 面瘫决不能与面神经麻痹的慢性、渐进性或"间歇"性发作相混淆。不应将复发性或永久性周围性面神经麻痹或痉挛性麻痹认为是 Bell 面瘫,除非证明(通过非常仔细准确的影像评估)这些症状不是由面神经结构性病变所致。

当临床表现不典型时,需要进行影像检查。尽管此患者具有典型的临床表现,但由于有淋巴瘤病史还是做了影像检查。沿面神经全程出现异常强化,尤其是内耳道底的异常强化提示淋巴瘤侵入面神经。再次行影像检查显示强化程度增加,这证实了先前的怀疑。

思考题

在 Bell 面瘫中影像检查有何作用?

影像医师职责

当持续性病毒性神经炎患者出现神经异常,以及根据影像表现发现器质性的病因时,应该即刻与相关医师进行口头沟通。作为病因的腮腺肿块或茎乳孔远端的神经末端的增粗常由腮腺癌或皮肤癌的神经周围扩散引起。这样的病例应该直接与相关医师沟通。

临床医师需知

- 影像表现与临床怀疑的 Bell 面瘫一致吗?
- 影像检查可以明确排除自第Ⅶ对脑神经核至其周围分布区的结构性病变吗?

思考题答案

1. 大多数的治疗医师不会让急性发作的周围性面神经麻痹的患者做影像检查,因为大约75%的麻痹是暂时性的,无论有没有进行类固醇或抗病毒药物治疗,疾病在第 4~6 周都会开始恢复,但会伴有肌力减弱的症状。

因为 MRI 对于排除所有面神经节段的致病因素都最有把握,所以应首选 MRI 检查。相比 CT,MRI 对于排除轴内病因更为敏感,如脱髓鞘病变、软脑膜–蛛网膜病变、累及面神经池段或内耳道段的小的神经肿瘤,以及恶性肿瘤沿神经周围扩散。对此,CT 的效果远不如 MRI。对于 Bell 面瘫,MRI 检查通常显示为正常。它可以显示受累面神经的轻微增粗及强化程度增加,尤其是膝状神经节区域,这些改变可能会持续 1年。有时,这种情况实际上是一种正常变异。

> **深入学习**
>
> 请参阅 Mancuso 和 Hanafee 编著的《Head and Neck Radiology》第 127、27 章。

(李 静 郑晶晶 赵 博译 张雪宁校)

临床病史 患儿,女,1岁,因儿科医生发现右半边脸部无表情而行头颅 MRI 检查。尽管患儿的父母早先已经发觉,但就诊时病情已十分明显。同时患儿已出现发育迟缓及偶发性癫痫。

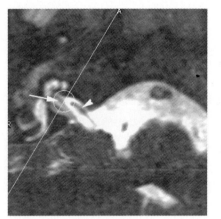

图 3.24A

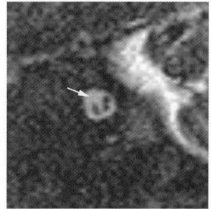

图 3.24B

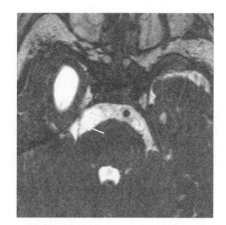

图 3.24C

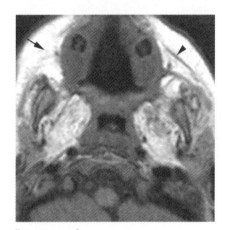

图 3.24D

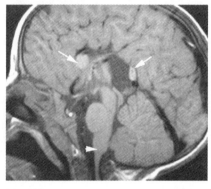

图 3.24E

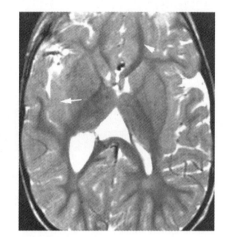

图 3.24F

影像表现

图 3.24A 3D 稳态序列图像显示正常的蜗神经(箭)以及与其伴行的血管袢(箭头),沿线"A"走行进行斜矢状面重建(图 3.24B)。

图 3.24B 3D 稳态序列图像显示第Ⅷ对脑神经(箭头)走行区面神经缺如(箭)。

图 3.24C 3D 稳态序列图像显示三叉神经变细(箭)。

图 3.24D T1WI 图像显示与左侧相比,右侧的面部表情肌(箭)出现发育不全及萎缩,并且同时伴有咀嚼肌的缺失。

图 3.24E 图像显示胼胝体(箭)以及脑干先天畸形(箭头)。

图 3.28F T2WI 图像显示大脑灰质异位(箭)。

相关胚胎学 在颞骨中的面神经的发育与中耳以及内耳密切相关。因为面神经与耳蜗前庭神经的始基在妊娠初期是非常靠近的,这些神经的发育会受到听泡、成熟的第一、第二腮弓的影响,而后者也会影响到颞骨、面部组织,特别是下颌骨的发育。更确切地说,菱脑发育的紊乱会导致面神经的缺失或发育不全,通常也与其他脑神经的缺失或发育不全、颅面部组织发育异常及其他遗传性异常密切相关。

鉴别诊断 孤立性面神经发育不全。

最终诊断 变异型 Moebius 综合征(罕见)。

讨论 Moebius 综合征是一种罕见的遗传疾病,

基因组突变的确切机制还没有定论。患者会出现面神经麻痹,以双侧同时出现最为典型,常见舌发育不良,第Ⅲ、Ⅳ、Ⅵ对脑神经常受累,而第Ⅴ对脑神经受累很罕见。这种基因异常会导致脑神经的不发育或发育不全,以及脑干的畸形。脑神经发育的异常也会引起相关中胚层组织发育的异常,如相关的骨性管道和表情肌,也可出现脑组织的相关异常。前庭神经颅内段通常是正常的,并且不会出现听觉问题。

此病例并不常见,因为只有右侧受累。应注意到伴发脑干和胼胝体的发育异常,其癫痫发作主要由大脑灰质异位引起。

思考题

什么是 Duane 综合征(又称眼球后退综合征)?

影像医师职责

脑神经功能的紊乱可按常规报告进行处理,除非是发现了后颅窝肿瘤或可治疗的感染性或炎性脑神经病变。对于后面这些情况来说,报告的紧急程度取决于病变的性质和累及范围,而这些信息来源于影像检查和临床表现(如症状的进展速度、发烧以及意识状态等)。

临床医师需知

- 影像检查能够明确排除是由第 7 神经核团及其神经末梢引起的结构性损伤吗?
- 如果存在损伤,那么是面神经的哪段?
- 能明确致病原因吗?
- 如果明确病因,那么是先天性的还是后天性的?
- 会是外科手术所致的损伤吗?
- 有面神经的症状吗?
- 病变是某种综合征的表现吗?是否双侧受累?有无其他相关影像表现?
- 有提示病变需要进行紧急干预的发现吗?

思考题答案

Duane 综合征表现为眼球外转时明显受限,向内转时受限程度不一,眼球后退及睑裂缩小。此病由第六脑神经核团及其神经纤维的缺乏或发育不全,或者眼外直肌受第三对脑神经分支的异常支配引起,这会导致对侧的肌肉被相同的神经支配。Duane 综合征可与 Moebius 综合征同时出现。

> **深入学习**
>
> 请参阅 Mancuso 和 Hanafee 编著的《Head and Neck Radiology》第 128 章。

(张亚楠 郑晶晶 赵 博译 张雪宁校)

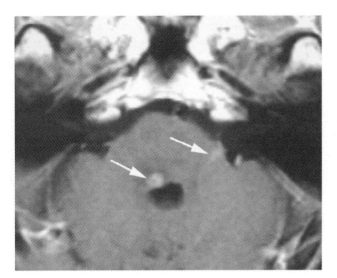

病例 **3.25**

临床病史 患者,女,42岁,出现双侧面神经末梢功能异常以及眼球运动障碍。行MRI扫描,部分图像如下:

图 3.25A

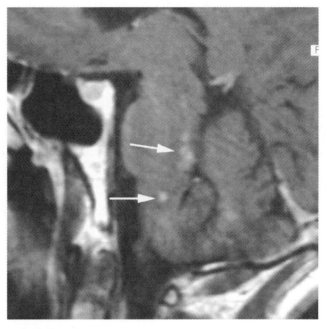

图 3.25C

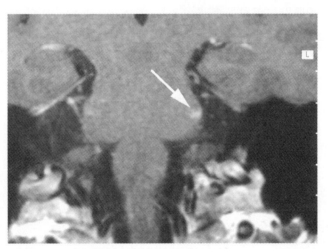

图 3.25B

影像表现

T1WI增强图像显示脑干局部异常强化病变:

图3.25A 图像显示右侧面神经核及左侧面神经根部区。

图3.25B 图像显示左侧面神经根部区。

图3.25C 图像显示背侧脑干。

鉴别诊断 Lyme病和多发性硬化。

最终诊断 病毒性脑干脑炎。

讨论 双侧面神经麻痹合并眼球运动障碍并不是Bell麻痹。Bell麻痹是急性起病的包括面神经在内的单侧下运动神经元麻痹,其病因可能是病毒性神经炎或者病毒感染后引起的面神经水肿导致的局部缺血。当患者的临床症状不典型时,影像检查是非常必要的。对于此患者来说,由于脑干区出现异常强化病灶,所以应与Lyme病以及早期多发性硬化进行鉴别。因为脑室周围没有出现异常病变,所以影像学表现不支持多发性硬化的诊断;并且脑脊液检查也不支持多发性硬化；然而其他的化验指标均提示与亚急性感染过程相关，并且在随后的几年间没有发现新发的神经系统病变或 MRI 图像上的新发异常表现。Lyme 病的抗体滴度检测为阴性。

思考题

核医学在面神经麻痹的诊断中有如何作用？

影像医师职责

报告应该及时，最好是及时进行口头报告。当发现由中耳疾病和脑膜炎导致的神经麻痹时应及时与临床医师沟通。

临床医师需知

● 影像检查能否明确排除由第 7 神经核及其神经末梢引起的结构性损伤？

● 如果存在损伤，那么是面神经的哪段受损？

● 能明确致病原因吗？

● 这种疾病是感染性还是非感染性炎性病变？

● 影像学检查能够为组织活检提供准确定位吗？

● 有提示需要对疾病进行紧急干预的影像表现吗？

思考题答案

如果面神经损害是由坏死性外耳道炎或是颅骨骨髓炎引起的，那么放射性核素扫描可用于监测疾病对特异性抗菌药治疗的反应。这些疾病在放射性核素检查中无特殊表现，一般不用于早期诊断。

> **深入学习**
>
> 请参阅 Mancuso 和 Hanafee 编著的《Head and Neck Radiology》第 129、13 章。

（张亚楠　郑晶晶　赵　博 译　张雪宁 校）

临床病史 患者,女,47岁,出现耳鸣症状。外耳道后壁膨隆,面神经功能正常。CT及MRI图像如下:

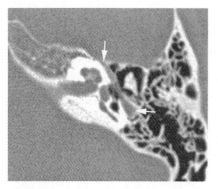

图 3.26A

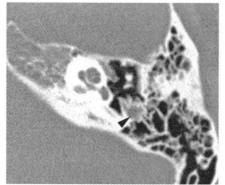

图 3.26B

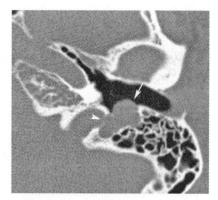

图 3.26C

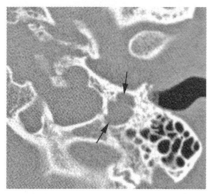

图 3.26D

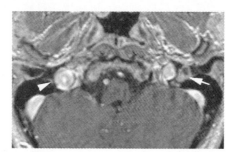

图 3.26E

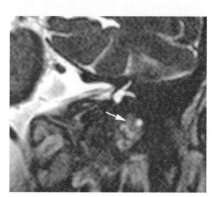

图 3.26F

影像表现

图 3.26A 轴位图像显示面神经鼓室段轻度增粗。

图 3.26B~D 面神经乳头段分叶状肿物伴周围骨质结构重塑及外耳道后壁(箭)和颈静脉板(箭头)被侵蚀。

图 3.26E 强化后轴位 T1WI 图像显示,与对侧正常面神经对比,位于面神经乳突段的病变由于内部坏死而呈不均匀强化。

图 3.26F 冠状 T2WI 图像显示病变呈混杂信号。

鉴别诊断 面神经纤维瘤伴神经周围肿瘤扩散。

最终诊断 面神经鼓室段和乳突段的神经鞘瘤。

讨论 面神经鞘瘤常位于颞骨内面神经(面神经迷路部及面神经管降部之间)。病变可以向面神经迷路段及管内段浸润生长,但一般在浸润生长之前就能够确诊。发生于茎乳孔之外的面神经鞘瘤比较少见。

患者一般表现为由肿瘤慢性压迫所致的缓慢进展的面神经麻痹症状。病变侵犯中耳会引起传导性耳聋。随着肿瘤的生长,会产生内耳症状和肿物向外耳道突出。岩浅大神经的受累会导致泪液分泌异常;鼓索支受累会引起味觉及上颚感觉异常。

MRI 是此病的首选检查方法,因为它可以通过显示面神经的各段(脑干段、脑池段、面神经管段、颅外段)而对其病因进行推测。MRI 对排除轴内疾病较 CT 敏感,包括脱髓鞘疾病、柔脑膜疾病,体积较小的神经肿瘤。但 CT 对显示骨质重构较 MRI 敏感。

神经纤维瘤相对少见,其主要类型为 NF1 或 NF2 型神经纤维瘤。在 MRI 的表现上它与神经鞘瘤近似。神经周围肿瘤的扩散不会引起骨质的重构;骨性面神经管可以正常或明显受侵犯。

思考题

该病例应如何处理?

影像医师职责和临床医师需知

● 有无特征性的影像表现可以确定是面神经核及其周围神经的病变？

● 如果存在面神经的病变,面神经的哪部分受累？

● 通过影像表现,能不能提示疾病的起源？

● 肿瘤是否为良性肿瘤？

● 影像表现是否提示有需要紧急处理的情况？

● 当未发现责任病灶时,有无提示诊断的线索,或有无可帮助临床确诊的影像表现？

思考题答案

近年来,影像医学的发展推动了外科治疗的进步。过去,对于大部分面神经肿瘤的患者常采用手术切除和修复术。现在,由于 MRI 的应用,可以在肿瘤引起严重的面神经麻痹前发现它,这样就出现了一种保守疗法。目前,对肿瘤进行切除修复治疗仅应用于有严重面神经麻痹的患者。对于存在压迫性神经病变的患者应该采取肿瘤切除术,这对神经完整性的保护效果会更好。对于起源于面神经的神经鞘瘤偶尔可以采用放射治疗。但放疗无法解决面神经麻痹的问题,同时还可能导致面神经运动功能恶化。

> **深入学习**
>
> 请参阅 Mancuso 和 Hanafee 编著的《Head and Neck Radiology》第 29、130 章。

（张亚楠　郑晶晶　赵　博译　张雪宁校）

病例 3.27

临床病史 患者,男,59岁,近6周逐渐出现右面部感觉减退。以下为部分层面CT和MRI图像:

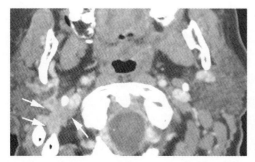

图 3.27A

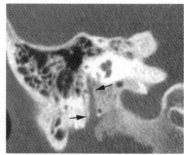

图 3.27B

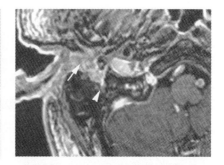

图 3.27C

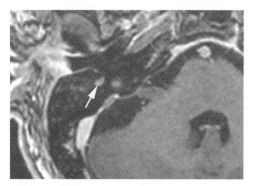

图 3.27D

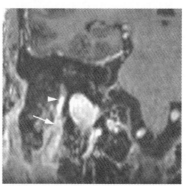

图 3.27E

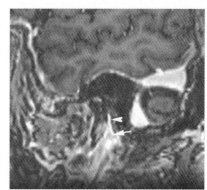

图 3.27F

影像表现

图 3.27A、B CT图像显示从二腹沟到茎突后间隙可见到不均匀异常强化,压迫邻近的第Ⅶ及第Ⅺ脑神经(图3.27A),面神经管垂直段无硬化增生或侵蚀破坏(图3.27B)。

图 3.27C~F 图3.27E、F为轴位3D T1WI增强扫描的重建图像。图3.27C示病变包绕(箭)并浸润(箭头)茎乳脂肪垫。图3.27D示神经周围病变累及面神经管垂直段 (箭)。图3.27E、F为冠状位及矢状位重建,分别显示茎乳脂肪垫的浸润性病变(箭),并且沿着面神经的乳突段(又称垂直段)向近端的第二膝(又称锥段)蔓延。

鉴别诊断 皮肤癌沿神经周围扩散、面神经纤维肉瘤、恶性神经鞘瘤。

最终诊断 腮腺囊腺癌引起肿瘤沿面神经周围扩散。

讨论 此患者的影像检查可以证实他的临床表现不同于 Bell 麻痹所致的急性面部麻痹。鉴于患者曾有腮腺腺样囊性癌的病史,所以临床怀疑此病例为肿瘤复发且沿神经周围扩散。CT及MRI图像证实了此种怀疑。确切的诊断需要活组织检查,这可在CT引导下完成。

首先应行 MRI 检查,以对面神经末梢损伤情况进行评估,因为MRI可以很确切地排除从脑干神经核到腮腺的所有面神经节段的致病因素。与 CT 相比,MRI 能更敏感地排除轴内病变,如脱髓鞘疾病、软脑膜)–蛛网膜疾病、发生于桥小脑角段或内耳道段的面神经小肿瘤。

通常,肿瘤沿着面神经蔓延是从周围的某一点开始,最终使整个乳突脂肪垫消失,并沿着面神经管生长到达脑干和脑膜。由于神经纤维被肿瘤组织取代,面神经纤维最终将萎缩,并且丧失功能。面部表情肌,包括大部分的浅表肌腱膜系统将发生萎缩,肌肉组织在急性或亚急性期可增大,随后缩小,最终被脂肪替代。

思考题

有哪些治疗方法?

影像医师职责

如果发现腮腺肿块或者提示恶性肿瘤沿神经周围扩散征象,强烈建议与临床医师进行直接沟通。

临床医师需知

- 影像检查能确切诊断发生于第Ⅶ神经核及其周围神经的结构性病变吗?
- 如果存在病变,它位于面神经的哪段?
- 能明确致病原因吗?
- 本病可能为恶性病变吗?影像图像能准确地显示最佳的活检部位吗?

- 有提示需要对病变进行紧急干预的征象和表现吗?

思考题答案

对于肿瘤沿神经周围扩散的患者来说,放射治疗可能是唯一的治疗方法。为进一步提高其疗效,还可联合使用化疗。除了能够获得组织进行活检外,手术一般没有任何作用。大多数活检都是在影像引导下进行细针穿刺活检,而不是通过开放式手术进行的。

深入学习

请参阅 Mancuso 和 Hanafee 编著的《Head and Neck Radiology》第 131、22 章。

（张亚楠　郑晶晶　赵　博译　张雪宁校）

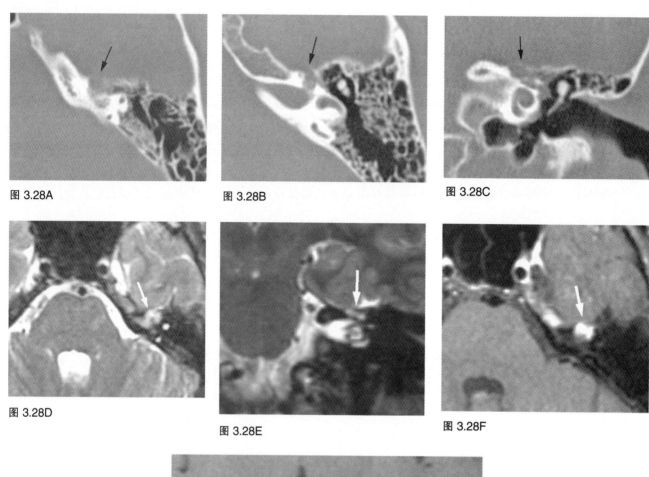

图 3.28A   图 3.28B   图 3.28C

图 3.28D   图 3.28E   图 3.28F

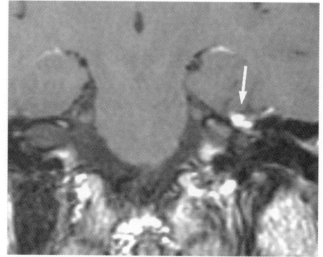

图 3.28G

影像表现

图 3.28A~C 轴位 (图 3.28A,B) 和冠状位 (图 3.28C)CT 图像显示面神经管在第一膝处扩大,并且出现骨质破坏,边缘不光滑,有毛刺硬化缘(呈蜂窝状)。

图 3.28D~G MRI 轴位图像(图 3.28D)显示一高信号肿块,并呈明显均匀强化(图 3.28F,G)。

鉴别诊断 恶性面神经鞘瘤。

最终诊断 面神经血管瘤。

讨论 面神经的良性肿瘤罕见，其中血管瘤占据了很大比例。即使是一个小的血管瘤也会引起面神经的损害。虽然其临床症状可能与神经鞘瘤相似，但是当瘤体大小和症状严重程度不成比例时则考虑为血管瘤。血管瘤会沿着面神经生长，最常见于第一膝，很少发生于第二膝，并且沿面神经管垂直段生长。这种生长趋势与面神经管内神经周围血管丛的突出部位相一致。面神经的压迫性轴索损伤和(或)神经脱髓鞘病变会影响其功能，导致神经过度兴奋，造成偏侧面肌痉挛或功能下降，最终引起面部肌肉无力。

面神经管会在病变部位出现明显的局限扩大。病变常好发于第一膝，并且沿岩大神经在骨内蔓延生长。病变在 T1WI、T2WI 像上均为高信号，于增强扫描时明显强化。CT 可以显示点状或细小的钙化或骨化。

在某些病例需要区分血管瘤和面神经鞘瘤时，如病变发生在第一膝区域，并且 CT 发现有骨质的改变以及病变内部存在钙化时，应首先考虑血管瘤。但单纯依据骨质改变及病变内部的钙化灶很难区分这一区域的脑膜瘤和血管瘤。

思考题

1.针对此患者，该如何治疗？

2. 在针对小的面神经病变制订医疗计划时需要注意哪些事项？

影像医师职责

对缓慢进展的疾病，或患者只有半侧面肌痉挛的情况下，例行报告通常就足够了。如果发现了其他意想不到的结构性损伤性病变，如癌症或动脉瘤，最好与临床医师进行口头沟通。

临床医师需知

● 影像检查能够明确诊断第 7 神经核及其周围神经分布区域的导致结构性损伤的病变吗？

● 如果存在损伤，那么位于面神经的哪段？

● 能明确致病原因吗？

● 可能是血管瘤或其他血管性病变吗？

● 如果是血管性病变，如动脉瘤，会危及生命吗？

● 有任何提示需要对疾病进行紧急处理的影像发现吗？

● 如果没有出现器质性病变，是否有可以帮助诊断其他疾病的线索，以及是否有其他成像检查手段以便做出正确的医疗决策？

思考题答案

1.以前，只有当肿块明显增大导致显著的运动功能障碍后病变才会被发现。在这种情况下，手术是唯一可行的选择。血管瘤可以只进行随访观察，但这取决于是否有面神经的渐进性损伤；然而，血管瘤通常发生于年轻人，会逐渐地增大，应该手术切除。对身体状况良好的年轻患者，手术切除病变效果良好。

2.在现代影像学的时代，许多这类病变在没有经过组织学确诊后就进行定向放射外科治疗，这意味着在某些情况下血管瘤可能会被误诊为小的神经鞘瘤而进行放射治疗。经立体定向放射治疗的血管瘤，可能会出现进一步恶化的运动功能障碍，而外科手术切除血管瘤则会有显著的症状改善。只有在确诊小的病变(通常 3~5 mm)为神经鞘瘤的情况下才能进行放射治疗，因为这些小病变可能是由于神经的炎症而出现的强化，这是不需要特殊治疗的。在进行放射治疗前还应做进一步的检查，如莱姆滴度测试及梅毒的筛查。异常的神经及神经周围强化也可能是癌变或嗜神经淋巴瘤沿神经周围的扩散，这样将最终导致预后以及治疗方案的差异。

深入学习

请参阅 Mancuso 和 Hanafee 编著的《Head and Neck Radiology》第 132、9 章。

(张亚楠 郑晶晶 赵 博译 张雪宁校)

临床病史 患者,女,46岁,主诉近10天来出现急性发作的感音神经性耳聋,且伴有耳鸣、眩晕2天。她已经接受治疗,但恢复效果很慢。发病后5个星期行MRI检查。

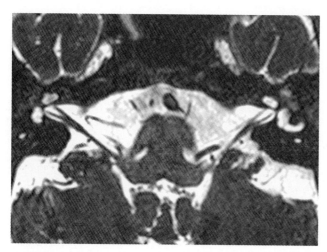

图 3.29A

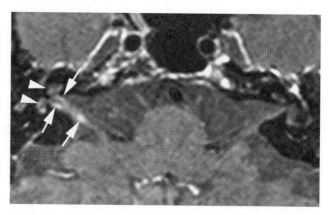

图 3.29B

影像表现

3D 稳态序列显示前庭神经颅内段无明显异常表现(图 3.29A)。T1WI 增强图像显示沿内耳迷路(箭头)和神经走行的强化信号(箭)。

鉴别诊断 具有上述临床表现和影像学征象的鉴别诊断有限,包括病毒感染性病变或早期小肿瘤。耳蜗前庭神经(CVN)以及内耳迷路的化脓性感染通常继发于脑膜炎或中耳的感染。如果病变比较广泛,那么鼻眶筛区和颅底的罕见病原体感染性骨髓炎也会累及内耳迷路及前庭神经颅内段。Lyme 病,尤其是这一区域的中枢神经系统受累的情况下,可能会导致前庭神经损害的相关症状被面神经损害引起的临床症状所掩盖。梅毒、血吸虫病、隐球菌感染以及结核均可导致前庭神经的功能障碍,但这些疾病通常会累及多个脑神经,从而引起慢性脑膜炎。

最终诊断 在没有进行临床干预的情况下,猜测可能为 CVN 的病毒感染。

讨论 首选 MRI 检查,因为它可以更敏感、更准确地排除从脑干到内耳的前庭神经的病变。CT 可以作为补充的检查手段,特别是有骨质改变的时候。

这一病例说明,MRI 稳态序列的平扫及增强对 CVN 病变十分敏感。同时也表明当发现一个小的孤立性结节状异常强化影时,如果在 12 周后影像检查仍存在异常,此时应考虑神经鞘瘤。另外,持续的强化还应考虑到其他比病毒性感染持续时间更长,病程更缓慢的慢性炎症病变。

思考题

治疗之后影像表现将出现哪些变化?

影像医师职责

除非是侵袭性的病变过程,如感染或脑膜癌性病变,常规的例行报告就足够了。对于非常小的强化病灶(3~5 mm),除了肿瘤性病变,也有可能是炎性病变造成的,这一点必须加以注意。在报告中应该列出可能的炎症性疾病,以便临床做出恰当的处理。如果不能确诊为特异性炎症或感染性疾病,谨慎起见,报告中应建议根据临床情况(如脑脊液检测)在 4~12 周内进行随诊复查,以观察病变的强化是否消失或出现缓解。即使是在非流行地区,Lyme 病也应被包括在鉴别诊断当中。

临床医师需知

● 包括 CVN、桥小脑角区的硬脑膜或软脑膜在内的结构性损害是否都会引起患者出现相应的临床症状?

● 如果存在损伤,那么是 CVN 的哪段?

● 有膜迷路的受累吗?

● 能明确致病原因吗?

● 如果病变区出现强化, 它可能是炎症或感染吗?

● 有任何提示需要进行紧急干预的影像表现,炎症或其他情况的发现吗?

● 如果没有器质性病变,是否有可以帮助诊断其他疾病的线索?是否有其他成像检查手段以便做出正确的医疗决策?

思考题答案

如果治疗前有 CVN 或内耳迷路的强化,治疗之后将会消失。彻底治愈可能需要 1 年或更长时间。如果存在迷路炎,MRI 可能会显示迷路中液体信号由纤维性或纤维骨性等低信号物质来替代,后者在 CT 上可能表现为蜗轴和螺旋板显示不清,或是耳蜗和(或)前庭房内的钙化和(或)骨化。

> **深入学习**
>
> 请参阅 Mancuso 和 Hanafee 编著的《Head and Neck Radiology》第 133、13 章。

(张亚楠　郑晶晶　赵　博 译　张雪宁 校)

临床病史 患者,男,51 岁,偶发一次眩晕。在出现眩晕前的几个小时内,患者曾出现持续性耳鸣,听力测试结果为高频听力丧失的感音神经性耳聋。以下为部分 MRI 图像。

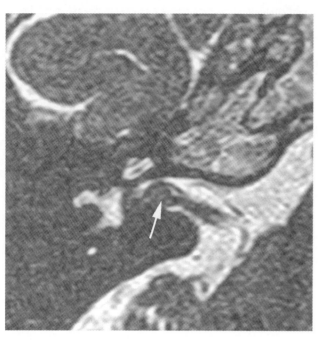

图 3.30A

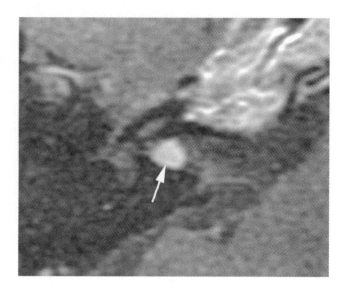

图 3.30B

影像表现

图 3.30A 3D 稳态序列显示在右侧内耳道内(箭)第三卡帕神经节(前庭神经节)的外侧有一个小病灶。

图 3.30B T1WI 增强扫描图像显示右侧内耳道内病灶呈结节样强化。

鉴别诊断 感染性病变（包括病毒、Lyme 病）、其他罕见的炎症或反应性疾病［如 Masson 自主神经性血管内皮瘤、转移性病变(通常不是重点)］、脑膜瘤。

最终诊断 内耳道前庭神经鞘瘤。

讨论 耳蜗前庭神经最常见的肿瘤为神经鞘瘤,几乎都发生于前庭区。在前庭神经颅内段肿瘤中,与神经纤维瘤病 1、2 型相关的神经鞘瘤或神经纤维瘤少见。在这些肿瘤中,起自桥小脑角区并累及前庭神经的脑膜瘤发生率不到 10%。脑膜瘤也可发生于神经纤维瘤病 2 型病变中。最重要的鉴别点是脑膜瘤在 T1WI 增强图像中可以见到脑膜尾征,且很少累及内耳道的基底部。

较小的肿瘤性病变可以无任何临床症状或临床症状非常明显,而较大的肿瘤由于肿块占位效应累及脑干和小脑,从而导致患侧上肢和下肢功能障碍,出现共济失调和步态紊乱,也可引起其他颅内神经的功能障碍,如面神经和(或)三叉神经,同时也会出现颅内压升高的情况。

与此病例类似,肿瘤最初局限于内耳道,然后它会生长充填内耳,随即到达内耳门,并突出到桥小脑角池,从而呈现出典型的"冰淇淋球"征,随着肿瘤进一步增大,同侧的桥小脑角池变宽。囊性坏死常发生于较大的肿瘤。通常,肿瘤生长速度约为 1~3 mm/年,体积突然增大会引起肿瘤的继发出血。

对这些肿瘤进行影像检查要求设备具有高空间分辨率,特别是对小的内耳道神经鞘瘤。MRI 是首选的检查方法,但 CT 可以更好地显示内耳道骨质重塑或骨质破坏,可作为一种补充检查手段。MRI 检查必须包括 3D 稳态序列扫描和 1~3 mm 薄层重建处理。

思考题

1.针对此患者可采用哪些治疗方式?

2.复查的重要性是什么?

影像医师职责

除非是侵袭性的病变过程,如感染或恶性脑膜瘤,常规的例行报告就足够了。一些非常小的(3~5 mm)强化病变,除了肿瘤性病变,还可能是局部炎性病,这一点需加以注意。较为审慎的做法是,在 4~12 周内随访进行影像学检查,如果病变本身一直存在强化效应,那么就可以排除特异性炎症或感染性病变。如果较大的病变一旦压迫脑干和(或)引起脑积水,就需要紧急与临床医师进行直接沟通。

临床医师需知

- 是否有耳蜗前庭神经或桥小脑角区的结构性损害导致患者出现相应的临床症状?
- 如果病变出现强化,该如何诊断——有该表现的疾病不是前庭神经鞘瘤就是脑膜瘤?
- 如果病变是一个囊性肿块,该如何诊断——出现该表现的疾病不是表皮样囊肿就是蛛网膜囊肿?
- 如果考虑手术,那么内耳、内耳道和(或)桥小脑角区是否受累?
- 是否有征象提示存在需要紧急干预的情况及并发症?
- 如果没有器质性的病变,是否有可诊断其他疾病的线索,以及是否有其他成像检查手段可以帮助做出正确的医疗决策?

思考题答案

1. 最初,患者应接受药物治疗以缓解症状。因为肿瘤完全位于耳听道内,手术效果一般不理想,立体定向放射治疗可作为首选方法。立体定向放射治疗的目标是消除或遏制肿瘤的生长,因为不知道其治疗的远期效果如何,所以它不能用于年轻患者的治疗。较大的肿瘤并伴有脑干或小脑的压迫症状是放射治疗的禁忌证,因为治疗后的水肿可能会加重压迫症状。

2. 外科手术以及放射治疗后需进行常规随访复查,这可通过 MRI 来完成。如果选择了"等待观察"方案,那么必须定期进行扫描,这是因为症状的发展与肿瘤的生长程度并不相关。但是并没有标准的随访方案,如果在前一次的检查中发现病变有所增长,那么随访间隔时间应为 6 个月。在准确掌握肿瘤的生长速率之前,随访的间隔时间不应超过 2 年。

> **深入学习**
>
> 请参阅 Mancuso 和 Hanafee 编著的《Head and Neck Radiology》第 134、29 章。

(张亚楠 郑晶晶 赵 博译 张雪宁校)

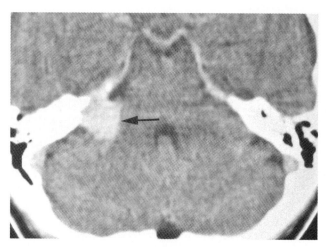

图 3.31A

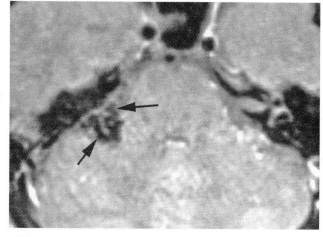

图 3.31C

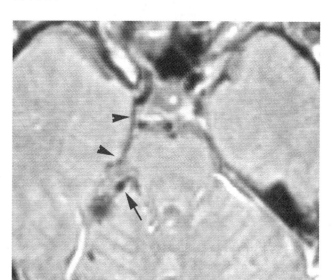

图 3.31B

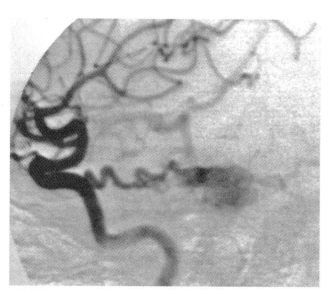

图 3.31D

影像表现

图 3.30A　增强 CT 显示在桥小脑角池区(箭)可见一异常强化影,可能与硬脑膜相连。

图 3.30B,C　MRI 显示病变由扩大迂曲的血管组成,血供可能来自小脑幕游离缘动脉(箭和箭头)。

图 3.31D　血管造影证实为动脉瘤

鉴别诊断 脑膜瘤、神经鞘瘤、转移瘤、血管外皮细胞瘤。

最终诊断 沿右侧小脑幕和桥小脑角池的高血流量的硬脑膜动-静脉畸形。

讨论 发生在该区域的血管性疾病的主要症状和体征包括搏动性耳鸣或杂音及偶尔可扪及的扩大的经颅血管。因此,影像检查在诊断中具有关键作用,除此之外影像检查还有直接治疗和(或)间接指导治疗的作用。MRI 对诊断具有重要价值,因为病变的流空信号很容易被识别。对于小的血管性病变,MRI 3D 稳态序列比 CT 血管造影能更好地显示潜在的血管受压情况和相关神经的状况。MRI 血管造影有助于诊断，但它在评估血管重塑和血流动力学方面不如数字血管造影术。有时，先进的 CT 血管造影比数字血管造影更能满足上述要求。

在此病例中，CT 强化后出现了近似脑膜瘤的表现。如果不能明确肿块的性质，可能会导致不必要的开颅手术和难治性出血。

思考题

此患者的最佳治疗方式是什么？

影像医师职责

如果发现血管畸形，应该与临床医师进行口头交流，以确保不会误诊，并确定是否适时进行手术治疗。及时的沟通还能指导进行血管内治疗，此外，应该在手术之前尽量明确是否为血管性病变，以避免其行手术治疗时可能出现的严重后果。如果发现动脉瘤，也应进行口头报告。

临床医师需知

● 是否有结构性病变导致患者耳蜗前庭神经损害并产生相应的临床症状？

● 如果病变出现强化，那么该如何诊断——最常见的肿瘤不是神经鞘瘤（内耳道或桥小脑角区）就是脑膜瘤（桥小脑角区），在影像表现中是否存在不典型特征，可以排除上述两种肿瘤的可能，而提示有血管畸形或动脉瘤的可能？如果检查发现可疑的血管性病变，那么要进一步做哪种检查，对患者来说既安全又有助于明确病变的性质？

● 如果没有器质性的病变，是否有可以帮助诊断其他疾病的线索，以及是否有其他成像检查手段以便做出正确的医疗决策？

● 当出现血管压迫综合征时，能否找到引起耳蜗前庭神经症状的受压的责任血管？

思考题答案

最佳治疗方案是栓塞供血血管，在此病例中应用栓塞线圈和缟玛瑙形成栓塞。治疗效果满意，症状完全得到缓解。

> **深入学习**
>
> 请参阅 Mancuso 和 Hanafee 编著的《Head and Neck Radiology》第 135、9 章。

（张亚楠　郑晶晶　赵　博译　张雪宁校）

临床病史 患者在人工耳蜗植入术后行 CT 检查,手术后听力恢复不甚理想。

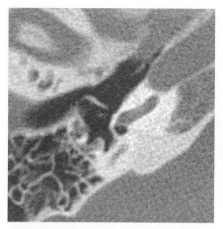

图 3.32A

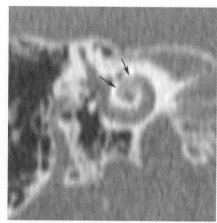

图 3.32B

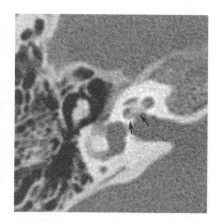

图 3.32C

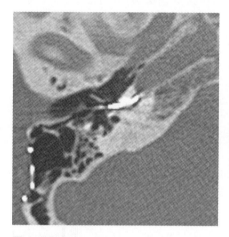

图 3.32D

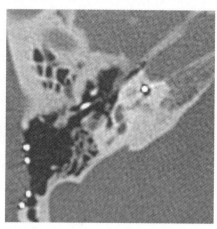

图 3.32E

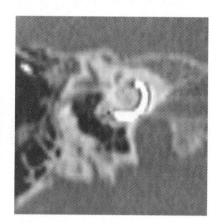

图 3.32F

影像表现

由于术前未能发现周边变形、骨化(图 3.32A~C)的第二轮耳蜗(图 3.32B,C,箭)导致电极不能完全植入(图 3.32E,F)。

鉴别诊断 无其他鉴别诊断。

最终诊断 由于脑膜炎后引起周围组织变形、骨化,导致植入物不能完全植入耳蜗。

讨论 此患者在脑膜炎后出现继发性耳聋,这个病例说明术前应对耳蜗以及前庭进行 MRI 检查以观察这些部位是否发生闭塞,特别是有脑膜炎病史的患者。此患者术前没有进行 MRI 扫描。可能由于进行 CT 图像处理时没有选择合适的窗宽、窗位,导致术前没有发现其第二轮耳蜗存在迷路炎导致的骨化。

在这种情况下,提倡联合应用 CT 和 MRI 共同检测迷路的早期骨化,尤其是对学语前耳聋,这样有助于确保制订最佳的手术方案。其他的术后并发症也可通过影像手段进行检测,包括电极的错位、打结、电极接触不良,或是连接设备的脱落、损害以及脑脊液漏等。

思考题

影像检查在治疗前的评估中有何作用?

影像医师职责和临床医师需知

1.术前评估:

●乳突及中耳的解剖变异,因其可能会改变手术入路方式。

●是否有感染的迹象?因为感染会使术后败血症

或脑膜炎的风险增加。

● 耳蜗前庭系统是否开放?

● 如果有内耳发育的异常,这会导致手术风险明显增高吗?

● 是否有可以利用的耳蜗?

● 有蜗神经的发育不良或缺如吗?

● 在整个听觉通路中有没有任何异常情况是人工耳蜗植入术的禁忌,或改变其治疗预后吗?

2.术后评估:

● 耳蜗植入物是固定在内耳吗?

● 是否存在导致功能异常的并发症,或者是否存在因为改变植入物频率而引起功能障碍的迹象?

思考题答案

CT 或 MRI 的图像均能显示整个视觉通路,MRI检查要比 CT 更为完整,但是对骨质的显示不如 CT。影像检查可能会改变移植物的置入部位,或可建议选择更合适的电极装置。

很清楚的一点就是,CT 和 MRI 可在人工耳蜗植入术前的评估中提供很有价值的补充信息,问题是哪些信息才是制订医疗决策真正需要的。

耳蜗的通畅、任何耳蜗和前庭异常或骨发育不良,以及任何蜗后疾病,所有这些情况外科医生都需要知道。解剖的变异,特别是面神经的变异,或面神经沿着乳突及中耳走行至蜗窗出颅的情况都会改变手术入路的选择,需加以注意。

CT 可以提供的信息,包括骨迷路、前庭导水管,以及各种乳突的变异和血管结构的情况。

MRI 可显示耳蜗以及耳蜗周围软组织的异常情况,如迷路的纤维化炎症、耳硬化症、蜗神经的缺失或极度萎缩,以及沿听觉通路蔓延的大脑病变。

深入学习

请参阅 Mancuso 和 Hanafee 编著的《Head and Neck Radiology》第 132、9 章。

(张亚楠 郑晶晶 赵 博译 张雪宁 校)

临床病史 患者,男,52 岁,嗜烟,主诉右侧耳痛,检查示右耳、颞下颌关节、腮腺未发现任何异常。此患者行影像学检查,CT 是按"耳痛"进行检查的。以下为部分 CT 图像:

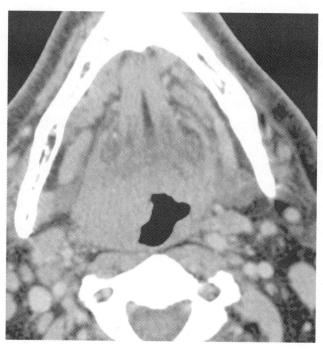

图 3.33

影像表现

图 3.33 在右侧舌根黏膜下可见一个浸润性生长的肿块,不伴有颞骨的异常。

鉴别诊断 对于神经节段的病变,进行鉴别诊断是非常有用而且有益的。

脑池区、颅内或轴外肿瘤均可引起舌咽神经病变,最常见的是副神经节瘤、神经鞘瘤和脑膜瘤。

在颈静脉孔及颅底段,病变包括鼻咽癌(由于直接蔓延或咽后淋巴结肿大)和副神经节瘤。颅底或咽后壁的鳞状细胞癌、脊索瘤、软骨肉瘤和向内侧蔓延的坏死性外耳道炎少见。在上述区段的病变最常累及多个脑神经。

对于发生于从颅底至舌骨的舌咽神经病变,茎突后咽旁间隙或颈动脉鞘的病变占大多数。绝大多数病变是由于副神经节瘤或罕见的舌咽神经来源的神经源性肿瘤(其中最多见的就是良性的神经鞘瘤)引起的。而比较典型的病变是迷走神经起源的神经源性肿瘤,并继发压迫第Ⅸ对脑神经。Eagle 综合征(又称茎突过长综合征)引起的压迫性神经病变(包括茎突过长、过大和茎突舌骨韧带钙化)会引起牵涉性耳痛。

在神经末梢或分布于器官内的神经节段,最常见的病变包括腭扁桃体、腭舌弓区或舌根部的鳞状细胞癌或淋巴瘤,患者会出现咽喉疼痛或牵涉性耳痛,这些完全位于黏膜下的肿瘤性病变只能通过 CT 或 MRI 检查发现,并经内镜引导下的组织活检得到确诊。

最终诊断 位于黏膜下层的舌根癌引起的牵涉性耳痛。

讨论 牵涉性耳痛是上消化道疾病的一个非常重要的症状,如果症状逐渐加重就要进行影像检查。一旦颞下颌关节综合征、唾液腺以及类似的引起耳部周边的疼痛的疾病经临床排除后,这些患者还应由经验丰富的耳鼻喉科医生进行鼻咽部、口咽部以及下咽部的临床评估,并且要进行耳镜检查。依据这样的初筛结果,医生就能选择是否进行影像检查了。

耳痛可能来自咽鼓管功能障碍所致的中耳疾病,如鼻咽癌。牵涉性耳痛可能是由从舌根经过的第Ⅸ对脑神经或是由从梨状窝经过的第Ⅹ对脑神经引起的。这些部位的癌症可能就是引起疼痛的病因。如果牵涉性耳痛进行性加重,并且高度怀疑由消化道上部器官疾病引起时,应做内镜检查,尤其是在吸烟或饮酒人群中。在颈静脉孔处,由舌咽神经发出的迷走神经耳支或鼓室支(Jacobson 神经,又称鼓室神经)内含有感觉纤维,分布于中耳。中耳和骨性咽鼓管、口咽后部和软腭的感觉,以及舌后 1/3 的感觉和味觉由多个神经分支支配,因此当患者表现为"牵涉性耳痛"时,这些区域为影像检查的重点。

思考题
耳痛患者怎样进行影像检查?

影像医师职责
一般情况下,引起脑神经疾病的良性病变只存在很小的风险或没有风险,因此无需与临床医师进行紧急沟通。

当涉及与治疗相关的特殊情况时,需要紧急直接沟通,特殊情况包括血管畸形、巨大的血管瘤或动脉瘤,这些病变一经发现应立即安排手术切除,并进行活检。介于这个原因,无论是否有下级神经元病变引起的相关临床症状或体征, 在没进行影像检查前,咽部黏膜下肿块不能进行活检。

临床医师需知
- 是否有结构性病变引起神经疾病?
- 是否累及多支神经?
- 可能的诊断是什么?

- 对由舌咽神经病变引起的其所支配的终末器官出现的症状和体征,有没有其他疾病的可能?
- 病变的进展对患者构成直接威胁了吗?
- 将重要的常见病因排除在外的阴性检查结果的可信程度?

思考题答案
舌咽神经病变并伴有牵涉性耳痛的患者需要进行 CT 增强扫描, 同时对颞骨和后颅窝图像进行重建,重建技术采用与研究颞骨早期病变和从后颅窝到梨状隐窝的薄层图像相同的技术。还需要整个口咽的详细图像。MRI 可用于对颅内的舌咽神经病变进行检查, 然而由于运动伪影 MRI 对硬腭以下的咽部显示欠佳,同时也不能确切排除颅底的较小病变。然而,耳痛患者需要从梨状窝底部开始扫描,因为不能排除是由 Arnold 神经 (迷走神经耳支,从第 X 对脑神经发出)或从第Ⅸ对脑神经发出的 Jacobson 神经(鼓室支)引起的病变。与 CT 相比,MRI 对梨状窝的检查效果不是很理想。所以以上两种检查手段在一些病例中需要联合使用。应该首选 MRI 检查,必要时选择 CT 检查作为补充。

> **深入学习**
> 请参阅 Mancuso 和 Hanafee 编著的《Head and Neck Radiology》第 137、21、23 章。

(张亚楠　郑晶晶　赵　博译　张雪宁校)

临床病史 患者,男,48岁,主诉出现持续性声音嘶哑5周,直接喉镜检查显示左侧声带麻痹,胸部X线检查正常。部分CT图像如下:

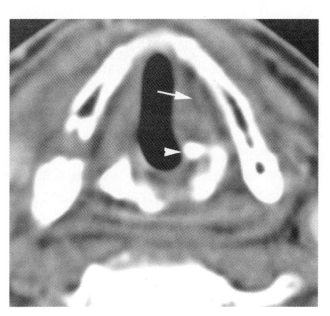

图 3.34A

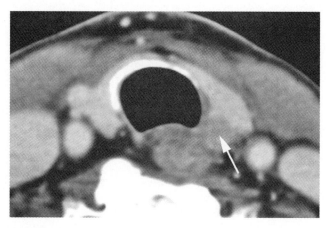

图 3.34B

影像表现 图3.34A显示左侧麻痹的声带内移,附着于杓状软骨声带突的前方及中间位置的左侧声带部分萎缩,在气管食管沟区可见一累及喉返神经的肿块(图3.34B,箭)。

鉴别诊断 从颅底至其终末器官神经支配区内发生的疾病都会引起声带麻痹。从颅底到颈动脉分叉处的病变包括副神经节瘤、脑膜瘤、良性迷走神经源性神经鞘瘤、鼻咽癌(由于直接蔓延或咽后淋巴结肿大),以及未经治疗的颈部淋巴结转移和复发的淋巴结转移性病变。

锁骨上区颈动脉分叉处以下的病变和肿块,如淋巴瘤,能引起迷走神经病变。这些肿瘤可能会累及交感干的颈下神经节和臂丛神经。在这一区域最常见的病变包括原发性甲状腺癌(例如此病例)、甲状腺癌淋巴结转移、食管癌及气管的腺样囊性癌,这些病变在气管食管沟处浸润喉返神经。

引起迷走神经麻痹的胸部病变包括主动脉弓瘤和(或)夹层以及恶性纵隔淋巴瘤。

最终诊断 甲状腺癌累及气管食管沟区的喉返神经。

讨论 一旦间接或直接喉镜检查排除了喉癌,并且胸片也排除了明显的肺部或纵隔病变时,那么医生就要决定是否采取其他进一步的影像学检查。影像学检查已成为评价迷走神经和(或)喉返神经的必要检查手段。如果声带麻痹伴有第Ⅸ、Ⅺ、Ⅻ对脑神经中的一条或多条神经发生病变时,那么后颅窝、颅底以及向下至二腹肌后腹的深部间隙都应该包括在影像检查范围之内。如果仅有颈交感神经的损害(Horner综合征),那么病变区可能介于颅底和胸廓入口之间,并且其他伴随症状如臂丛神经病变会对检查有直接帮助。

如果声音嘶哑是唯一的症状,而唯一的体征是真声带的萎缩、麻痹或局部麻痹,那么影像学检查通常无法发现病因。引起这些症状的真正原因可能是喉部或邻近喉咽区存在黏膜下的肿块或结构紊乱。后颅窝脑膜瘤,甲状腺小肿块,纵隔内气管食管沟区或主肺动脉窗区的喉返神经受压、浸润,甚至是无胸痛表现的主动脉夹层都会引起各段迷走神经受压,而这些病变可能引起的唯一特征性临床表现就是声带麻痹。

思考题

当影像学检查为阴性时,应进一步进行何种检查?

影像医师职责

引起或类似下级神经元病变的良性疾病不需要紧急沟通,而类似于此患者的癌性病变需要与临床医师进行口头沟通。当涉及与治疗相关特殊的情况时,需要紧急直接沟通,特殊情况包括血管畸形、巨大的血管瘤或动脉瘤,这些病变一经发现应立即安排手术切除并进行活检。其他血管病变如颈动脉或主动脉夹层,以及危及生命的颅内异常,如脑积水或脑干受压,这些情况都需要立即与临床医师沟通。一个完整的诊断报告还应包括神经病变受累的程度,当临床标准不能判断病变是否可进行活检时,报告应该给出建议,确定是否可在影像设备引导下进行穿刺活检,以确定病变组织类型。

临床医师需知

- 神经疾病是否存在结构性病因?
- 是否累及多条神经?
- 可能的诊断是什么?
- 对于临床表现为神经性病变症状的患者,都有哪些疾病的可能?

- 病变的进展对患者构成直接威胁了吗?
- 将重要的常见病因排除在外的阴性检查结果的可信程度?

思考题答案

有时一些有脑神经病变的患者确实没有发现结构性病变。对于有潜在脑神经疾病相关症状(如耳痛或声带麻痹)的患者,影像学检查多可发现异常。最重要的是,确保影像检查的质量,并且针对怀疑的疾病选择正确的检查序列。

当查结果是阴性时,可以告知患者使其安心。如果症状恶化、证实或怀疑有其他脑神经病变,那么患者就需要进行其他影像检查。当出现多组脑神经病变时,几乎都会有结构性的病因,这就需要通过影像检查加以证实。

深入学习

请参阅 Mancuso 和 Hanafee 编著的《Head and Neck Radiology》第 138、22 章。

(张亚楠 郑晶晶 赵 博译 张雪宁校)

临床病史 患者,女,55岁,主诉近2个月内右肩无力逐渐加重。就诊前2周断续出现声嘶。体检发现副脊神经麻痹。以下为部分CT图像:

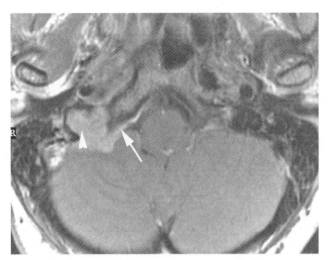

图 3.35A

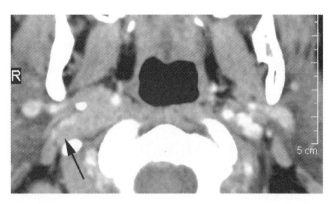

图 3.35C

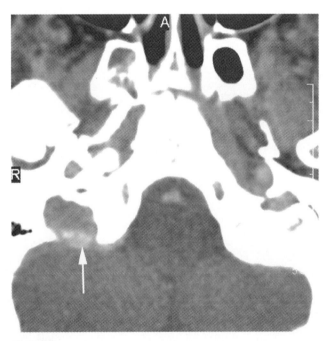

图 3.35B

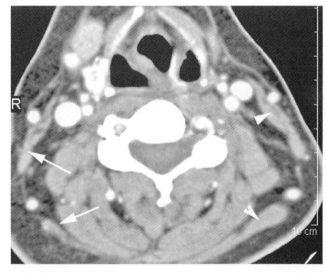

图 3.35D

影像表现

图 3.35A 增强T1WI图像显示异常强化病灶沿硬脑膜蔓延,累及颈静脉窝(箭头)及桥小脑角池内的第XI脑神经(箭)。

图 3.35B 增强CT图像显示颈静脉窝受累。

图 3.35C 增强CT茎突后间隙上部层面显示,肿块潜在压迫第XI对脑神经(箭),累及到颅外的颈静脉。

图 3.35D CT显示双侧的胸锁乳突肌和斜方肌不对称,与左侧相比,右侧显示萎缩(箭)。

鉴别诊断 累及脑神经的疾病很多,但大体可分为三大致病机制,包括原发性神经源性肿瘤、引起特定部位的压迫性神经病变的疾病以及浸润性神经疾病。对疾病的诊断首先要确定病变的部位,随后,根据病变的形态学进行评估基本可以确定鉴别诊断的范围或直接得出诊断。副脊神经疾病通常都伴随有其他脑神经病变。

脑神经核的病变多由轴内脑肿瘤、脱髓鞘病变、血管疾病所致，偶尔也可由少见的感染性疾病引起。

脑池段受累多见于颅内或颅内外沟通的轴外脑肿瘤，目前最常见的是神经鞘瘤和脑膜瘤（例如此病例）。少见的疾病包括硬脑膜和软脑膜疾病，如结节病、淋巴瘤和白血病、恶性脑膜瘤扩散等。淋巴瘤可累及神经的任何节段。

椎间孔或颅底段病变的最常见表现为颈静脉窝综合征，该部位常见的疾病包括神经鞘瘤、神经纤维瘤、脑膜瘤、鼻咽癌（由于直接蔓延或咽后淋巴结肿大）和副神经节瘤，其他少见的疾病是颅底转移瘤或是由非鼻咽部的鳞状细胞癌、脊索瘤、软骨肉瘤、血管外皮细胞瘤等引起的咽后淋巴结转移。

上述部位都不会出现原发的副神经病变。

在副神经外周部分（从颅底至舌骨），最常见的病变为发生于茎突后间隙或颈动脉鞘的病变。绝大多数是由副神经节瘤或罕见的脊髓副神经源性肿瘤引起的，其中最常见的是良性神经鞘瘤。更为典型的病变是迷走神经起源的神经源性肿瘤继发性压迫第Ⅺ对脑神经。偶尔，周围神经的肿瘤浸润或未经治疗的淋巴结转移也会引起副脊神经病变。

最终诊断　颅内外沟通性脑膜瘤引起的副脊神经病变。

讨论　虽然在临床表现中以某一对脑神经的损伤症状为主导，但经过仔细的临床检查后会发现不止一对脑神经受累；当存在副神经病变时通常会有多组脑神经同时受累。通过了解病史，此患者最初表现为迷走神经受累的症状。

除了手术发现的之外，孤立的副神经病变很少见。病变通常同时累及第Ⅸ、Ⅹ、Ⅺ对脑神经。孤立的副神经病变将会引起胸锁乳突肌和（或）斜方肌的功能障碍，最终将导致其出现萎缩。

思考题

对于副脊神经病变可采用哪种影像检查？

影像医师职责

对于良性病变不需要同临床进行特殊沟通，当怀疑为癌或某些特殊情况时：如脑积水、肿块累及脑干、小脑扁桃体下疝、血管畸形、动脉瘤和动脉夹层，则需要与临床医师进行直接沟通。

临床医师需知

● 神经疾病是否存在结构性病因？

● 可能为多神经受累吗？

● 可能的诊断是什么？

● 对于临床表现为神经性病变症状的患者，都有哪些疾病的可能？

● 疾病的发展是否对患者构成威胁？

● 将常见的重要病因排除在外的阴性检查结果的可信度有多少？

思考题答案

副脊神经病变的患者需要进行完整的强化 CT 扫描，包括对颞骨和后颅窝进行重建，通常需要采用与研究颞骨病变和后颅窝到下颌角区 CT 扫描同样的薄层扫描技术。同时还应进行颈部扫描。如果考虑副脊神经病变有可能由颅内病变所致，那么应进行 MR 检查。由于运动伪影，硬腭以下的咽部 MRI 图像质量很可能受到影响，并且也不能明确地排除小的颅底病变。

> **深入学习**
>
> 请参阅 Mancuso 和 Hanafee 编著的《Head and Neck Radiology》第 139、31 章。

（张亚楠　郑晶晶　赵　博译　张雪宁校）

临床病史 患者,男,43 岁,主诉出现舌颤和早期舌萎缩,检查时发现有轻度舌左偏。以下为部分 MR 图像:

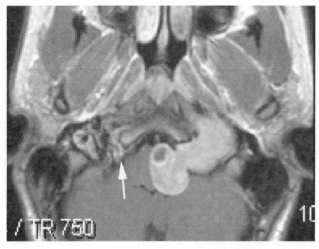

图 3.36A

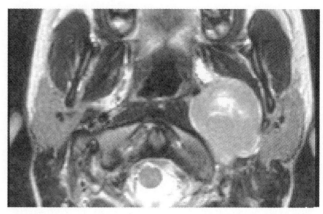

图 3.36C

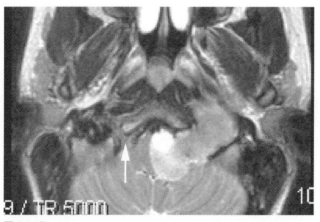

图 3.36B

影像表现 强化 T1WI (图 3.36A) 和 T2WI (图 3.36B)图像显示在茎突后间隙区(图 3.36C)肿块从脑干到舌下神经管膨胀性生长。图 3.36A 和 C 的箭显示正常的舌下神经管、神经和神经血管丛。

鉴别诊断 脑神经核的病变多由轴内脑肿瘤、脱髓鞘病变、血管疾病所致,偶尔也可由少见的感染性疾病引起。

脑池段受累多见于颅内或颅内外沟通的轴外脑肿瘤,目前最常见的是神经鞘瘤和脑膜瘤(例如此病例)。其他少见的疾病包括硬脑膜和软脑膜疾病,如结节病、淋巴瘤和白血病、恶性脑膜瘤扩散等。

椎间孔或颅底段病变的最常见表现为颈静脉窝综合征,这其中包括神经鞘瘤、神经纤维瘤、颅内外沟通性脑膜瘤、鼻咽癌(由于直接蔓延或咽后淋巴结肿大)和副神经节瘤,其他少见的病变是颅底转移瘤或是由非鼻咽部的鳞状细胞癌、脊索瘤、软骨肉瘤引起的咽后淋巴结转移。

在上述神经节区,通常还伴有多组脑神经同时累及。

在舌下神经外周部(从颅底至舌骨),最常见的为发生于茎突后间隙或颈动脉鞘的病变。绝大多数是由副神经节瘤或罕见的舌下神经源性肿瘤引起,其中最常见的是良性神经鞘瘤。更为典型的病变是迷走神经起源的神经源性肿瘤继发压迫第XII对脑神经。偶尔,未经治疗的或治疗效果不明显的淋巴结转移性病变以及颈部复发性淋巴结转移也会引起舌下神经病变。

最终诊断　舌下神经的神经鞘瘤。

讨论　舌下神经病变可能单独发病。当多神经受累并伴有其他症状或神经系统病变时，定位诊断可能会更容易，可以对病变进行直接简明的影像学评估。通常情况下，舌下神经病变影像检查的扫描范围为后颅窝到舌骨水平。

第Ⅶ对脑神经功能障碍会引起舌颤，并最终导致舌萎缩。神经核或核下病变，会引起伸舌时舌尖偏向病变同侧，而核上病变会引起伸舌舌尖偏向病变对侧，并伴有构音障碍。有时会出现舌萎缩，但没有结构性的病变。在此病例中，颅内外沟通性肿块具有神经鞘瘤的典型影像学特点。

思考题

作为一名医师，在影像学诊断为阴性的情况下，你会建议舌下神经麻痹患者依次进行哪些检查？

影像医师职责

如果出现肿块压迫脑干的情况（例如本病例所示），就需要与临床医师紧急沟通，良性病变不需要特殊沟通。癌症、癌症复发、血管畸形、富血管性肿瘤或动脉瘤都应进行口头上的沟通，特别是需要进行手术或活检时。

临床医师需知

● 是否有引起神经疾病的器质性病因？

● 是多神经受累吗？

● 可能的诊断是什么？

● 对于临床表现为神经性病变症状的患者，都有哪些疾病的可能？

● 病变的进展对患者构成直接威胁了吗？

● 将常见的重要病因排除在外的阴性检查结果的可信度？

思考题答案

有时神经病变的患者并没有确切的器质性病变，如果患者已经进行了 CT 检查，那么随后要进行 MRI 检查，反之亦然。

多组脑神经受累的病变总会伴随有器质性的疾病，这可通过影像学检查证实。有潜在脑神经病变患者（如舌肌无力）的影像检查通常也会有阳性发现。应确定是舌下神经病变的症状还是第Ⅸ~Ⅺ对脑神经病变引起的症状，或是颈交感神经引起的症状。

如果所有检查结果都是阴性的，那么患者就是健康的。如果症状恶化、确诊或怀疑其他脑神经病变，那么患者就需要进行其他的影像学检查。

> ### 深入学习
> 请参阅 Mancuso 和 Hanafee 编著的《Head and Neck Radiology》第 140、29 章。

（张亚楠　郑晶晶　赵　博译　张雪宁校）

临床病史 患者,男,35 岁,车祸入院。在急诊室,主诉头颈部疼痛,经过检查,急诊医师发现患者左侧出现 Horner 综合征。因此进行了头颈部的 CT 血管造影,以下为部分图像:

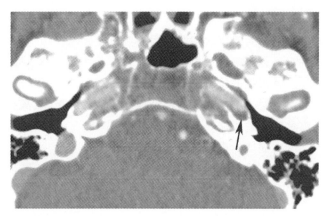

图 3.37A

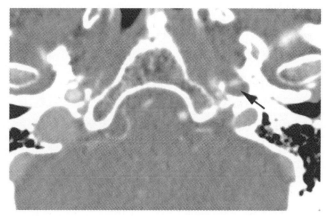

图 3.37B

影像表现

图 3.37A,B 强化 CT 图像显示在颈动脉管垂直及水平段近端可见一透亮区(箭)。

鉴别诊断 发生在颈动脉管内的远端颈内动脉栓塞、血管炎以及从颅底周围软组织起源的浸润性病变。

最终诊断 创伤后远端颈内动脉夹层引起的 Horner 综合征。

讨论 颈交感神经发生病变常提示有第Ⅸ~Ⅻ对脑神经病变或者颈交感神单独受累 (单独受累更多见)的疾病。颈交感神经常单独受累,引起其发病的疾病包括颈动脉夹层或脑干血栓性病变所致的缺血(脑干血栓性病变常继发于椎动脉夹层或后循环血管闭塞性病变)。

Horner 综合征常伴有器质性病变,但不是所有器质性病变都能被发现,因为多种药物也可以引起 Horner 综合征的症状和体征。影像学是重要的检查手段,并且要根据临床相关信息确定检查的重点部位。在很多病例中,当影像检查发现为非血管性疾病后,就会考虑是由肿瘤性病变引起的 Horner 综合征。

常见的临床表现可能涉及不同节段的颈交感神经丛,各种情况概述如下:

●中央型的 Horner 综合征常伴随有躯体感觉和(或)运动异常症状。这部分的病变可由轴内肿瘤、脊髓空洞、缺血、脱髓鞘病变引起,偶尔也发生于少见的感染性疾病。虽然这个"中央位置"在解剖学上代表着更远端的眼交感神经通路的阻断,但更多的中央型病变位于海绵窦、鞍上池和眶尖。

●临床上,在椎间孔/颅底段,除了 Horner 综合征之外,患者还可出现多个后组脑神经的麻痹。在此区域引起的 Horner 综合征的病因包括鼻咽癌或其他肿瘤引起的颅底或咽后淋巴结疾病、颅底转移瘤、脊索瘤和软骨肉瘤。除了起源于交感神经丛的病变,一般的良性病变不会引起 Horner 综合征。Horner 综合征也可见于颈动脉管处的颈动脉破裂,这是因为破裂的颈动脉阻断了远端颈动脉神经丛的血液供应。

●在外周段 (从颅底到颈动脉分叉处),引起 Horner 综合征常见病因为茎突后间隙内的颈动脉神经丛或颈上神经节的病变,其中最常见的是交感干神经鞘瘤或颈动脉夹层。如果患者出现急性发作的 Horner 综合征,并伴有头痛、耳痛或颈痛等症状,通常是继发于颈动脉夹层,偶尔也可继发于椎动脉夹层。交感神经源性肿瘤的发生率仅次于迷走神经源性肿瘤。偶尔,其他神经源性肿瘤,如颈部神经母细胞瘤(在儿童)或神经节细胞瘤都会导致 Horner 综合征。

●在颈动脉分叉处以下区域,能引起 Horner 综合征的最主要的病变为锁骨上窝的浸润癌或颈动脉、椎动脉的血管夹层瘤。原发性的食管癌、甲状腺癌、颈部第 6 组和锁骨上/上纵隔淋巴结转移性病变、乳腺癌的周围扩散,或淋巴瘤均会累及交感神经。Horner 综合征伴臂丛神经疾病可能继发于胸廓入口的病变,如肺上沟癌侵犯胸膜外软组织。Horner 综合征伴发声嘶可能提示发病部位位于颈动脉管至胸廓入口处。

思考题

1.描述 Horner 综合征及相关的头颈部交感神经通路的解剖？

2.Horner 综合征患者该如何进行影像检查？

影像医师职责

与 Horner 综合征相关的最危急的情况是由颈动脉或椎动脉夹层引起的脑栓塞性并发症。如发现颈动脉(像此患者一样)、椎动脉或主动脉夹层和(或)动脉瘤，或其他脉管性疾病，以及任何与之相关的致病因素或并发症时，应当直接与临床医师进行紧急沟通。如果发现为恶性病变，特别是计划进行活检时，同样需要及时沟通。

临床医师需知

- 神经疾病是否存在器质性病变？
- 是多神经受累吗？
- 可能的诊断是什么？
- 对于临床表现为神经性病变症状的患者，都有哪些疾病的可能？
- 病变的进展对患者构成直接威胁了吗？
- 将常见的重要病因排除在外的阴性检查结果的可信度有多少？这一点在 Horner 综合征中特别重要，因为通常希望能够发现异常。当得到阴性结果后常会行其他检查或是进一步的影像检查，同时会对患者进行临床观察。

思考题答案

1.当出现上睑下垂、瞳孔缩小、瞳孔滞后、面部无汗、眼球内陷等一系列体征时，临床就可以诊断 Horner 综合征。这是由于阻断了眼交感神经对眼睛的支配。节前和节后通路的精细解剖对了解 Horner 综合征成像原理和多种病理改变是至关重要的。

位于下丘脑的第一级神经元突触向下至脑桥或脊髓，在脊髓 C8-T1-T2 节段处投射至第二级神经元(节前神经元)。从胸廓入口处至颈部舌骨下(或至少在颈动脉分叉以下)，沿颈总动脉内侧上升的 Horner 交感神经节前纤维基本是没有分支，其血供来源于颈动脉。

这些神经纤维从肺尖水平向上至颈上神经节构成突触。节前纤维在颈上神经节的第三级神经元(节后神经元)换元并发出节后纤维，形成围绕颈内动脉和颈外动脉的交感神经丛。起源于 T1 水平以下的病变会出现复视。这些节后神经纤维沿颈内动脉进入海绵窦后再伴随眼神经的分支经眶上裂分布于眶内。颈交感神经丛的其他神经节和神经不参与形成眼交感神经，因此与我们目前讨论的问题不相关。

2.对伴有 Horner 综合征的患者，完整的检查包括从鞍上区到舌骨水平的高分辨强化 CT 扫描，以及从舌骨到胸廓入口和上胸部的详细检查。还应该进行薄层颞骨和后颅窝重建，采用与研究颞骨病变和眶尖及颅底鞍旁骨重建 CT 扫描相同的技术。

对有潜在孤立 Horner 综合征的患者的影像评估应该结合其他各种情况，如胸部 X 线结果、吸烟史，或是 Horner 综合征的急性发作及伴随的头痛、耳痛和(或)颈部疼痛的症状。除非有特殊原因不允许进行全面检查，一般情况下会进行更为简捷的检查，即对后颅窝、颅底、颈、喉、甲状腺和上胸部行一站式增强 CT 检查。

增强 CT 应联合进行详细的 CT 血管造影检查，因为颈动脉或椎动脉夹层可能是 Horner 综合征的根本原因。如果是阴性结果，那么就提示治疗医师并不存在器质性的疾病。然而，如果是器质性疾病引起的 Horner 综合征，检查结果就会有阳性发现。如果是中央型的 Horner 综合征病变，那么可进行 MRI 检查。如果需要的话，MRI 和 MR 血管成像作为该病的主要检查手段，要包括与 CT 检查相同的解剖范围和应用相同的检查原则。

> **深入学习**
> 请参阅 Mancuso 和 Hanafee 编著的《Head and Neck Radiology》第 141、11 章。

(张亚楠 郑晶晶 赵 博译 张雪宁校)

第 4 章

颈部舌骨上区

临床病史 患者,女,45岁,喉部右侧异物感进行性加重,检查后发现腭扁桃体区黏膜下层肿物。

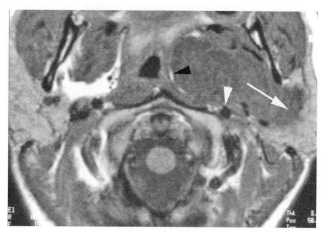

图 4.1A

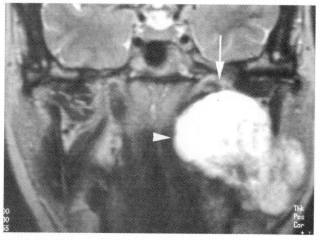

图 4.1C

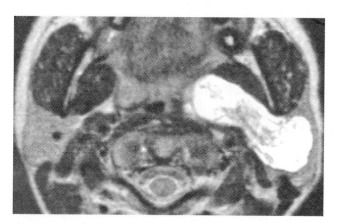

图 4.1B

影像表现

图 4.1A T1WI 增强扫描示肿物沿茎突下颌管生长(白色箭),茎突后咽旁间隙(RSPS)消失(白色箭头),咽旁脂肪存在(黑色箭头)。肿物外侧缘边界不清,可能存在腮腺受累。

图 4.1B T2WI 扫描示肿物呈相对高信号。肿物的生长情况如图 4.1A 所示。

图 4.1C 冠状位 T2WI 示肿物靠近颅底,肿物与颅底的距离对于制订外科手术计划具有重要意义(箭)。同时,咽旁脂肪消失,但没有确切的证据表明肿物侵及上咽缩肌 (白色箭头);这一信息能够有助于判断手术时是否需要进行咽部结构重建。

鉴别诊断 大约 90% 原发于茎突前咽旁间隙

(PSPS) 的病变是起源于小唾液腺或者是腮腺深叶的良性腺上皮肿瘤。发病率紧随其后的为具有相同起源的恶性腺上皮肿瘤(如腺样囊性癌),但不常见。其他病变,如鳃裂囊肿、血流缓慢的血管畸形、肉瘤、平滑肌瘤及横纹肌瘤很罕见。

最终诊断 良性混合瘤(多形性腺瘤),位于茎突前咽旁间隙,且与腮腺深叶分界不清。

讨论 建议采用如下方法进行(鉴别)诊断:

● 确定肿物占据一个还是多个间隙。

● 如果肿物只占据一个间隙,具体为哪一个间隙——这时,需要通过对肿物生长情况和侵袭性的观察来判断肿物是否位于或起源于茎突前咽旁间隙。

● 对于位于茎突前咽旁间隙的肿物,为了确定其是否侵犯腮腺深叶,需考虑肿物与颅底的距离,与上咽缩肌的关系以及其下缘的位置。

- 观察恶性肿瘤边缘的侵袭性、跨间隙侵犯情况以及内部形态学变化。
- 观察周围淋巴结及神经的受累情况。

科学的诊断结果离不开病理结果的支持。大约90%原发于 PSPS 的病变是起源于小唾液腺或者是腮腺深叶的良性腺上皮肿瘤,其他疾病比较罕见。发病率紧随其后的恶性腺上皮肿瘤也应列入考虑范围,例如,当病变内部在 T2WI 像上呈相对低信号时,应考虑恶性肿瘤的可能性。

该病可以在很多与其无关的偶然进行的影像检查中发现。因为大多数位于该处的病变都为良性病变,所以可以考虑随诊观察,尤其是对于体积较小的病灶、年龄较大的患者或进行外科手术可能引起重大并发症的患者。良性病变的最短径在 1 年之内的增长值应该不大于 1~3mm,一般情况下每年的增长值为1mm。第一次随诊复查应在确诊后 3 个月进行比较合适,并且应首先行 MRI 检查。在影像指导下进行的活检非常重要,特别是对于此类良性病变,因为通过活检结果可以使临床医师对疾病采取观察疗法。

所有位于黏膜下层的肿物都应该在进行活检之前行影像学检查。

对大部分典型病例应行肿物切除术。

思考题

1.肿物是否应该并且能够进行活组织切片检查?
2.列举好发于该处的 3 种常见病变。
3.对此类较小的肿物是否应该采取影像随诊观察?

影像医师职责

- 当此类肿块通过诊断证实有可能是恶性病变,哪怕可能性较小时,这样的病例应该直接与临床医师进行交流。本病例中,临床医师已知道肿物的存在,进行常规报告即可。

- 如果在术前或者是活检前发现异常富血管的病变,尤其是动脉瘤时,应该与临床医师进行直接交流。

临床医师需知

- 肿物是否原发于 PSPS?
- PSPS 的肿物是否是继发的病变?
- 肿物是倾向于为侵袭性还是非侵袭性?是否有转移?
- 肿物与颅底、大血管、面神经(腮腺深叶)、其他脑神经及周围间隙的关系,肿物是否靠近或者侵犯咽缩肌?

这些发现对外科手术方案的制订有指导意义。如果肿瘤距离颅底超过 1cm 以上,且与面神经分界清晰,一些外科医生将会从头部通过颌下间隙切除肿物。

- 周围神经及淋巴结的受累情况有助于与其他病变的鉴别诊断。
- 最有可能的病因学解释是什么?
- 如需在影像指导下进行活检,是否安全?

思考题答案

1.在行活组织切片检查之前,所有的咽旁间隙及黏膜下肿物应该行影像学检查以排除富血管病变及动脉瘤。大约 90%原发于 PSPS 的病变是良性的,然而,外科医生在手术前也许需要确切的病理学诊断,位于 PSPS 的病变往往可以比较容易地行活组织切片检查。

2.良性混合瘤、恶性腺上皮瘤、流动缓慢的血管畸形。

3.体积较小且生长缓慢的良性病变可以考虑随诊观察,尤其是对于年老的患者以及进行外科手术可能发生重大并发症的患者。

深入学习

请参阅 Mancuso 和 Hanafee 编著的《Head and Neck Radiology》第 22、143 章。

(魏 璐　吴梦琳　郑晶晶　赵 博译　张雪宁校)

临床病史 患者,女,55岁,牙医口腔常规检查时发现咽壁膨隆就诊。

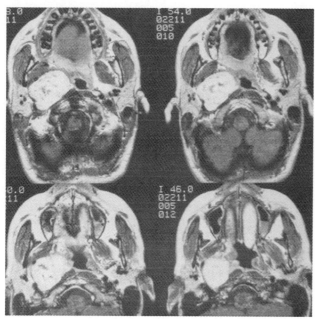

图 4.2A

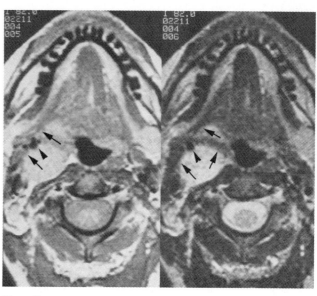

图 4.2C

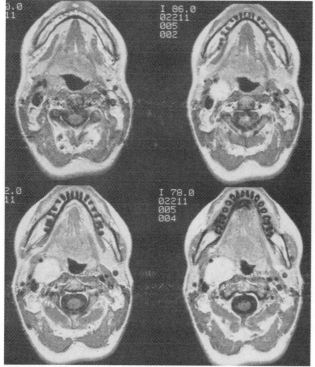

图 4.2B

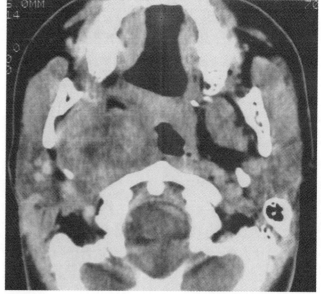

图 4.2D

影像表现

图 4.2A,B T1WI 增强扫描示肿物位于茎突后咽旁间隙,边界清晰。

图 4.2C T2WI 和质子加权像对比显示颈总动脉(箭头)和茎突周围肌组织(箭)受压向前移位,且颈内动脉和颈内静脉分离。

图 4.2D CT 增强扫描能够显示肿物,但对肿物与其周围组织关系的显示远不如 MRI 清晰。

鉴别诊断 位于茎突后咽旁间隙的肿物很可能

是神经源性肿瘤(来源于脑神经Ⅸ~Ⅻ)或者是副神经节瘤,此类肿物使颈总动脉与颈总静脉分离,且使茎突和茎突周围肌组织受压移位。

最终诊断　位于茎突后咽旁间隙的神经鞘瘤。

讨论　位于茎突后咽旁间隙的小肿块可能偶尔会在进行其他检查时被发现。大多数病变是由患者或医务人员发现颈上部肿块或咽壁黏膜下层肿胀而发现的,肿块位于鄂扁桃体水平。

有少部分病变是由肿块引起的疼痛或产生脑神经受累症状(如声音嘶哑、发声困难、Horner 综合征)而被发现的。建议采用如下方法进行(鉴别)诊断:

- 确定肿物占据一个还是多个间隙。
- 如果肿物只占据一个间隙,具体为哪一个间隙——这时,需通过对有关结构的占位情况和肿物的侵袭性的观察,来判断肿物是否位于或来源于茎突后咽旁间隙。
- 对于位于茎突后咽旁间隙的肿物,需考虑肿物与颅底颈动脉管及颈静脉窝的比邻关系,与大血管和脑神经的关系及其血供情况。
- 观察恶性肿瘤的侵袭性、跨间隙侵犯情况以及病变内部的形态学。
- 观察周围淋巴结及神经的受累情况。

科学的诊断结果离不开病理诊断结果的支持。大约90%原发于茎突后间隙的病变为良性肿瘤,最常见的是神经源性肿瘤或副神经节瘤。这使得其他病变如颅内外沟通性神经源性肿瘤、脑膜瘤、血管外皮细胞瘤都很罕见。有时,对于肿物是来源于咽后淋巴结的转移性病变还是原发于茎突后间隙的肿瘤很难鉴别,除非有明确的原发病灶或者是有头颈部癌症的治疗史。

继发性的病变,如伴有颈深部脓肿、坏死性外耳道炎或者其他颅底骨髓炎以及椎前脓肿等,可以更好地解释浸润加剧的过程。

由于对这些病变可能需要进行活检确诊,所以活检前排除富血供病变及动脉瘤,可以很好地防止在活检中出现严重的并发症的可能。

治疗方式依诊断结果而定。大部分情况下,位于茎突后咽旁间隙的肿物都可以通过手术切除。但是,有时也会采取随诊观察的治疗方法(如患者年龄大,且肿瘤为生长缓慢的良性病变)。

思考题

1.通过已有的影像表现,描述肿物压迫周围组织的情况并能否推断肿物的起源部位?

2.列举好发于该区域的最常见的两种病变?

3.此类肿物是否应该活检并且能够活检?

影像医师职责

当此类肿块通过诊断证实有可能是恶性病变,哪怕可能性较小时;或者当在术前或活检前发现病变为富血供时(尤其是动脉瘤时)应该与临床医师进行直接沟通。

对于本病例,肿物为良性,而且并非原发于血管或是富血供病变,所以,进行常规报告即可。

临床医师需知

- 肿物是否原发于茎突后咽旁间隙?
- 茎突前咽旁间隙的肿物是否是继发的病变?
- 肿物是倾向于为侵袭性还是非侵袭性?是否有转移?
- 肿物与颅底、大血管、脑神经、周围间隙的关系?肿物是否靠近或者侵犯咽缩肌?
- 周围神经及淋巴结的受累情况有助于与其他病变的鉴别诊断。
- 最有可能的病因学解释。
- 如需在影像指导下进行活检,是否安全?

思考题答案

1.肿物使颈总动脉与颈总静脉分离。颈总动脉向前移位,颈总静脉向后及向两边移位。括约肌向内侧移位。肿物向后压迫右侧脊柱旁肌组织。腮腺深叶受累。茎突下颌管无扩大。这是位于茎突后咽旁间隙肿物的典型征象。典型病例中颈总动脉将会向前内侧移位。

2.副神经节瘤(颈静脉球瘤和迷走神经副神经节瘤)、神经源性肿瘤(神经鞘瘤和神经纤维瘤)。

3.大约90%原发于茎突后间隙的病变是良性的,然而,外科医生在手术前也许需要确切的病理学诊断,位于茎突后间隙的病变往往可以比较容易地行活组织切片检查,但是需先通过影像检查排除富血供病变及动脉瘤。

深入学习

请参阅 Mancuso 和 Hanafee 编著的《Head and Neck Radiology》第 29、144 章。

(魏　璐　吴梦琳　郑晶晶　赵　博译　张雪宁校)

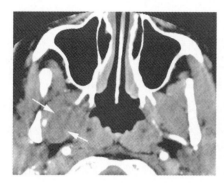

图 4.3A

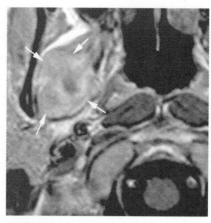

图 4.3B

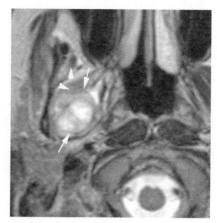

图 4.3C

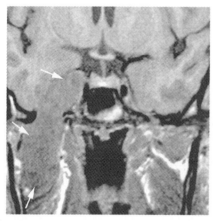

图 4.3D

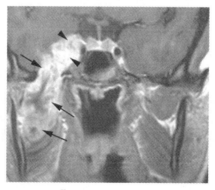

图 4.3E

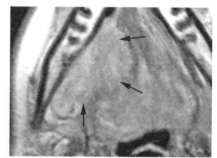

图 4.3F

影像表现

图 4.3A　增强 CT 图像示咀嚼肌间隙(箭)可见肿物影。

图 4.3B　增强 T1WI 图像示肿物未超出咀嚼肌间隙,边界完整,且呈强化效应改变。

图 4.3C　T2WI 图像示肿物压迫三叉神经下颌支(箭),造成继发性咀嚼肌萎缩(箭头)。

图 4.3D,E　冠状位 T1WI 平扫(图 4.3D)及强化图像(图 4.3E)显示条状肿块从海绵窦穿过卵圆孔延伸至咀嚼肌间隙。

图 4.3F　增强 T1WI 图像示此横纹肌肉瘤起源于口腔底部(箭)。

鉴别诊断　神经源性肿瘤,肉瘤,(颅内外沟通性)脑膜瘤,血管畸形,皮肤癌或者其他原发肿瘤沿神经周围扩散,以及少见的疾病包括纤维肉瘤、淋巴瘤、副神经节瘤、假性肿瘤。

最终诊断　位于口腔底部的横纹肌肉瘤,伴颅内神经周围播散及侵犯颅底。

讨论　在临床上,当肿瘤足够大时,可以引起疼痛和牙关紧闭。疼痛部位可能是耳颞神经支配的区域。可以通过是否有牙关紧闭的症状区分良恶性病变。牙关紧闭由颌骨运动障碍所致。位于咀嚼肌间隙的肿瘤可表现为下颌神经运动纤维病变,伴咀嚼肌去神经性萎缩。偶然发现的咀嚼肌不对称,往往是由于咀嚼肌良性肥大造成的。

建议采用如下方法进行(鉴别)诊断:

● 确定肿物累及一个还是多个间隙。此病例中,肿瘤具有转移性,从口腔底沿舌神经,最后通过三叉神经下颌支延伸至三叉神经节。

- 如果肿物只占据一个间隙,具体为哪一个?本病例未涉及此内容。
- 观察沿颅内、颅外及周围神经的播散及相关淋巴结肿大的情况。对于本病例,寻找咽后及颈部肿大的淋巴结很重要,虽然存在这种可能性的情况相对较小。
- MRI 图像能更全面显示恶性肿瘤的侵袭性、跨间隙侵犯情况以及内部形态学。

对各种涉及咀嚼肌间隙的疾病及其发病率的认识往往有助于临床诊断。

一些常见(如牙源脓肿)及不常见(如反应性肌炎、炎性假瘤)的感染都可蔓延至咀嚼肌间隙。黏膜源性肿瘤(如口腔癌、鼻腔癌、鼻咽癌)及淋巴瘤往往也可累及咀嚼肌间隙、颞下窝和颊间隙。咀嚼肌间隙也是颅内外沟通性肿瘤和颅底中央区病变容易累及的部位。

熟悉炎性假瘤的表现,如三叉神经下颌支病变导致的肌肉萎缩,对称性咬肌、翼内外肌肥大以及副腮腺组织的出现。

原发于咀嚼肌间隙、颞下窝和颊间隙的肿瘤相对少见。

原发于咀嚼肌间隙或颞下窝的肿瘤,多为神经源性肿瘤、肉瘤和淋巴瘤。除此之外,其他肿瘤罕见。脑膜瘤及神经胶质瘤等经颅内外沟通性肿瘤也可发生于该部位。

所有病变在进一步治疗前都需行活检。在进行活检和手术之前必须排除动脉瘤的可能性。

思考题

1.在此病例中,病变主要位于哪一个间隙内,其与周围组织的关系如何?

2.在此间隙内,哪种肿瘤最常见?

3.描述这一区域的组织结构。

影像医师职责

在本病例中,口腔底部的肿物可能是恶性的,并沿神经播散,应该就此点与临床医师进行直接交流。进行海绵窦活检十分必要,报告及会诊结果应建议在影像指导下进行活检。

报告应主要包括以下几个方面:

- 肿瘤原发区域。
- 肿物顶部距颅底的距离,或在颅底或颅内扩散的范围。
- 肿物与下颌骨的关系。
- 肿物与腮腺深部以及面神经干之间的关系。
- 肿物与三叉神经下颌支的关系。
- 影像表现是否提示为原发于咀嚼肌间隙的其他少见病变,如恶性肿瘤、转移性病变,或者是否提示有原发于其他部位的病变?
- 是否有颅内或沿神经转移的相关表现?
- CT 引导下活检或其他影像研究是否有助于进一步证实这些发现?

临床医师需知

- 可能的诊断及此诊断的可信度。
- 肿物的范围。
- 肿物与周围重要组织的关系。
- 是否有更多的信息需要从影像检查中获得。
- 治疗后图像:可疑肿瘤复发与预期疗效的对比。

思考题答案

1.咀嚼肌间隙肿瘤。肿瘤生长迅速,压迫翼内肌和翼外肌,沿舌神经和下颌神经通过卵圆孔进入三叉神经节。翼内肌和翼外肌发生萎缩。位于咀嚼肌间隙和茎突前间隙的脂肪受压,但仍显示清晰。向外侧,肿瘤紧邻下颌骨,尚没有证据表明肿瘤向后侵犯腮腺。

2.所有原发性病变如神经源性肿瘤、肉瘤、淋巴瘤、低血流量的血管畸形及颅内外沟通性脑膜瘤和神经胶质瘤都很罕见。更为常见的是继发性病变,如牙源脓肿(尤其是来源于下颌第二、三磨牙的脓肿)及黏膜源性肿瘤的转移瘤。

3.下颌骨、咀嚼肌、三叉神经下颌支、上颌动静脉以及它们的分支和属支。

> ### 深入学习
>
> 请参阅 Mancuso 和 Hanafee 编著的《Head and Neck Radiology》第 145、21、35 章。

(魏璐 吴梦琳 郑晶晶 赵 博译 张雪宁校)

临床病史 患者,男,48岁,出现张口困难和面部疼痛,既往糖尿病史,血糖控制不佳。

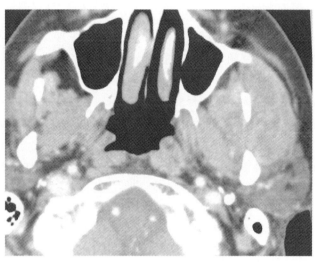

图 4.4A

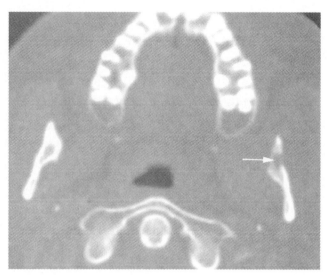

图 4.4C

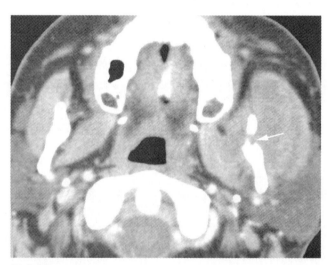

图 4.4B

影像表现

图 4.4A,B 增强 CT 图像示咀嚼肌间隙广泛轻度肿胀,密度稍欠均匀,但边界清晰。

图 4.4B,C 图 4.4B 示下颌骨骨质可疑破坏(箭),骨窗上可明确诊断(图 4.4C)。

鉴别诊断 炎性病变:脓肿、蜂窝织炎(细菌性、真菌性及放线菌感染);肉瘤、淋巴瘤、转移瘤。

最终诊断 咀嚼肌蜂窝织炎,继发于糖尿病患者牙源性疾病导致的慢性下颌骨骨髓炎。

讨论 临床表现以发热和肿胀为主时,多提示感染性或炎性疾病。此外,患者往往有疼痛和开口困难的症状。耳痛也是常见的主诉之一。

某些炎性病变常常扩散至咀嚼肌间隙,如牙源性脓肿、唾液腺炎症,尤其是腮腺炎,此外还有坏死性外耳炎和罕见的颅底骨髓炎。这些炎症也可能通过咀嚼肌间隙向颅底及颅内扩散。

在病理学上鉴别炎症和肿瘤是非常重要的,因为有时无痛性炎症的表现类似于纤维肉瘤、纤维增生过程、淋巴瘤、肉瘤等。通常,这两种疾病容易鉴别,因为炎症一般具有典型的临床症状。

对于发生于咀嚼肌间隙的炎性病变,应首先确定它是否由牙源性疾病引起。非牙源性病因少见，包括来自鼻窦和皮肤的疾病。必须特别注意真菌感染的情况，尤其是对于免疫功能低下和糖尿病患者，因为侵袭性窦道真菌感染与其他非侵袭性窦道炎症早期只能根据窦道周围脂肪垫的浸润程度来鉴别。

接下来应该仔细分析有哪些间隙受累以及确认相关影像表现，如骨髓炎、血栓形成及颅内扩散。

常用的治疗措施为引流术和(或)清创术。如果要进行这些治疗，那么所有受累的间隙都应通过最安全可靠的途径引流。

思考题

1.描述肿物及其可能的病因或起源。

2.引流之前必须考虑哪些重要因素？

影像医师职责

通常，初步的影像检查是为了确定咀嚼肌间隙及颞下窝感染的原发部位、病变区域及可能的病因。相关的临床医师也希望可以与影像医师进行及时而直接的交流。此病例中，口腔及颌面部外科医生参与了会诊。

报告应主要包括以下几个方面：

- 如果是感染，最有可能的原发部位(点)是哪里？
- 原发病灶所在的间隙。
- 所有受累的间隙。
- 根据典型的疾病表现，是否可以确定病原体？
- 感染与上、下颌骨及颅底的关系？
- 是否存在并发症，如血栓形成、颅内扩散？
- 影像表现是否可除外感染性疾病？

- CT 引导下活检或做其他影像检查是否有助于诊断？

临床医师需知

- 最可能的诊断及其可信程度。
- 感染或炎症的范围。
- 炎症与周围重要组织的关系。
- 是否需要从影像检查中获得更多信息？
- 其他成像方法如骨或镓扫描在监测治疗中是否有用？
- 治疗后图像：对可疑复发、残余或进展病灶与成功引流术、清创术和(或)处理相关并发症后的图像进行对比。

思考题答案

1.浸润性病变，周围有下颌骨骨质破坏。病变大部分位于咬肌，但也扩散至翼内肌和翼外肌。与对侧相比，咀嚼肌间隙脂肪消失。周围其他间隙没有受累。肿物中心可见边界不清的稍低密度，边缘无明显的强化。血糖控制不良的糖尿病患者更容易受到侵袭性感染，此病例中，牙齿护理不当导致的骨髓炎蔓延至咀嚼肌间隙。

2.极其重要的一点是要保证所有受累的间隙都通过最安全可靠的途径引流。

> **深入学习**
>
> 请参阅 Mancuso 和 Hanafee 编著的《Head and Neck Radiology》第 146、16 章。

(魏 璐 吴梦琳 郑晶晶 赵 博译 张雪宁校)

临床病史 2例咽后肿物患者,1例肿物位于咽后间隙,另1例位于椎前间隙。两者如何鉴别? 做何诊断?

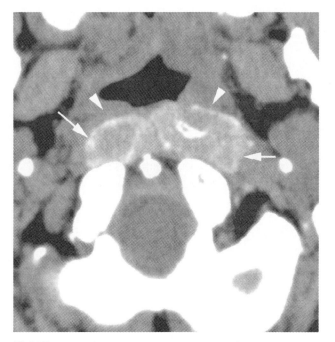

图 4.5A

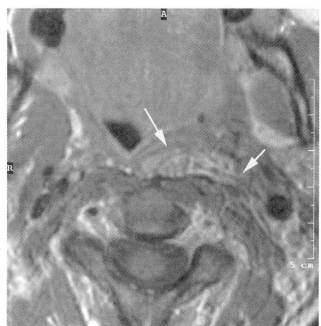

图 4.5C

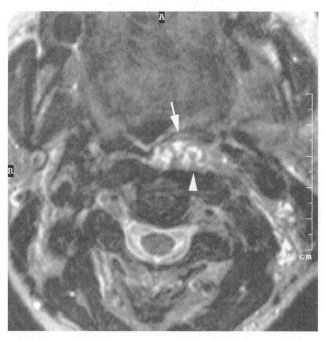

图 4.5B

影像表现

图 4.5A 患者偶然发现椎前间隙占位性病变,其CT 图像示病变与周围肌肉分界不清(箭),并压迫咽后间隙(箭头)。

图 4.5B,C T2WI 图像示大部分病变位于咽后

间隙。咽壁肌肉显示向前移位(箭),椎前筋膜和肌肉组织结构紊乱。图 4.5C,MRI 增强图像示肿物侵犯至茎突后间隙(箭)。

最终诊断 椎前间隙钙化性肌腱炎(图 4.5A);咽

后间隙及颈深部淋巴管静脉畸形(图 4.5B,C)。

讨论 建议采用如下方法进行(鉴别)诊断:
- 确定病变累及哪些间隙。
- 如果病变只累及一个间隙，具体为哪个间隙——本病例中，根据组织结构移位和肿物生长的情况，可以判断病变原发于咽后间隙。
- 观察周围淋巴结及神经的受累情况。
- 观察恶性肿瘤的侵袭性、跨间隙侵犯情况以及内部形态学。MRI 图像更能全面显示这些信息。

发生于咽后的病变并不常见。本病例旨在认识两个间隙的不同和正确诊断疾病的来源。事实上，大多数咽后间隙舌骨水平以上的病变是发生于咽后淋巴结的继发性病变。当为炎性病变时，临床上能明确观察到咽后淋巴结肿大。除非有明确的原发肿瘤或治疗史(通常为头颈部的恶性肿瘤)，否则很难鉴别咽后淋巴结的转移性病变和原发于茎突后间隙的病变。当咽后淋巴结肿大但没有找到原发肿瘤时，对咽部进行仔细检查可能会发现黏膜下的微小病灶。除此以外，其他位于咽旁间隙的病变都很罕见。

思考题

1.如果要对位于咽后间隙的肿物行活检，首要的注意事项是什么？

2.描述咽后间隙所包含的内容。

影像医师职责

一旦发现患者的疼痛可能与脊柱或咽喉有关，需立即与临床医师进行直接交流。如果病程发展可能导致脊髓受压，必须紧急联系临床医师。

报告应主要包括以下几个方面：

- 病变原发部位。
- 病变与颅底及颈部脊髓的关系，以帮助决定手术入路是经鼻咽、口咽还是颈部切除病灶？
- 病灶与茎突后间隙、交感神经干、第Ⅸ~Ⅻ对脑神经、颈总动脉及颈静脉的关系。
- 除咽后间隙或椎前间隙良性病变之外，检查结果是否提示有其他疾病的可能，如恶性肿瘤、转移性病变或者原发于其他间隙或部位的病变蔓延至此(如脊髓)。
- 是否有重要的相关征象，如颅内或经神经周围扩散、咽后或颈部淋巴结肿大、快速进展的感染？
- CT 引导活检或其他影像检查是否有助于进一步证实这些发现？

临床医师需知

- 最可能的诊断及其可信程度。
- 是否有导致急性神经损伤的可能？
- 病变的累及范围。
- 病变与周围重要组织结构的关系。
- 是否需要从影像检查中获得更多信息？
- 治疗后图像:可疑肿瘤复发与预期疗效的图像对比。

思考题答案

1.应该排除动脉瘤及走行迂曲的颈动脉。

2.咽后间隙内的组织有脂肪、纤维组织、外侧咽后淋巴结、内侧咽后淋巴结、小血管、毛细淋巴管等。

深入学习

请参阅 Mancuso 和 Hanafee 编著的《Head and Neck Radiology》第 147、13 章。

(魏 璐 吴梦琳 郑晶晶 赵 博译 张雪宁校)

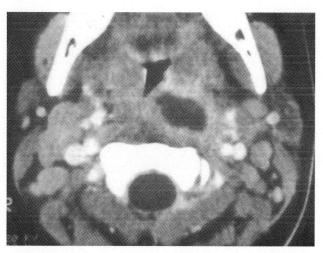

图 4.6A

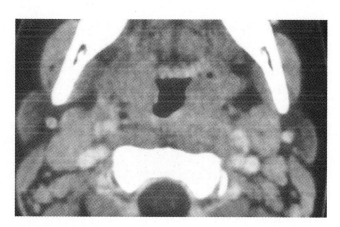

图 4.6B

影像表现

图 4.6A,B 边缘强化的囊性病变,位于椎前肌肉之前、颈动脉内侧,占据了原本为左侧外侧咽后淋巴结的位置。茎突前、后间隙和咽后间隙右侧出现水肿。部分椎前肌肉组织边界不清。颈部双侧多个淋巴结(以二区淋巴结为主)增大。非手术治疗后图像显示病变完全吸收(图4.6B)。

鉴别诊断 无其他鉴别诊断。

最终诊断 化脓性咽后淋巴结炎,不伴脓肿形成。

讨论 建议采用如下方法进行(鉴别)诊断:

• 确定病变累及哪些间隙。感染本身具有跨间隙扩散能力。

• 如果累及单个间隙,具体是哪个间隙?——本病例中,根据组织结构移位和炎症扩散的情况,可以判断炎症原发于咽后间隙,且局限于咽后间隙内。

• 假定为炎性病变,观察其形态学特征。CT 足以满足对咽部原发感染性病变的检查要求,本病例中,形态学变化表明其为炎性病变。

• 确定相关的病变,如淋巴结炎——本病例中,对咽后间隙的检查结果支持淋巴结病变。

咽后间隙感染症状严重,死亡率高。及时的诊断和正确的治疗对于防止呼吸道阻塞、纵隔炎、颈主动脉瘤及海绵窦血栓等后遗症有至关重要的作用。

由于咽后间隙的组织多样性,它是咽喉炎等常见感染性疾病极易累及的部位,且往往为细菌性感染。尤其对于成年患者,医生必须仔细辨别,以确保咽后间隙中的病变不是由关节盘炎/脊椎炎引起的脊椎周边感染。

影像中最常见的发生于此部位的咽后间隙的感染是由细菌性咽喉炎引起的咽后淋巴结炎(化脓性或非化脓性)。此病常见于儿童,但也可见于青壮年。除由侵入性创伤、医源性创伤和其他原因引起的咽部穿孔外,真性咽后脓肿并不常见。反应性咽后间隙水肿较为常见,且一般不会由直接感染引起。

成年患者常见的临床表现有发烧、吞咽痛和吞咽困难,可能会伴有耳痛。儿童的吞咽困难可能表现为"喂食困难"。

影像中最常见的咽后间隙感染是不伴脓肿形成的化脓性咽后淋巴结炎。有些小的化脓灶偶尔会不断扩大,最后形成脓肿。但是化脓灶很少因为破裂而形成真性咽后间隙脓肿。另外,虽然比较少见,咽后间隙脓肿也可能由上咽喉穿孔引起。感染或者脓肿可能由其他舌骨上间隙扩散而来,或者与颅底骨髓炎有关。

必须保持患者呼吸道畅通并以静脉注射抗生素治疗。化脓性咽后淋巴结炎不能被误认为是咽后脓肿,这是由于抗生素基本能完全治愈这一炎症,而无需外科介入治疗,而脓肿则往往需要进行引流。有些患者的化脓性咽后淋巴结持续化脓或增大时,强力抗生素对其无效,而且当其短轴的最大径超过 3cm 时,极有可能发生破裂,这样的化脓性淋巴结,则有必要进行引流。当然,对于呼吸道堵塞的患者也必须立即进行手术引流。

思考题

1.检查咽后间隙脓肿时最重要的是观察什么?

2. 区别化脓性咽后淋巴结炎与真性咽后间隙脓肿的重要性体现在何处?

影像医师职责

几乎对于所有的疑似咽后间隙感染病例,尤其是发生在糖尿病患者或免疫低下的患者时,影像医师都必须与临床医师进行及时的沟通。确保及时沟通患者呼吸道的情况,并确定是否有流脓的脓肿或者危及生命的病症,如急性坏死性感染。

必须准确描述病变是否可能为抗生素可以治愈的化脓性咽后淋巴结炎。本病例中,与儿科和耳鼻喉科医师的直接交流可以了解到:这一疾病可以通过静脉注射抗生素进行控制,而不需行手术引流。

临床医师需知

- 最有可能的诊断结果及其确信度。
- 患者是否可能有突发情况?
- 病变的累及范围。
- 感染或炎症与周围重要组织结构的关系。
- 是否需要从影像检查中获得更多信息?
- 治疗后图像:可疑复发或持续感染的图像与治疗后预期的影像图像的对比。

思考题答案

1.因为咽后间隙与纵隔直接相连,所以应在影像图像上测量咽后间隙脓肿的上下径线。测量时应选择边界清晰的层面,因为有时病灶边缘并不十分清晰,尤其当脓肿位于胸腔入口和接近颅底时。

2.大部分化脓性咽后淋巴结炎需立即静脉注射抗生素(24~72 小时内),应避免对儿童进行不必要的侵入性的治疗,然而,对于真性咽后脓肿则需行手术引流。

> **深入学习**
>
> 请参阅 Mancuso 和 Hanafee 编著的《Head and Neck Radiology》第 148、13 章。

(魏 璐 吴梦琳 郑晶晶 赵 博译 张雪宁校)

第 5 章

舌骨下颈部区至
颈胸交界处(胸廓入口)

临床病史 患者,男,78岁,出现间断性吞咽困难。患者既往有吸入性肺炎病史。临床检查发现颈部右外侧可疑肿块。

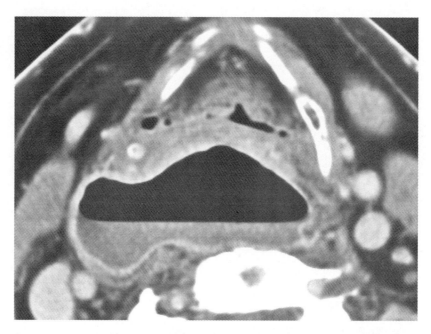

图 5.1A

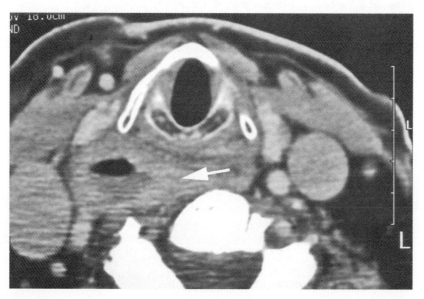

图 5.1B

影像表现 增强 CT 轴位图像示从声门上区上方(图 5.1A)至下咽部环状软骨后方层面(图 5.1B),脊柱前方中线处可见一环形强化肿块,并延伸至右颈部。肿块内可见气液平面(箭),肿块壁厚,边界清晰,并呈轻度强化。

鉴别诊断 Zenker 憩室,重复囊肿,脓肿,鳃裂囊肿。

最终诊断 大的 Zenker 憩室。

讨论 鉴别颈外侧区肿块的方法是综合考虑肿物的原发部位,相关疾病的发病率及病因学(如肿块发育的起源)特点。必须熟知全部可能的鉴别诊断疾病,因为对那些不明原因的颈部肿物患者,其临床及查体表现多样且相似,而高质量、详细的影像检查可在很大程度上缩小鉴别诊断的范围。

在这个病例中,病变起源于中线,并延伸至右颈部。这基本排除了鳃裂及胸腺囊肿;但是,按照病变发生来源进行鉴别诊断,尚不能排除交通性前肠重复囊肿的可能。

基于病变的发生部位,咽壁极易受累。肿块内的气液平面提示肿块与消化道相通,或者肿块发生产气菌感染。但后者可能性不大,因为患者没有感染或炎症的表现,而且在 CT 图像上肿块边界锐利光滑,周围没有水肿或脂肪层浸润。

在可疑的病例中,钡餐造影可以明确诊断 Zenker 憩室。

思考题

Zenker 憩室的并发症有哪些?

影像医师职责

一般来说,除非有潜在的危及气道的问题或怀疑肿块有恶变的可能,对位于咽后间隙的颈部肿块进行常规报告即可。很多情况下,发现颈部肿块后需直接与相关的临床医师进行沟通,从而来共同决定治疗方案,尤其是在需要进行影像引导下的穿刺活检时。

如果肿块继发感染,必须及时、有效地与临床医师沟通,并且要注意肿块是否并发窦道或瘘管。当肿块发生感染或发现病变已达硬膜外间隙或可能危及脊髓时,必须及时告知临床医师。

临床医师需知

● 肿块的起源——椎前筋膜区,或咽后间隙,或其他部位?

● 肿块累及的范围。

● 可能的诊断。

● 对周围重要结构的任何潜在威胁。

● 任何危及气道的情况。

● 是否需要进一步的影像学检查?

思考题答案

误吸和肺炎是 Zenker 憩室可能发生的并发症。

深入学习

请参阅 Mancuso 和 Hanafee 编著的《Head and Neck Radiology》第 150 章。

(朱 珊 郑晶晶 赵 博译 张雪宁校)

临床病史 患者,男,57 岁,出现发热、吞咽疼痛和咽炎表现。增强 CT 图像如下:

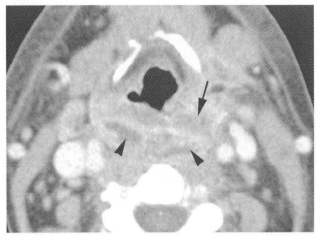

图 5.2A

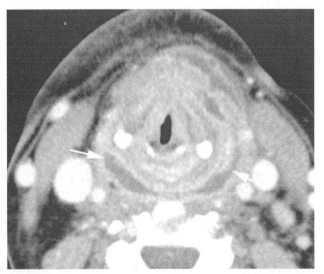

图 5.2B

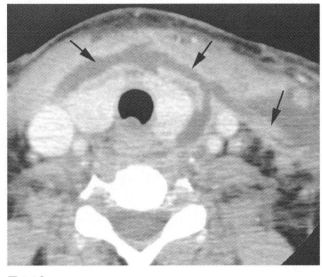

图 5.2C

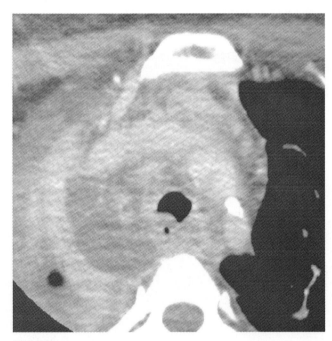

图 5.2D

影像表现

图 5.2A 很可能是脓性物质播散至舌骨水平的咽后间隙内(箭头),但是咽内很可能只有水肿(箭)。这个层面接近于咽后病变的上缘。

图 5.2B 很可能是脓性物质在椎前筋膜区弥漫播散(箭),而且病变位于咽后间隙。

图 5.2C 在下颈部水平,病变在椎前筋膜区内播散并且进入颈前筋膜区(箭)。但是在咽后间隙没有发现明显病灶。

图 5.2D 显示纵隔脓液积聚。

鉴别诊断 无其他鉴别诊断。

最终诊断 咽炎合并广泛积脓或脓肿,蔓延至纵隔水平。

讨论　椎前筋膜及咽后间隙的感染可导致严重的临床症状,甚至致死。及时诊断和适当治疗至关重要,因为这样可以防止危及生命的气道梗阻,硬膜外脓肿,颈髓损伤,纵隔炎,颈动脉瘤和海绵窦血栓形成等并发症的发生。

颈舌骨下水平的咽后间隙经常受到诸如感染性咽炎等病变的累及,只表现为不同程度的咽后间隙水肿,一般无临床意义。在此部位,细菌性咽炎、穿通伤、医源性创伤或其他原因所致的咽部穿孔可并发咽后脓肿。而咽后脓肿也可由椎前间隙或其他颈深部脓肿蔓延而来。反应性咽后间隙水肿往往由除感染外的其他原因所致。

颈椎的感染性疾病必须在早期与咽部疾病鉴别开来,从而避免引起潜在的灾难性后果,其中包括累及颈髓的神经病变。

在初步评估咽后间隙疾病时,我们必须确定咽后间隙的病变是否为继发性的病变。除了咽后化脓性淋巴结炎和穿通或造成穿孔的损伤外,感染性疾病很少起源于咽后间隙。如果炎症始于椎前筋膜区或椎前间隙,咽后间隙可继发受累。放射治疗、静脉阻塞性疾病、颈深部感染,甚至全身水肿均可引发咽后间隙水肿,在大部分情况下,发现咽后间隙水肿很重要,影像检查可以帮助明确引起水肿的病因。

通过观察 MRI 和(或)CT 的影像学表现,可以用有序的相对简单的方法对疾病进行鉴别诊断。而且可辅以影像引导下的抽吸或组织学活检,这些检查都比较安全。

建议按如下流程进行(鉴别)诊断:

● 确定病变是累及单个间隙还是多个间隙。

● 如果是单个间隙受累,基于对颈部结构移位的方向和炎症播散的进程观察来确定是哪个间隙受累。

● 通过 MRI 和 CT 来综合评价炎症病变的形态学表现。

● 注意相关的发现,比如异物、气体或提示来源于椎前间隙的表现。

迄今为止,最常见的咽后间隙感染是不伴脓肿形成的咽后化脓性淋巴结炎。有时,化脓结节可发展很大以致形成生理学上的脓肿。这样的结节很少破溃形成真正的咽后间隙脓肿。而且,咽后间隙脓肿相对少见,可由下咽部,或食管穿孔,或颈深部外侧区脓肿蔓延而成。

颈舌骨下部的咽后间隙脓肿比较容易发现,但在胸廓入口水平则难于发现。由此容易误认为咽后脓肿止于下颈部,然后在纵隔处复现,正如此例所示。

思考题

1. 咽后间隙炎性改变的最常见原因有哪些?

2. 咽后间隙感染进行 CT、MRI 检查的指征是什么?

影像医师职责

对于所有可疑的咽后和椎前间隙感染的病例,影像诊断医师必须进行诊断并与临床治疗医师进行面对面沟通。对于咽后间隙感染,影像诊断医师主要就患者的气道状况,有无可引流的脓肿,有无异物或诸如快速播散性坏死性感染等可能危及生命的情况与临床医师进行沟通。如果感染发生于糖尿病或其他患免疫抑制疾病的患者,那么影像诊断医师需与临床治疗医师直接沟通。

临床医师需知

● 可能的诊断和诊断的可信程度。

● 感染累及的全部范围。

● 感染或炎症与邻近重要结构的解剖关系。

● 是否需要进一步行影像学检查?

● 治疗后的影像表现:可疑复发或仍有持续感染与预期治疗后改变的对比。

思考题答案

1. 大多数舌骨下咽后间隙的炎症性病变是继发于咽黏膜感染的咽部周围病变,主要是蜂窝织炎,也有一些是其他原因引起的反应性水肿,比如放疗后改变或血管血栓形成。

2. 一般来说,除了主要与脊柱感染相关的疾病,在诊断炎性病变方面 CT 比 MRI 更有意义。如果临床提示颈脊髓可能受累,则应立刻行 MRI 检查。

深入学习

请参阅 Mancuso 和 Hanafee 编著的《Head and Neck Radiology》第 151、13 章。

(朱　珊　郑晶晶　赵　博译　张雪宁校)

临床病史 患者,男性,15岁,发现无痛性颈部肿块。

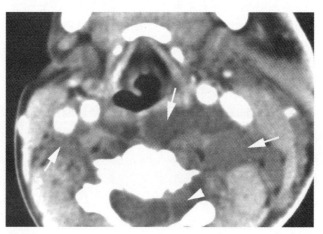

图 5.3

影像表现

图 5.3 低密度、多分叶肿块跨间隙侵犯至神经孔,椎前、椎旁间隙,咽后间隙及颈外侧区。肿块很可能起源于多个神经根,而且可能是交感神经丛(箭)。肿块延伸至左侧神经孔(箭头),通过此表现可明确显示肿块来源于至少一个节段的颈神经根。

鉴别诊断 静脉淋巴管或血管畸形,水肿,积液,神经源性或神经鞘肿瘤,如丛状神经纤维瘤。

最终诊断 丛状神经纤维瘤。

讨论 在初步评估累及咽后和椎前间隙的肿块时,我们必须确定肿块是否继发于黏膜病变或是否为跨间隙病变。无论肿块起源于哪个间隙,跨间隙肿块主要来自颈深部间隙。跨间隙病变播散的机制和可能途径各不相同。诸如癌症,椎间盘炎或椎体骨髓炎等侵袭性病变,跨间隙播散可理解为单纯的形态学播散,因为静脉淋巴管畸形伴随血管而发育,所以我们也可对这些发育异常性病变跨间隙播散形成直观的理解。对于咽后和椎前间隙的病变胚胎发育学的了解,有助于提示神经鞘肿瘤如何跨间隙蔓延。

一般来说,建议按如下流程进行(鉴别)诊断:

(1)确定病变是累及单个间隙,还是多个间隙?

(2)如果是单个间隙,基于观察颈部结构移位的方向及病变蔓延情况来确定是咽后间隙还是椎前间隙受累?

• 外侧: 咽后间隙和颈动脉鞘之间的脂肪受压,位于后部的肿块向外蔓延,但被坚韧的椎前或椎旁筋膜所局限。

• 内侧: 肿块占据咽后间隙中线或旁正中位置,其主要位于中线。有时,椎前肌可包绕椎前间隙来源的肿物。

• 前方: 如果肿块主要起源于咽后间隙,其可推移或侵犯咽后壁的肌肉;如果肿块起源于椎前间隙或脊柱,其可挤压前纵韧带、椎前筋膜或椎前肌。

• 后方: 如果是咽后间隙来源的肿块,可不累及椎前筋膜。如果起源于椎前间隙,其可累及椎旁间隙和周围的肌肉组织,椎间盘、椎体及硬膜外间隙。

(3)观察肿块边缘浸润生长的情况和其内部形态,MRI 的表现更典型。

(4)注意伴随的改变,比如淋巴结增大,硬膜外病变,椎间盘炎或肌腱、韧带钙化。

在这个病例中,肿块很明显为跨间隙病变,累及颈部外侧区,咽后间隙及椎前间隙,并延伸至神经孔,神经孔似有所扩大。这种表现支持神经源性肿瘤或神经鞘瘤的诊断,比如丛状神经纤维瘤。神经鞘瘤可表现为跨间隙生长的肿瘤,因为肿瘤随神经穿过解剖间隙及各筋膜间的区域。

思考题

相对于咽后和椎前间隙的感染或炎症,肿物的发生率是多少?

影像医师职责

一般来说,除非有潜在的危及气道的问题或怀疑肿块有恶变的可能,否则位于咽后间隙或椎前间隙的肿块往往是慢性病变,进行常规报告即可。很多情况下,发现颈部肿块后需直接与相关的临床医师进行沟通,从而来共同决定治疗方案,尤其在需要进行影像引导下的穿刺活检时。如果肿块继发感染,必须及时有效地与临床医师沟通,并且要注意肿块是否并发窦道或瘘管。当肿块发生感染或发现病变已达硬膜外间隙可能危及脊髓时,必须及时告知临床医师。

临床医师需知

- 可能的诊断和诊断的可信程度。

- 肿块累及的全部范围。
- 肿块与邻近重要结构的解剖关系。
- 是否需要行进一步影像学检查?
- 治疗后的影像表现:可疑肿瘤复发与预期治疗后改变的对比。

思考题答案

所有的肿物都是少见和散发的。

> **深入学习**
>
> 请参阅 Mancuso 和 Hanafee 编著的《Head and Neck Radiology》第 152、29 章。

(朱 珊 郑晶晶 赵 博译 张雪宁校)

临床病史 患者,40岁,发现右上颈部轻压痛肿块,既往有酗酒和吸烟史。

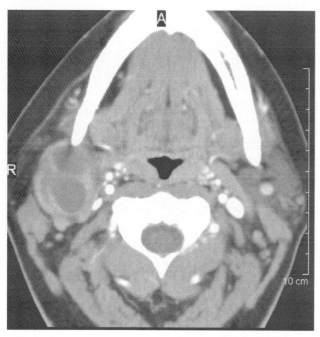

图 5.4A

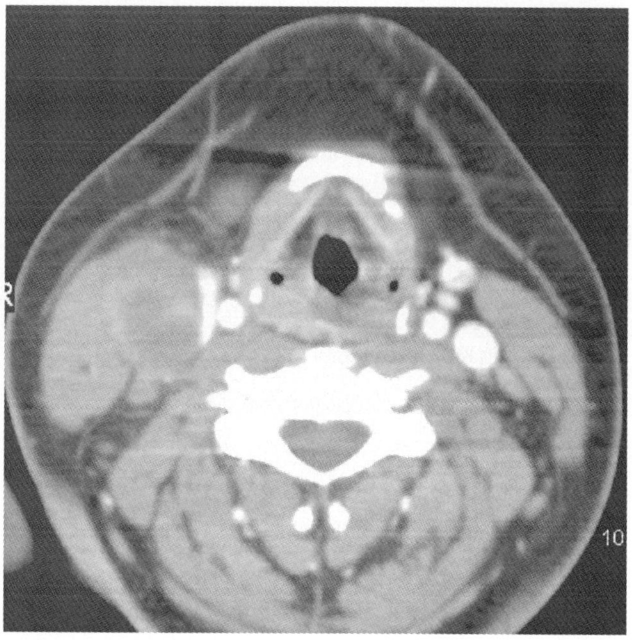

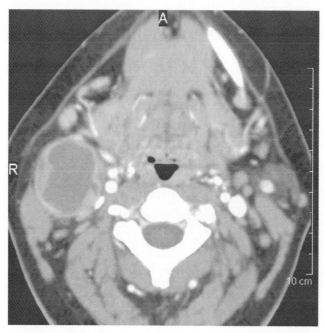

图 5.4C

图 5.4B

影像表现

图 5.4A~C 增强 CT 发现一略呈分叶状的厚壁囊性肿块,肿块起自下颌角直达颈中部,位于颈阔肌深面,颈动脉鞘外侧,胸锁乳突肌前内缘。肿块向内推移颈动脉及颈内静脉。未发现内瘘。

鉴别诊断 转移性淋巴结,感染性第二鳃裂囊肿,化脓性淋巴结炎。

最终诊断 感染性第二鳃裂囊肿。

讨论　因累及颈部的鳃源先天性异常而行影像学检查者常为儿童或成年人。这些病变的胚胎来源可解释其影像学及临床表现的多样性。腮腺的异常发育可导致腺体异位及各种囊肿、窦道、瘘管。上述异常可起源于鳃弓、胸腺及甲状旁腺。

这些发育异常的机制是鳃器消失不完全,留下一些细胞残余,这些细胞在胚胎发育时期被包埋于本不应存在的部位,从而在出生后出现了鳃器相关病变。

鳃器相关病变的基本分类为窦道、瘘管或囊肿,也可根据病变所起源的陷凹或裂隙进行分类。对病变进行分类主要是为了观察其解剖关系,这对治疗意义重大,比如病变与咽部相交通的瘘管或窦道的位置和走行,以及是否合并感染,这些评价可保证病灶得到彻底治疗。

鳃器异常主要来自第二鳃器,正如本例所示,囊肿可表现为颈部肿块,多为继发感染所致。如果病灶没有确切的窦道通向皮肤,那么感染提示病灶与咽部相通。典型的肿块位于颈部外侧区,与颈动脉鞘关系密切。囊肿可位于浅筋膜深面(颈阔肌)。大多数的典型囊肿与颈前三角相关,但也可以位于颈动脉鞘外侧,而更靠近颈后三角的肿块更可能与第三鳃裂相关。

病变间断发生大小改变或炎症提示可能为鳃裂囊肿,尤其是儿童和年轻人群。第三鳃器囊肿可表现为甲状腺区域的复发性感染(有关鳃器病变的确切来源仍存在争议)。

患者越年轻,越有可能患发育性疾病,但是我们必须对成年人多加小心。以囊性为主的肿块可能为淋巴结转移,必须明确排除,尤其是这例有酗酒和尼古丁滥用史的患者。从囊性肿块中抽出的液体并不能明确诊断。除此之外,如果颈部囊性肿块被确诊为癌,出于为患者的安全考虑,决不能考虑肿块是"来源于鳃裂囊肿的癌症",这个部位的囊性肿块应考虑为咽、喉、皮肤(如果位于腮腺区)癌的淋巴结转移,如果病变位于下颈部,应考虑为甲状腺癌转移。

思考题

如果肿块内有钙化,应该考虑哪些鉴别诊断?

影像医师职责

鳃器发育异常一般都是慢性疾病,常规报告即可。如果发现感染性囊肿或囊肿可能危及气道则需要直接地、及时地与临床治疗医师沟通。对于成年人,囊性肿块多为转移性淋巴结,必须在图像上仔细寻找原发瘤并与相关临床医师直接交流。交流内容应包括确定原发肿瘤或建议对肿块行细针抽吸/穿刺活检。

临床医师需知

● 患者的表现是来自于鳃器异常还是其他可能的情况?

● 病变起于哪个鳃弓,能推测内瘘或窦道的位置吗?

● 如果是囊肿,应明确其累及的全部范围。

● 是否伴随窦道或瘘管? 如果有,病变范围是多大?

● 是否有其他发现?

● 这些表现是否与腺体异位有关,病变是否起源于异位的腺组织?

思考题答案

还应考虑甲状腺乳头状癌的淋巴结转移。

> **深入学习**
>
> 请参阅 Mancuso 和 Hanafee 编著的《Head and Neck Radiology》第 153、13 章。

(朱 珊 郑晶晶 赵 博译 张雪宁校)

临床病史 患者,男,2岁,发现颈部肿块。

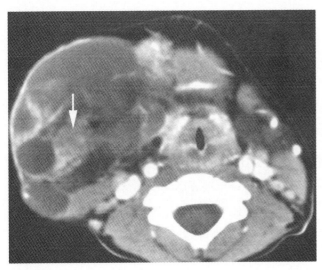

图 5.5A

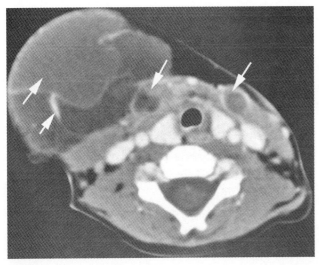

图 5.5B

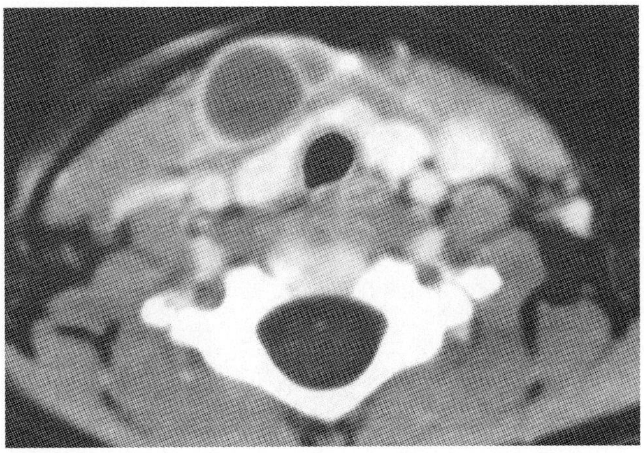

图 5.5C

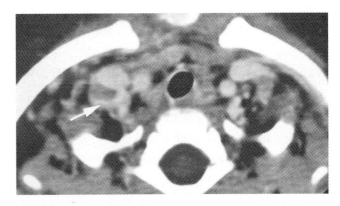

图 5.5D

影像表现

图 5.5A~D 增强 CT 图像示巨大多房性囊性肿块自上颈部延伸至锁骨上窝。肿块内可见一些强化的区域和分隔。肿块主要位于颈前三角及其两侧。注意肿块的跨间隙生长形式。

鉴别诊断 无其他鉴别诊断。

最终诊断 混合性静脉淋巴管畸形。

讨论 淋巴系统的胚胎学知识可解释颈胸部静脉淋巴管畸形的病理和影像学表现。所有静脉淋巴管畸形主要累及浅筋膜深部间隙,并沿起源血管迂曲走行。畸形不仅伴行于其起源血管,而且沿其起源血管所供给的颈神经生长。血管神经束可穿过筋膜,也可包绕或进入颈部各器官内,因此病变可伴随相关神经血管束穿过筋膜。知道这些发育趋势,就可以相对容易的理解静脉淋巴管畸形的生长方式,可以是孤立的或相对简单的畸形,也可以是高度复杂的跨区域的畸形。

正如本例所示,静脉淋巴管畸形的发生可以理解为:在胚胎发育过程中,右侧气管旁和胸内淋巴丛没能与颈腋囊连接。病变中的血管结构归因于异常血管芽保留了其原始的静脉交通,导致静脉芽的相关间质不能完全分化为纯淋巴结构。静脉淋巴管畸形以这种方式生长,但是保留了一些血管的特点。

切除病灶常常出于功能或美容方面的考虑。由于病变常围绕关键结构迂曲生长(如颈动脉,迷走神经等),所以很难完全切除。

思考题

列举可引起肿物突然生长的两种可能原因。

影像医师职责

累及颈外侧区域的血管相关病变可无明显临床意义,但也可导致快速的神经功能恶化或死亡——所需时间不一定能从影像学表现中预测出来。急性或超急性病程多为颈动脉病变和颈部穿通伤所致,这种情况无法进行手术治疗;针对这些高危病例,必须与相关治疗医师直接交流。静脉淋巴管畸形急性增大很少引起气道快速受压。

临床医师需知

- 血管病变的类型和诊断的可信程度。
- 是否有伴随或致病因素,可以排除这些因素吗?
- 病变的全部范围。
- 是否存在可预防的和(或)功能性的或危及生命的并发症?
- 是否需要进一步行影像检查?

思考题答案

由于出血或上呼吸道感染所致的反应性淋巴结增生(病变起源于淋巴系统,其内含有免疫活性细胞),病变常会迅速增大。如果在此次发病之前患者并不知道自己有静脉淋巴管畸形,病灶快速增大可能会误诊为侵袭性病变,尤其当病变发生于锁骨上窝时。

> **深入学习**
>
> 请参阅 Mancuso 和 Hanafee 编著的《Head and Neck Radiology》第 154、9 章。

(朱 珊 郑晶晶 赵 博译 张雪宁校)

临床病史 年轻成人患者,表现为扁桃体炎、发热、吞咽痛、颈部肿胀、压痛。

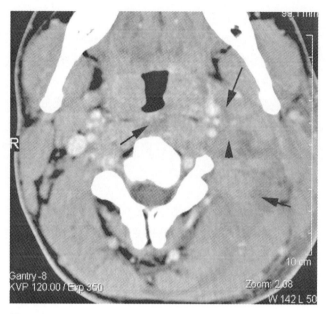

图 5.6A

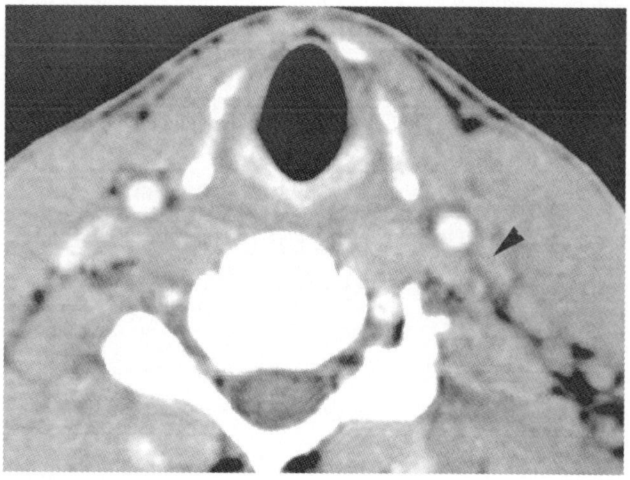

图 5.6C

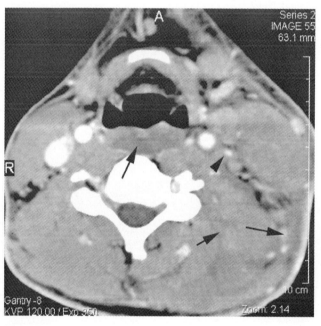

图 5.6B

影像表现

图 5.6A~C 增强 CT 示患扁桃体炎的年轻患者,其弥漫性炎性改变累及颈部多个筋膜间隙(箭),包括扁桃体区、咽旁间隙、咽后间隙、椎旁间隙和整个颈外侧区域(伴发颈静脉阻塞)(箭头)。

鉴别诊断 无其他鉴别诊断。

最终诊断 扁桃体炎伴弥漫性水肿并,继发颈内静脉血栓形成(Lemierre 综合征)。

讨论 对颈部外侧区域病变的评估必须首先确定外侧区病变是否只是继发受累。外侧区的感染经常是由头侧病变播散而来,如咽部及牙齿感染。多数情况下根据临床症状即可确定感染的来源,但是有时感染进展非常迅速或广泛播散,只能依靠影像检查来明确感染来源。

感染性疾病有时可能起源于颈外侧筋膜区,病因包括破裂的化脓性淋巴结炎,伴发感染的鳃器囊肿,手术后,以及穿通或导致穿孔的创伤。颈外侧筋膜区感染也可继发于椎前筋膜或咽后间隙炎症,偶尔也可继发于后间室。

颈外侧筋膜区水肿和(或)蜂窝织炎可由颈静脉系统血栓性静脉炎或颈动脉炎所引起,也可继发于外侧筋膜的感染。

快速播散的感染性病变形态各异,其感染的程度及范围取决于致病菌的毒力,机体的免疫状态或患者是否存在其他伴随疾病。

在这个病例中,颈内静脉血栓形成是严重扁桃体炎的并发症。颈静脉,或者更小的属支静脉的血栓形成均是非常重要的发现,因为其可预示由器官衰竭引起的多系统(肺、肝、肾)病变和潜在的致命风险,这称为 Lemierre 综合征。本病例中的静脉血栓形成在一定程度上可引起颈部水肿,但是感染播散和反应性的改变更能体现致病菌的毒力,这种感染最终可通过应用抗生素控制。

思考题

叙述 Lemierre 综合征的病理生理学改变?

影像医师职责

对于所有可疑的咽后和椎前间隙感染的病例,影像诊断医师必须立即作出诊断并与临床治疗医师进行直接交流。对于咽后间隙感染,主要就患者的气道状况,有无可引流的脓肿,有无异物或诸如快速播散性坏死性感染等可能危及生命的情况与临床医师进行交流。如果感染发生于糖尿病或其他患免疫抑制疾病的患者,通常需与临床治疗医师直接沟通。而潜在的 Lemierre 病是内科急症,必须与患者的治疗团队进行直接沟通。

临床医师需知

- 可能的诊断和诊断的可信程度。
- 感染累及的全部范围。
- 感染或炎症与邻近重要结构的解剖关系。
- 是否需要行进一步影像检查?
- 治疗后的影像表现:可疑复发或仍有持续感染与预期治疗后改变的对比。

思考题答案

化脓性扁桃体炎可引发颈静脉血栓形成或血栓性静脉炎;化脓性血栓性静脉炎可产生脓毒性微栓子,继而播散至全身其他部位,在这些部位可形成脓肿和化脓性梗死。这种疾病可导致多系统衰竭而致死。

> **深入学习**
>
> 请参阅 Mancuso 和 Hanafee 编著的《Head and Neck Radiology》第 155、15 章。

(朱 珊 郑晶晶 赵 博 译 张雪宁 校)

临床病史 成年男性患者,出现颈部肿块。

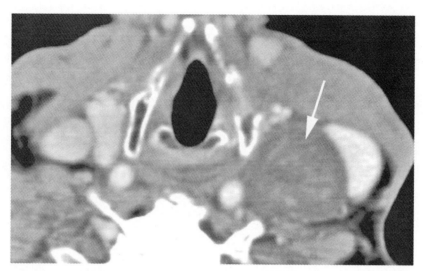

图 5.7A

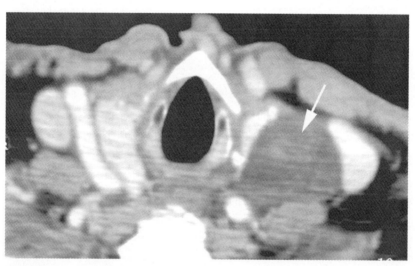

图 5.7B

影像表现

图 5.7A,B 显示位于左侧颈总动脉与颈静脉之间的颈部肿块(箭),其使两血管间的距离明显增大。病变呈实性,密度低于肌肉密度,病变内强化不明显,并可见稀疏的网状增强影。

鉴别诊断 神经源性肿瘤(神经鞘瘤或神经纤维瘤),肉瘤。

最终诊断 迷走神经鞘瘤。

讨论 通过观察病变在 MRI 或 CT 上的表现,即可做出鉴别诊断。同时,也可以通过影像引导下的穿刺活检来进一步确诊。尤其与手术切除的风险相比,这种方式显得更安全而有效。建议按以下步骤进行诊断:

(1)首先要确定病变起源的区域。

(2)病变是否起源于颈外侧区域,是否有特定的解剖学来源、形态学类型,或其他可以确定病变来源的线索?

● 病变与颈前三角的关系是否比病变与颈后三角的关系更密切?

● 病变是单发还是多发?是单侧发生还是双侧同时发生?

　● 病变来源于颈动脉、颈静脉还是迷走神经?

　● 病变是否来自于胸锁乳突肌?

　● 病变是来源于鳃器还是静脉淋巴管道?

(3)观察肿块边缘的浸润情况及病变内部形态对鉴别诊断也有帮助,同时可以提示病例诊断的可靠性及是否需要进一步问诊或检查。

对单一部位、潜在的非结节性肿块的初步评估很大程度上可以根据患者的年龄,特殊的临床症状及相关可能的疾病分类做出诊断。相对来说,所有这些非结节性病变并不常见,当鳃弓、静脉淋巴管及内脏起源的肿瘤被排除后,这种病变的发生率更低。

在此病例中,毫无疑问,肿物是神经源性的,并且没有明显的恶性征象。

思考题
哪种神经源性病变表现为双侧颈部肿块?

影像医师职责
本病例按常规报告进行处理。肿块对患者不会造成危害,且诊断比较明确。颈部侧方的非结节性肿块对患者造成的影响会有很大波动,可以表现为很小影响,也可导致快速的神经功能恶化或死亡,但是并不能从影像学表现上预测神经功能恶化或死亡的时间。最典型的由肿物所造成的急性或亚急性情况是颈动脉的病变。如果出现此情况,便有必要和相关治疗医师进行直接交流。

临床医师需知
● 非结节性肿物的起源类型及相关诊断的可靠性。

● 能否确定其相关或致病因素?是否能排除相关致病因素的存在?

● 肿块的整体范围及病变与周围重要解剖结构的关系。

● 有出现可预防的和(或)功能性及致命性并发症的危险吗?

● 是否需要收集更多的影像学资料?

思考题答案
神经纤维瘤病。

> **深入学习**
> 请参阅 Mancuso 和 Hanafee 编著的《Head and Neck Radiology》第 156、29 章。

(时 代 吴梦琳 赵 博 郑晶晶译 张雪宁校)

临床病史 患者,男,48岁,右侧颈前三角区(第2区)发现肿物,无明显原发性肿瘤病史。

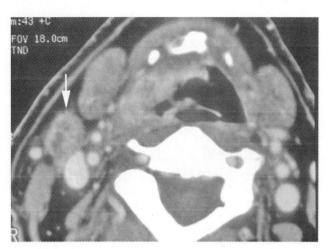

图 5.8A

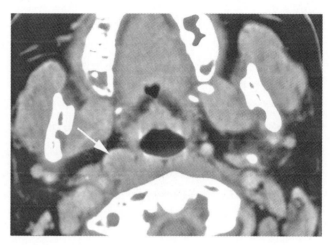

图 5.8B

影像表现

图 5.8A 右侧颈前三角区(第 2A 区)淋巴结边缘欠光整,病变浸润淋巴结周围脂肪间隙(箭)。

图 5.8B 咽后淋巴结转移(箭)。

鉴别诊断 炎性淋巴结病,颈部淋巴瘤,颈部转移性病变。

最终诊断 无明显临床表现的舌界沟处黏膜下鳞状细胞癌(SCCa)伴颈部淋巴结转移。

讨论 颈部淋巴结转移性病变通常表现为淋巴结肿块,尽管淋巴瘤也表现为淋巴结肿块,但是最常见的病因还是起源于头颈部黏膜或皮肤的 SCCa 所造成的淋巴结转移。如果体检不能确定病变的来源,对于确定病因,上消化道内镜检查和细针抽吸活检对于确定病因是最有效的检查方法。

对颈部淋巴结转移的治疗是对 SCCa 治疗的重要方面,如果是早期颈部病变,一般通过积极手术、放疗及化疗可以使病情得到控制。2%~5%的颈部淋巴结转移患者通过内镜检查找不到原发性病变,这就给原发性病变的治疗带来了困难。通过影像检查可以发现 50%以上临床表现隐匿的原发性肿瘤——联合应用 PET-CT 可以提高原发性肿瘤检出的阳性率。

组织学恶性病变常表现为淋巴结播散。以下因素增加了淋巴结转移的风险:

● 肿瘤分化程度低,易向周边浸润。

● 受累组织内毛细淋巴管密度增加:一旦肿瘤发生在富毛细淋巴管区,转移的危险性取决于肿瘤浸润的深度;浸润越深,转移的风险越大。这种转移趋势已经在皮肤黑色素瘤及舌部 SCCa 中得到了很好的证明。

● 沿血管间隙浸润。

● 复发性病灶。

● 具有较高 T 分期的肿瘤。

一般情况下,诊断 SCCa 淋巴结转移取决于以下几个方面:

● 病变大小:通常将淋巴结最大短径(LSAD)作为诊断标准。对于预测其他正常淋巴结微小转移性改变,LSAD 局限性很大,其作用有限。1 区和 2 区淋巴结最大短径通常小于 15 mm;3 区、4 区、5 区和 6 区(除咽旁淋巴结以外)以及腮腺和咽后外侧群淋巴结最大短径应小于 10 mm。咽后中线区、喉前、面部、枕部、胸锁乳突肌及舌部淋巴结通常看不到,或很难与血管区分,这些淋巴结直径应小于 5 mm。如果原发病变和发生转移的淋巴结在同侧,可以和对侧正常淋巴结径线进行对比来提高诊断的准确性。但是,单以淋巴结的大小作为制订治疗方案的标准并不可靠。

● 局部实质破坏:表现为淋巴结局部密度或信号强度减低,局部发生强化改变,淋巴结内角蛋白碎片聚集或出现营养不良性钙化。中央坏死通常是淋巴结病变晚期的一种表现,但并不是恶性病变的特异性表现,在化脓性病变和肉芽肿性病变(如结核),真菌感染和淋巴瘤(治疗中或进展期的淋巴瘤或 HIV 阳性患者)中都可以看到此种表现。

● 肿瘤侵犯淋巴结包膜:表现为淋巴结边缘不规则强化(并非是癌症早期结外播散的特异性表现,因为在一些淋巴结反应性增生,感染性病变或是淋巴瘤患者中也可以出现此种表现)或淋巴结周围组织受侵及。在 50% 生存率下降的恶性肿瘤患者中存在淋巴结包膜外播散。结外播散可以表现为局部固定性浸润(病变与受侵结构之间的界限消失)和(或)包绕病变周围(肿瘤周边 3/4 以上)结构。包绕颈动脉和固定于椎前筋膜及颈根部的肿瘤通常无法治愈。

下颈部病变(如 4 区)伴结外播散和多个淋巴结受累时,肿瘤远处转移的概率增加,需要进一步行 PET 检查。

思考题

1. 哪些区域的淋巴结对评估头颈部恶性病变有帮助? 为什么?

2. 什么是改良的颈部淋巴结清扫术?

影像医师职责

当发现未知的原发性肿瘤、远处转移性病变及会影响医疗决策制订的其他情况时,必须即刻和相关的临床医师进行直接沟通。如果临床已经发现或怀疑颈部转移性病变, 则不需要和临床医师进行特别的沟通;尽管如此,报道中必须要包含对病变范围的全面评估以及和治疗计划相关的所有信息。

临床医师需知

● 是否出现颈部淋巴结转移?

● 发生转移淋巴结的数目及其位置(根据现行的颈部淋巴结 6 分区法)。

● 咽后部及第 Ⅱ 区最上部淋巴结的情况;如果可能,也要了解面部、腮腺及后颈部淋巴结群的受累情况。

● 治疗过程中,观察是否存在卫星淋巴结或淋巴管阻塞的征象?

● 了解有无结外播散及播散的范围, 有无局部浸润,周围结构、椎前筋膜或颈根部发生粘连或包绕?

● 无明显临床表现的原发性肿瘤的可能部位。

● 淋巴结病变的类型对提示原发肿瘤的部位是否有意义?

思考题答案

1. 二腹肌后腹上方的 2 区咽后淋巴结及 6 区深部淋巴结。这些区域的淋巴结在体格检查中无法触及, 甚至在改良的颈部淋巴结清扫术中也无法清除。如果最初的治疗计划中没有考虑到这些区域的淋巴结,那么很可能引起治疗计划的改变,并且可能导致手术治疗失败。

2. 传统的根治性颈部淋巴结清扫术是摘除颈浅和颈深筋膜处的淋巴结以及病变包绕的同侧淋巴结、胸锁乳突肌、肩胛舌骨肌、颈内外静脉、脊副神经和颌下腺。改良的颈部淋巴结清扫术是一种选择性的颈部淋巴结清扫术,一般保留部分在根治性清扫术中需要切除的组织,降低术后复发率。

深入学习

请参阅 Mancuso 和 Hanafee 编著的《Head and Neck Radiology》第 157 及第 22 章。

(时 代 魏 璐 赵 博 郑晶晶译 张雪宁校)

临床病史 2例儿科患者,发热,颈部外侧上方可见肿块,质软。

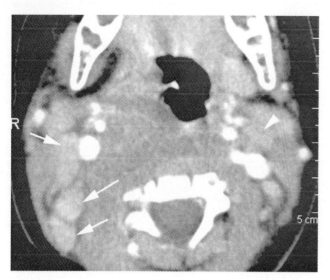

图 5.9A

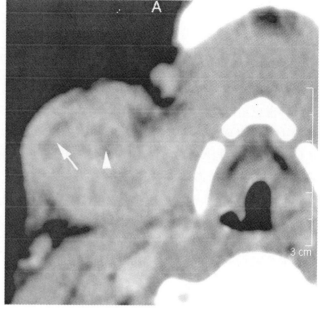

图 5.9B

影像表现

病例1:咽后右侧明显水肿,水肿越过中线累及左侧。双侧淋巴结对称性增大(图 5.9A 箭),右侧病变轻度强化,但较左侧病变强化明显。右侧病变位于 2 区及 5 区,左侧病变位于 2 区。颈静脉通畅。

病例2:增大的淋巴结可见周边新月形(箭)及中心(箭头)坏死区,且病变边缘显示不清(图 5.9B)。

鉴别诊断

(1)淋巴结病变,包括的病因有:

● 全身系统性病变,如淋巴瘤、白血病、结节病、Castleman 病。

● 转移性病变(原发病变位于头颈部或锁骨下),但是此类病变在本年龄组很少见。

(2)炎性病变:感染性或反应性。

(3)淋巴结外病变:在此年龄组,主要为鳃裂囊肿继发感染或肉瘤。

最终诊断 病例1(图 5.9A):反应性或感染性咽炎,无明显化脓性淋巴结炎。

病例2(图 5.9B):猫抓病,又称变应性淋巴网状细胞增多症。

讨论 首先应鉴别颈外侧区肿块是结内病变还是结外病变。其次,要鉴别病变是良性病变、淋巴结反应性增生还是原发或继发性恶性淋巴结病变。最终需要进行细针穿刺活检或病变淋巴结切除来确定病变性质。在一些病例中,可以通过其他影像学表现,临床评估以及实验室数据(如这两例患者的年龄,是否发热以及病变的柔软度)等线索来提示病变是否为系统性或炎症性病变。

病例1:

反应性淋巴结增大可以偶然发现;有些具有典型特征,这些特征有助于鉴别诊断;有些则表现很不典型,必须与其他疾病进行鉴别。有时,必须首先与恶性病变、良性全身系统性疾病及其他颈外侧区肿块(如感染性鳃器囊肿)等进行鉴别。

反应性淋巴结增大通常表现为淋巴结体积的增大,但是结构保持完整。可有相关血管扩张,血流增加。淋巴结包膜显示结点的生理性肥大。

感染性淋巴结病变可能表现为局限性或弥漫性结构的改变。在化脓性感染中,淋巴结结构的改变表现为蜂窝织炎或化脓之前不同程度的液化,液化常发生于淋巴结中央,但是有时也可发生于周边区域。这取决于感染源毒力的大小、宿主因素及治疗情况。化脓性病变可能会发生包裹或伴有淋巴结周围的炎性改变。有时,化脓性淋巴结发展成脓肿,或化脓性淋巴结破溃使脓性物质从中流出,形成颈深部脓肿。病变晚期或愈合期还可能会出现营养不良性钙化。

病毒性感染会导致典型的反应性淋巴结改变,如果出现，可以表现为轻微的淋巴结包膜或周围的异常。轻度的或经过部分治疗的感染性病变可能会呈反应性或化脓性淋巴结的混合表现形式。

咽后感染性病变，包括病毒和细菌性感染，面部及颈部的皮肤感染等，淋巴结常表现为反应性病变。对于青年人，如果病变表现为双侧，提示为 EB 病毒或 HIV 感染。HIV 阳性的患者，淋巴结病变可能是淋巴瘤而非原发性感染或治疗后的免疫重建。在免疫缺陷患者中，反应性淋巴结病变可以看做是移植术后淋巴组织的增生性疾病。

颈部淋巴结的分布能够提示可能的感染来源。病变淋巴结的分布及形态有助于对病变进行分析。在病毒性感染及系统性疾病中，双侧淋巴结受累是典型的表现。单侧或双侧明显不对称的淋巴结病变提示原发性病变为单侧性。

本病例中，淋巴结表现为双侧一致性的增大，并且在咽后感染区，同侧的肿大淋巴结强化较对侧明显。

病例 2：

淋巴结坏死可见于化脓性细菌感染，猫抓病及化脓性感染性病变，结核及淋巴结转移等。有时，即使淋巴结摘除及出来明确的病理结果，没有坏死或营养不良性钙化的病变淋巴结仍不能明确其病因。

本病例中，淋巴结周围尤其是新月形低密度区是猫抓病的特征性表现。单侧淋巴结病变提示为单侧感染，在排除原发于口腔的病变之后，1 区淋巴结受累提示原发病变位于皮肤或面部。

思考题

1. 淋巴结的反应性增大和淋巴组织增生性肿大如何区别？

2. 发生于儿童的单纯淋巴结反应性增大是否需要立即处理？

3. 如果在儿童中发现反应性淋巴结增大，请列举需要立即进行处理的特殊情况。

影像学医师职责

除非存在潜在的可治疗的其他疾病或可疑的恶性病变，否则对典型的反应性淋巴结增大进行常规报告即可。

如果淋巴结病变很可能由化脓性感染所致，在寻找病因时应该直接与相关临床医师进行沟通。如果存在和感染有关的潜在并发症，如 Lemierre 综合征，也应与临床医师直接交流。病例 1 中，基于反应性蜂窝织炎的范围，潜在的气道问题及可能存在的 Lemierre 综合征(但是在此病例中已被排除)，判断咽炎很可能为化脓性的，因此有必要与临床医师进行直接沟通。

病例 2 中，病变淋巴结的形态特点提示病变为特异性感染性病变，因此和临床医师进行交流沟通有助于尽可能快速的制订有效的治疗方案。

一些感染性或非感染性的淋巴结病变可与恶性病变具有相似的表现，应结合临床信息对影像表现进行分析，如果病因仍不确定，则有必要和临床医师进行直接沟通。

报道应该包括以下几个方面：
- 病变淋巴结的分布——受累的部位，单侧或双侧，是否为颈根部淋巴结受累？
- 淋巴结内部形态改变。
- 结外改变。
- 结外改变是否累及主要的解剖结构？
- 有助于病因诊断的结外因素。

临床医师需知

- 反应性淋巴结增生的可能病因及该诊断的可信程度。
- 如果反应性增生的可能性不大，可进一步选择哪种影像检查方法？
- 如果为感染性淋巴结病变，是否可以根据病变淋巴结的分布及形态表现找到感染的病因？
- 如果为感染性病变，是否存在与感染相关的并发症？
- 检查中有提示病因病理学改变的发现吗？

思考题答案

1. 在许多病例中，淋巴结反应性增生可以通过病变淋巴结的分布及形态学表现与淋巴组织反应性增生、转移性病变及感染性病变进行鉴别。然而，有时候淋巴结反应性增生与淋巴组织增生性病变在任何影像检查及随访过程中都难以区分；因此，有时应该通过临床检查，排除恶性病变的可能性。

2. 淋巴结反应性增生是一种常见的影像学表现，而儿童可以考虑为生理性改变。

3. 咽炎患者进行影像检查时，必须确定颈内静脉或其主要分支是否有血栓形成，以便尽早发现潜在的危及生命的 Lemierre 综合征。如果有发生气道阻塞的可能时，必须告知临床医师。

深入学习

请参阅 Mancuso 和 Hanafee 编著的《Head and Neck Radiology》第 158、13 章。

(时 代 魏 璐 赵 博 郑晶晶 译 张雪宁 校)

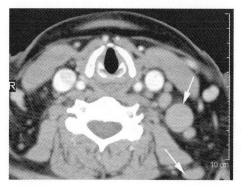

图 5.10A

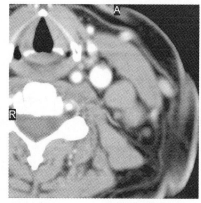

图 5.10B

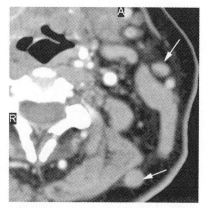

图 5.10C

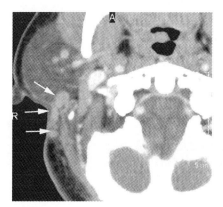

图 5.10D

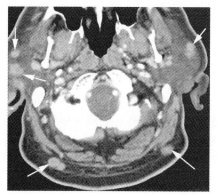

图 5.10E

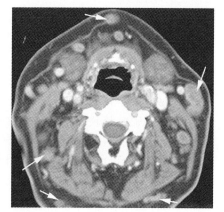

图 5.10F

影像表现　增强 CT 图像示淋巴结增大几乎见于所有的头颈部淋巴结群,包括腮腺、乳突后、后颈部及 5 区淋巴结,患者 1 呈均质性淋巴结肿大 (图 5.10A~D),患者 2 肿大的淋巴结内部可见低密度表现 (图 5.10E,F),两例均无明显包膜或淋巴结周围改变。

鉴别诊断　以下原因可致淋巴结肿大:
- 全身性疾病(如淋巴瘤、白血病、结节病、Castleman病)。
- 转移性疾病(原发于头颈部或锁骨下)。
- 感染反应,如病毒感染。

最终诊断　两例均为淋巴瘤。

讨论　影像检查的主要任务是区分良性淋巴结病变与反应性改变及原发和继发淋巴结恶性肿瘤,常需行细针抽吸活检或淋巴结切除。在某些情况下,影像

表现、临床评估及实验室数据可以提示全身性疾病。

在这两个病例中,双侧淋巴结肿大(提示全身性疾病),包括腮腺、乳突后、后颈部及 5 区淋巴结受累,患者 1 的肿大淋巴结密度均匀,提示最可能的诊断是淋巴瘤。虽然患者 2 的肿大淋巴结实质密度发生变化,但其分布仍提示是淋巴瘤。

淋巴瘤和白血病所致的淋巴结肿大与其他可累及头颈部淋巴结肿大的疾病表现类似。即使临床上没有明确的感染,感染性疾病仍然是淋巴结肿大最常见的原因,其中以病毒感染最常见。颈部淋巴结肿大可为病因不明的全身性疾病的部分表现,如结节病和朗汉斯细胞增生症。

异常颈部淋巴结也可以是免疫介导性疾病的继发表现,这些免疫介导性疾病也可累及其他系统,如自发性免疫类风湿相关疾病可以造成全身多个系统受累。

淋巴瘤常累及 1~5 区淋巴结,包括双侧腮腺、乳

突和颈后淋巴结。此疾病累及部位常不对称,但双侧颈部常受累。淋巴结肿大方式及淋巴结内部的形态可提示淋巴瘤的诊断。非霍奇金淋巴瘤可在韦氏环及其他部位出现淋巴结外病变。白血病,特别是慢性淋巴细胞白血病,其表现与淋巴瘤相同。霍奇金淋巴瘤多累及下颈部淋巴结,淋巴结外病变少见。相比非霍奇金淋巴瘤,单侧颈部受累在霍奇金淋巴瘤更为常见。若为淋巴瘤,其内部低密度提示以下情况:非霍奇金淋巴瘤,已经接受治疗,侵袭性较低和(或)与 HIV 感染相关。在少数情况下,实性转移瘤可能继发累及淋巴结。

对于潜在的头颈部淋巴结病变建议按以下方法进行评估:

(1)是否为淋巴起源?

(2)是孤立淋巴结还是全身性淋巴结肿大[双侧性病变提示全身性疾病,尽管继发于(SCCa)的转移性疾病也可表现为双侧淋巴结肿大]?

(3)哪些颈部淋巴结组群受累?是否累及其他组群(咽后、面部、腮腺)?

(4)淋巴结形态:

● 实性、淋巴门处的强化提示为淋巴瘤(无特异性),反应性淋巴结肿大、结节病等。

● 正常或增大的淋巴结局限性周围缺损提示为来自实性肿瘤(常为 SCCa)的转移。

● 淋巴结内大范围的液性区提示坏死性转移或感染性疾病(化脓性、结核性)。

● 包膜受累或包膜外受侵犯的情况(重点注意侵犯范围)?

● 结外扩散是否累及腮腺、颈静脉、椎前筋膜、胸锁乳突肌等?

(5)淋巴结形态是否提示淋巴结肿大为炎症所致,而非肿瘤?

(6)是否存在与淋巴结肿大相关的其他异常(如原发部位、韦氏环淋巴瘤、淋巴腮腺病变或 HIV)?

思考题

1. 若细针活检显示为 SCCa,影像医师需要作什么?

2. 如何对淋巴结进行测量,其大小与排除转移性疾病是否相关?

影像医师职责

这两位患者的颈部肿块病因未明,可能为淋巴瘤所致;因此,就其表现与相关医师直接沟通是明智之举。报告应建议行影像介导下的淋巴结取样活检。在病理学确诊的基础上,也应该建议行 FDG-PET 全身成像。

不管是哪种类型的淋巴结肿大,报告必须对疾病范围进行完整评估并包括与治疗相关的所有信息。

临床医师需知

● 颈部肿块是淋巴结性的还是非淋巴结性的?

● 根据现行淋巴结分区系统按区对阳性淋巴结进行定位,同时还应了解其他淋巴结组群的状态,包括面部、耳后及颈后咽后淋巴结等其他(未计数)淋巴结组群。

● 结外扩散的表现及范围。

● 有时需要对原发肿瘤进行定位。

● 淋巴结病变的类型是否为疾病的典型表现或提示未预料到的临床情况?

思考题答案

1. 若细针活检显示为 SCCa,则扫描需包括整个咽部及颈部,且需仔细寻找临床表现隐匿的原发肿瘤。淋巴结受累组群提示最可能的原发部位。

2. 横断面上的淋巴结形状及大小取决于其本身的部位与形态。其大小可作为转移性疾病的诊断标准,尤其对于幼儿患者,所以在对转移性病变进行排除诊断时应该考虑淋巴结的形状及大小。

深入学习

请参阅 Mancuso 和 Hanafee 编著的《Head and Neck Radiology》第 159、27 章。

(郭 琪 郑晶晶 赵 博译 张雪宁校)

临床病史 患者,男,56岁,出现吞咽困难及颈部疼痛。

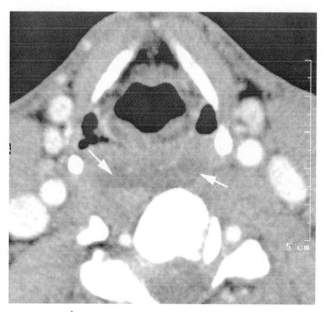

图 5.11A

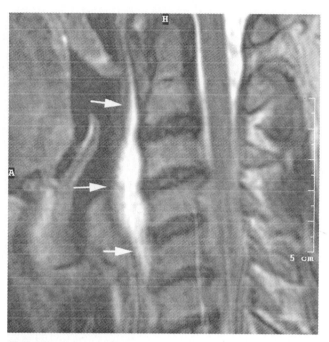

图 5.11C

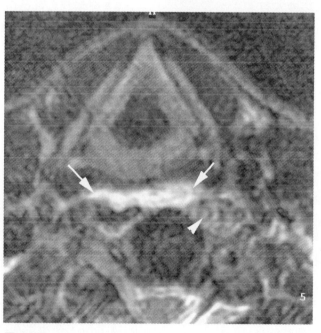

图 5.11B

影像表现

图 5.11A~C 咽后及椎前间隙内病变,CT 图像呈低密度 (图 5.11A),MRI T2WI 图像呈高信号 (图 5.11B,C),与咽后及椎前间隙水肿表现一致, 因为病变接近中线区且左侧椎前软组织内也可看到水肿(箭头,图 5.11B),由此判断

咽后及椎前间隙内水肿(箭)。水肿明显挤压前方咽 Z 部肌肉组织。

鉴别诊断 反应性水肿、椎前及椎旁脓肿、钙化性及非钙化性肌腱和韧带发炎。必须排除椎间盘炎/脊椎骨髓炎/硬膜外脓肿、化脓性肌炎。

最终诊断 颈长肌群非钙化性肌腱炎。

讨论 椎前间隙及咽后间隙感染具有显著的发病率和致死率。及时诊断及合理治疗是预防后遗症的关键,其后遗症包括如气道梗阻、硬膜外脓肿和颈髓损伤、纵隔炎、颈动脉瘤和海绵窦血栓形成。

脊柱的炎性病理过程主要累及椎前间隙,常为椎间盘炎和(或)脊椎骨髓炎或小关节感染。若无锐性伤或开放性手术病史, 则颈后部其他炎症性疾病罕见。椎前间隙的感染与肌肉骨骼系统慢性炎性疾病的鉴别诊断非常重要。起源于颈椎的感染性疾病必须尽早与源于咽部的感染性疾病进行鉴别诊断,以避免发生严重的神经系统病变,即累及颈髓。

建议按以下步骤进行鉴别诊断:

● 确定病变是否累及单个或多个间隙。

● 若累及单个间隙,通过观察周围结构移位的方向及炎症的扩散确定哪个间隙受累。

● 观察未确诊的炎性病变的形态可能需要联合 MRI 及 CT 进行全面评估,特别是病变主要累及椎前间隙时。而咽部/咽后间隙起源的感染只行 CT 检查即可。

● 确定相关的并发症,如硬膜外疾病和椎间盘炎或慢性出现的椎体及韧带表现。

在本病例中,咽后及椎旁间隙发生水肿,但相邻椎间盘或椎体内信号正常。患者无发热,病灶周围无环状强化,其内无气体,表现为液体样内容物/水肿。这基本上排除了危及生命的化脓性病变所致水肿的可能。在周围间隙内未发现导致水肿的主要病因。

此患者诊断为颈长肌群非钙化性肌腱炎,抗炎药物可缓解病情。该病可急性或慢性发病,常见病因多为颈长肌钙化性肌腱炎,多见于 30~60 岁,主要导致椎前间隙异常,与羟基磷灰石晶体异常沉积有关。脊柱关节病的并发症也可出现于椎前间隙。附着于颈椎的肌肉、肌腱和韧带炎症常见,可与椎前间隙及咽后间隙感染/炎症表现相似。

思考题

一般来说,CT 及 MRI 检查对诊断椎前间隙炎性病变有何价值?

影像医师职责

累及椎前间隙的炎性病变可导致神经功能恶化——这一过程的时间不可预测。硬膜外脓肿引起的神经功能恶化进展迅速。对于这类病例,与相关医师进行直接沟通非常重要。由于脊髓造影可以加重或诱发神经系统并发症,所以与相关医师进行沟通时要提醒,使其注意不要行脊髓造影。

报告应包括以下主要内容:

● 起源间隙及所有受累间隙,包括胸廓入口、纵隔以下及颅底以上。

● 炎性病变可能是感染性的还是非感染性的?

● 是否存在脓肿?

● 病变与中下部颈椎的关系有助于判断感染/炎症是否来源于椎间盘炎和(或)骨髓炎?

● 是否有硬膜外疾病或椎管及脊髓受累征象?

● CT 引导下穿刺、组织取样或其他影像学检查是否有助于进一步明确诊断?

临床医师需知

● 可能的诊断及诊断的可信度。

● 感染/炎性病变的完整范围。

● 感染或炎症与周围关键解剖结构的关系,包括脊髓、颈动脉及气道。

● 是否需影像检查收集更多数据?

● 治疗后影像表现:可疑复发或持续性感染与预期治疗后改变进行对比。

思考题答案

一般而言,对炎性病变,除非病变主要与脊柱感染相关,CT 较 MRI 显示更为清晰。若有任何提示脊髓可能受累的征象,应紧急行 MRI 检查。

> **深入学习**
>
> 请参阅 Mancuso 和 Hanafee 编著的《Head and Neck Radiology》第 160、13 章。

(郭 琪 郑晶晶 赵 博译 张雪宁校)

临床病史 患者,男,20岁,左颈下部肿块。

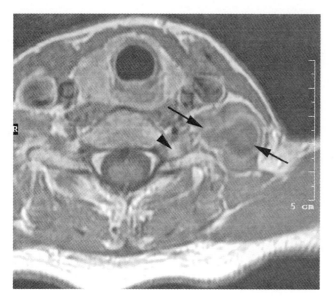

图 5.12A

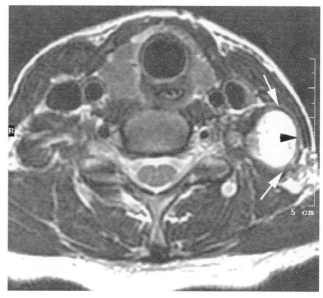

图 5.12C

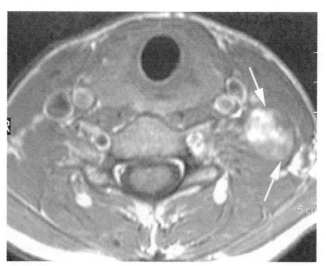

图 5.12B

影像表现

图 5.12 MRI 示左侧颈下部椎旁界线清晰的肿块(见图 5.12A~C,箭)。病灶位于斜角肌群内,前方颈动脉鞘及后方肩胛提肌略微移位。肿块呈不均匀强化。病灶达左侧神经孔(箭头,图 5.12A)。

鉴别诊断 无其他鉴别诊断。

最终诊断 臂丛神经神经鞘瘤。

讨论 根据患者的年龄、特异的临床及影像表现很大程度上可以指导颈后部肿块的初始诊断。根据影像表现首先应该诊断其起源部位是否为颈后部;然后确定跨区域生长的肿块是否继发性累及椎前筋膜区或颈浅筋膜区及咽后间隙。始于颈后部的跨区域生长的良性肿块,最常见的是神经鞘瘤。跨区域生长的潜在途径及机制很大程度上取决于病变的病理类型。例如,神经鞘瘤沿其起源的颈神经根蔓延。

其次,如果可能,则应确定病变起源的特定结构,排除血管源性病因,并评价病灶形态。

影像引导下的穿刺和(或)组织取样活检可以为鉴别诊断提供支持,影像引导下的穿刺和(或)组织取样对于此区域的病变是非常安全有效的。

在本病例中,病灶向神经孔外生长,神经孔轻度扩大,此征象可见于缓慢生长的良性病变。病灶界线清晰,在臂丛神经冠状位图像(未给出)上呈梭形,周围结构未见受侵征象。另外,MRI 信号强度是典型的神经鞘瘤(施旺细胞瘤)表现。

思考题

1. 列出 4 种与下颈部肿块相关的神经系统损伤。
2. 行细针活检评估下颈部肿块之前必须行影像检查吗?

影像医师职责

颈后部肿物种类很多,从很少引起或不引起急性后果的肿物到可以导致神经功能迅速恶化的肿物,而神经功能迅速恶化是由于脊髓受累,这可能无法根据影像表现进行预测。对于后者或可能为恶性或血管源性的肿物,必须直接与相关医师进行沟通。

报告应包括以下主要内容:

● 病变原发部位及胸廓入口和锁骨上窝以下到颅底以上所有受累的间隙/区域。

● 颈髓是否潜在受累?
● 肿块是否为恶性?

临床医师需知

● 是否存在明确的相关致病因素,是否可以排除以下情况,如多发病灶或淋巴结病变,这些提示疾病可能为全身性疾病或恶性肿瘤转移?

● 肿块的完整范围及其与周围重要解剖结构的关系。

● 引起肿块的病因及诊断的可信度。

● 是否存在发生可预防的和(或)功能性的,或危及生命的并发症的风险?

● 是否需要在影像学的帮助下收集更多信息。

思考题答案

1. 声带麻痹、Horner 综合征、感觉及运动障碍(臂丛神经)、膈肌瘫痪。

2. 在肿块活检或手术前需排除血管瘤或其他血管源性病因。

> **深入学习**
>
> 请参阅 Mancuso 和 Hanafee 编著的《Head and Neck Radiology》第 161、29 章。

(郭 琪 郑晶晶 赵 博译 张雪宁校)

临床病史 患者,女,7岁,出现后颈部肿块,颈部疼痛。

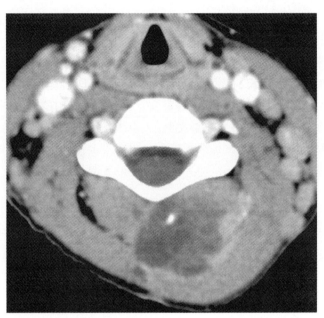

图 5.13

影像表现

图 5.13 增强 CT 示后颈部的左侧可见一肿物,越过中线生长,并侵犯颈椎后方的肌肉组织。肿物以低密度为主,局部密度不均,在肿物左侧边缘区可见一实性强化结节,肿物内部可见强化的细小分隔。

鉴别诊断

转移瘤,淋巴瘤,韧带样型纤维瘤病,恶性纤维组织细胞瘤,间质肉瘤,神经源性恶性肿瘤。

最终诊断

血管瘤样恶性纤维组织细胞瘤。

讨论

对于颈后部肿物的初始评估主要依据患者年龄、特殊临床表现及相关的疾病分类。首先,必须确定颈后区域病变是否为病变的原发位置,然后确定肿物是否跨间隙生长累及颈外侧或椎前筋膜,以及咽后间隙。原发于颈后区的跨间隙生长的恶性肿瘤少见。侵袭性病变(如淋巴瘤、转移瘤和肉瘤)跨间隙生长的机制及可能的扩散路径为直接侵犯和(或)沿颈部神经周围扩散至硬膜外间隙和颈髓。

如果可能,接下来应该定位肿物的组织起源,可以通过病灶的形态学特征排除其为血管源性病变的可能。影像引导下进行肿瘤细针抽吸和(或)组织取样活检可为鉴别诊断提供支持。在对肿物行活检或手术操作之前,必须排除动脉瘤或其他血管源性病变的可能。影像检查可以指导活检取样规避潜在的危险因素,如肿物内部的富血管结构。

在此病例中,肿物浸润性生长(侵犯肌肉组织)提示其为恶性病变。与良性肿瘤相比,恶性肿瘤更容易引发疼痛。对于儿童来说,转移瘤相对少见,所以并不是主要的鉴别诊断内容。此病变没有特异性表现,最终经病理活检诊断为恶性纤维组织细胞瘤。

思考题

描述椎旁间隙肿瘤周围结构移位及肿瘤扩散情况。

影像医师职责

颈后区域恶性肿瘤临床表现多样,可能不会立即引发相关症状,也可以因脊髓受侵而出现神经功能迅速恶化,这在影像检查时无法预测。对于后者或怀疑为恶性肿瘤时,需要与临床医师进行紧急直接交流,这至关重要。报告应该包括以下几方面主要内容:

● 肿瘤原发位置和所有受累的解剖间隙及分区,包括从胸廓入口及纵隔以下到颅底上方的区域。

● 脊髓是否受侵?

● 肿瘤为恶性的可能性。

临床医师需知

● 是否存在其他伴随或致病因素,是否可以排除某些情况(如提示全身系统性疾病或转移性恶性肿瘤的多发病灶或淋巴结病变)?

● 肿瘤累及范围及与周围重要解剖结构的关系。

● 病因及诊断的可信度。

● 是否有发生可预防的、功能性的或致命的并发症风险。

● 在影像检查中是否需要收集更多信息。

思考题答案

肿瘤向上可扩散至上部颈椎或枕骨大孔附近的后颅底部。向下可至锁骨上窝或上背部。向两侧,椎旁间隙最易受累,其次为颈外侧区域。向中线区,肿瘤可以占据中线或中线旁的区域;也可以侵犯脊椎和神经元。向前,肿瘤可以侵犯椎前肌肉和筋膜,如果起源于椎前间隙或脊椎,还有可能侵犯前纵韧带。向后,肿瘤可以侵犯脊椎和硬膜外间隙;可以突破封套筋膜至皮下脂肪和皮肤。

> **深入学习**
>
> 请参阅 Mancuso 和 Hanafee 编著的《Head and Neck Radiology》第 162、37 章。

(郑晶晶 郭 琪 赵 博译 张雪宁校)

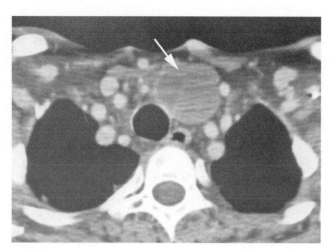

图 5.14

影像表现

图 5.14 增强 CT 扫描示胸廓入口处可见一囊性肿物,肿物边缘出现薄层轻度强化,气管受压,向右后方轻度移位。肿物不与食管相接,二者分界清晰。

鉴别诊断 气管憩室,甲状腺囊肿,咽部憩室,发育性畸形(鳃源性异常、脉管性畸形、发育性囊肿),皮样/表皮样囊肿,淋巴结病变,血管性病变,囊性(变性的)肿瘤。

最终诊断 胸腺囊肿。

讨论 一般来说,肿瘤原发位置(局限于某一筋膜间室或跨间室生长)、周围结构受累情况、肿物的形态学特征及肿物周围的反应性改变或相关异常是做出准确诊断的关键。同时,也应综合考虑肿瘤的发生率和患者自身因素(如年龄)。

对于儿童和青年患者,一旦排除了胸腺源性病变,发育异常性疾病应是其首要考虑的诊断。

胸腺组织沿第三对鳃弓的迁移路径进行迁移,从颈外侧区颈动脉分叉水平至下颈部中线区,终止于纵隔,所以胸腺残余组织可以存在于下颈部和胸廓入口处。与胸腺相关的发育性囊肿多发生于中线,其次是左侧区域。

静脉淋巴管畸形相对常见,是下颈部和胸廓入口处最常见的跨区域生长的良性肿瘤。

鳃器发育异常性疾病可以表现为颈部肿物。颈胸联合处肿物也可与其他鳃裂发育不全相关,最常见的是发生感染的梨状窝窦道或第三鳃裂囊肿及下颈部甲状腺周围窦道伴发感染。

发生于胸廓入口处的肿物,前肠重复囊肿及神经源性囊肿极少见。咽部囊肿或憩室则更为常见,如各种憩室,其发生于解剖薄弱区,如肌肉之间的分界处或神经血管束穿行的部位。

下颈部和胸廓入口处的胚胎残留组织可导致表皮样囊肿、皮样囊肿和畸胎瘤。在胚胎发育过程中,唾液腺残留组织也可异位至头颈部的深部间隙内。这可引发良性或恶性唾液腺上皮性肿瘤,并且可发生于颈部任何位置,但是下颈部和胸廓入口处少见。

神经源性发育异常也可以表现为颈部肿块,如起源于神经嵴遗迹或神经嵴闭合不全的病变。

在此病例中,患者为儿童,囊性肿块位于胸廓入口处中线稍偏左侧,虽然没有特异性表现,但仍高度提示为胸腺囊肿。

思考题

当计划行手术治疗时,应该综合考虑哪些因素?

影像医师职责

对于发育异常性病变,一般并不急于马上制订治疗方案,所以除了潜在的气道或脊髓受压,或者怀疑为恶性肿瘤的情况,进行常规报告即可。

报告应该详细描述肿物的累及范围和肿物与周围重要解剖结构的关系, 肿物可能就起源于这些结构,和(或)手术或其他治疗可能会对这些结构造成影响。一般来说,最重要的是肿物与气管、头臂血管、臂丛神经和纵隔的关系。

对于出现继发感染以及需要观察是否存在复杂窦道或瘘管的病例,与临床医师进行及时有效的沟通非常重要。

临床医师需知

- 肿物的起源。
- 肿物的累及范围。
- 可能的诊断。
- 肿物周围的重要解剖结构是否受到潜在的威胁?

- 气道是否受压?
- 更多的影像检查是否对患者有益?

思考题答案

制订具体的手术方法非常依赖影像学检查的结果,影像检查可以提供关于肿物累及范围和起源的信息。采用何种手术入路取决于肿物的位置和其与锁骨上窝、臂丛神经及纵隔的关系;后者更是决定了是否需要劈开胸骨以获得足够的手术视野。肿物与头臂血管,特别是与颈动脉和椎动脉的关系是制订手术计划的关键因素。一般而言,位于头臂静脉水平以上的肿物不需要劈开胸骨来获得足够的手术视野。

> **深入学习**
>
> 请参阅 Mancuso 和 Hanafee 编著的《Head and Neck Radiology》第 164、8 章。

(郑晶晶 郭 琪 赵 博译 张雪宁校)

临床病史 患者,女,42岁,锁骨上区出现膨隆,触之柔软,同时出现右臂血供不足的症状。最初诊断为血管炎。

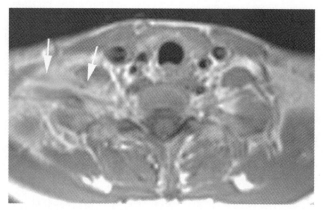

图 5.15A

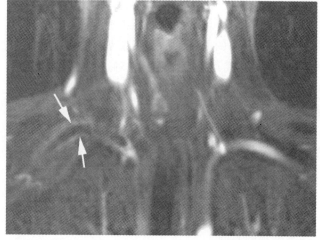

图 5.15C

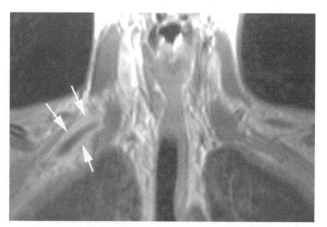

图 5.15B

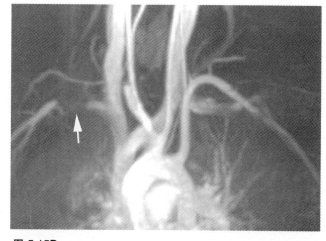

图 5.15D

影像表现

图 5.15A T1WI 增强图像示右斜角肌群及其周围可见强化(箭),但是显示并不十分清楚。

图 5.15B 冠状 T1WI 增强图像显示锁骨下动脉壁出现强化(箭),血管腔可能仍保持通畅。

图 5.15C,D 血流敏感梯度回波图像显示右侧锁骨下动脉内可见血凝块,最大密度投影图像(图 1.15D)进一步证实了这一发现。

鉴别诊断 血管炎、机械因素、放射治疗后、感染、肿瘤、外伤引起的血管炎症合并急性血管血栓形成。

最终诊断 胸廓出口综合征(TOS)血管受压合并周围炎症,导致血管阻塞。

讨论 累及颈胸联合处和臂丛神经的血管性病变相对少见。其可以导致出现相关临床症状甚至是肿块性病变,当肿块伴有缺血或静脉闭塞的症状或体征时,必须考虑血管性病变的可能性。这些症状通常总称为 TOS;然而,大部分 TOS 只表现为臂丛神经病变的相关症状。

颈胸联合处的其他血管性疾病,包括血管畸形、血管炎、血管夹层动脉瘤、真性动脉瘤、假性动脉瘤、静脉血栓形成和血栓性静脉炎以及类似于病理改变的正常变异。

在这个特殊的病例中,机械性刺激和压迫导致血管炎症,同时也影响到锁骨下动脉壁。机械性压迫、炎症和动脉壁的潜在损伤共同作用导致动脉阻塞。

思考题

对 TOS 患者行手术治疗的意义是什么?

影像医师职责

当可能发生急性或亚急性动脉闭塞时,压迫性胸廓出口病变对患者来说可能是一个重大急性威胁。此时需要立即与临床医师进行直接交流,以决定是否需要进行其他影像检查以帮助诊断或者直接行血管内介入治疗。如果发现血管夹层、渗漏、动脉瘤或高度狭窄,同样需要立即与临床医师进行直接交流。

报告应详细描述血管性疾病或肿块的累及范围及其与周围重要解剖结构的关系, 这有助于发现病因。一般情况下对于慢性 TOS 患者来说,最重要的解剖关系为以下三处(在这三个区域容易发生压迫):最常见也最为重要的是最近端的斜角肌三角,此三角前缘为前斜角肌,后缘为中斜角肌,底为第一肋骨;第二处可能导致压迫的区域为肋锁三角,其前缘为锁骨中部三分之一,后内方为第一肋,后外侧方由肩胛骨的上缘构成。第三处可能导致压迫的区域为最远端的肩胛骨喙突下方的喙突下区域,即胸小肌肌腱深部。

如果是良性或慢性血管性疾病,只需要进行常规报告即可。

临床医师需知

- 可能的诊断。
- 发生血栓栓塞的风险。
- 任何相关的血管异常, 如高度狭窄或阻塞、血管夹层、真性动脉瘤或假性动脉瘤。
- 更多的影像检查或者血管内介入治疗对患者是否有益?

思考题答案

对于血管受压的 TOS,具体手术方案的制订很大程度上取决于受压区域的起始位置和受压范围,而前提是能从影像检查中获得这些信息。通过手术可以切除受累的区域和(或)产生压迫的结构。近来,手术治疗越来越多的从切除第一肋骨转向对受累区域进行解压和重建术。新术式的重点为解压,但是如果锁骨下动脉已经受到损伤,就需要行开放性血管重建术或血管内血管重建术。

> **深入学习**
>
> 请参阅 Mancuso 和 Hanafee 编著的《Head and Neck Radiology》第 165、15 章。

(郑晶晶 郭 琪 赵 博译 张雪宁校)

患者,女,61岁,既往有乳腺癌及左侧臂丛神经损伤

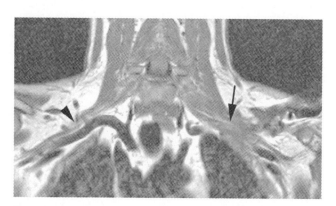

图 5.16A

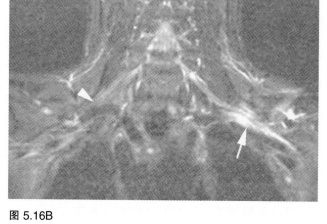

图 5.16B

影像表现 冠状面 T1WI(图 5.16A)和脂肪抑制 T2WI(图 5.16B)图像显示,相比正常侧(箭头),左侧臂丛神经分支增粗,出现周围脂肪浸润(箭),未出现肿块型占位性病变。图 5.16B 中所示的高信号是与病变相关的水肿。

鉴别诊断 放疗后神经丛病变,胸廓出口综合征伴机械性刺激导致局部组织反应性改变,感染性或其他非感染性炎症。

最终诊断 放疗后臂丛神经病。

讨论 涉及颈胸交界处和臂丛的炎症性疾病少见。炎症性疾病通常会导致受累神经丛节段稍微增粗并出现增强。周围组织可以无异常,但往往在疾病最活跃的阶段,由于反应性改变,周围组织趋于模糊。周围组织一般会恢复正常。神经本身可能会出现持续性肿胀和增强或有萎缩迹象,这取决于病因和疾病演变的过程。

由于机械刺激和(或)相关性血管炎导致的局部组织反应性改变可以加重胸廓出口综合征的挤压作用。炎症也可由其他病变或与愈合过程有关的条件和解剖变异导致,解剖变异最常与第一肋或纤维束带相关。

放射治疗后,臂丛神经根和干通常会稍有增粗并出现强化效应。周围组织可以保持正常,但往往在疾病最活跃的阶段,由于反应性改变,周围组织趋于模糊。神经束最终可能会萎缩,与正常 T2WI 图像信号相比,其信号增高,周围组织可恢复正常。但即使周围组织恢复正常,在病情的慢性活跃期,神经根仍可出现肿胀和水肿,并持续强化。

感染可能会导致臂丛炎症。其他非感染性病变,如纤维瘤病可以出现类似于炎症的表现。

在这种情况下,如果既往有乳腺癌放疗史,而且没有发现肿块,则根据以上线索容易得出诊断。受影响的臂丛及其周围组织的水肿与持续性炎症有关。在初次放疗后,就可以出现炎症并持续数年,从而导致慢性剧烈疼痛的神经丛病,并最终可能导致患侧上肢功能完全丧失。

思考题

对怀疑有臂丛神经病的患者,如果没有发现臂丛神经的异常,下一个诊断步骤是什么?

影像医师职责

一般来说,臂丛神经病只是偶尔对患者产生严重威胁,例如,当出现相关的急性或亚急性动脉闭塞时。这种情况下,需要立即与临床医师直接沟通,以确定进一步的影像诊断检查或治疗干预措施。

报告应包含炎症的累及范围和任何相关并发症的详细内容,尤其是那些可能会影响硬膜外隙、脊髓、头臂血管,或产生气道阻塞的情况。

对此患者,其结果可以进行常规报告。当认为此患者的神经丛病变可能为癌症复发所致时,作为检查结

果，报告中的措辞应谨慎，以减轻患者对癌症复发的担心。然后，可以建议持续随访复查来观察疾病的临床演变过程。6 个月后，如果复查患者的临床情况保持相对稳定，则可以确定神经丛病与癌症复发无关。

临床医师需知

- 可能为炎症还是肿瘤？
- 任何相关的血管异常，如重度狭窄或闭塞，夹层，真性动脉瘤或假性动脉瘤。
- 发生任何血栓栓塞性并发症的风险。
- 进一步影像检查或血管内介入治疗对患者是否有益？

思考题答案

中枢神经系统的病变，如多发性硬化症或急性播散性脑脊髓炎，可能会导致神经丛样症状，应进行相关鉴别诊断。

> **深入学习**
>
> 请参阅 Mancuso 和 Hanafee 编著的《Head and Neck Radiology》第 166、13 章。

（刘　静　郑晶晶　赵　博译　张雪宁校）

临床病史 患者,男,56岁,进行性左侧臂丛神经损伤。

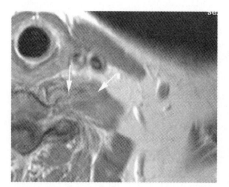

图 5.17A

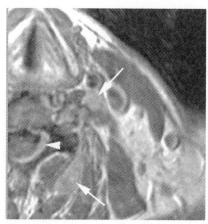

图 5.17B

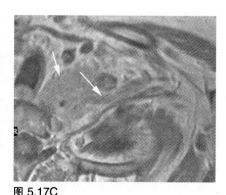

图 5.17C

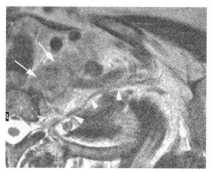

图 5.17D

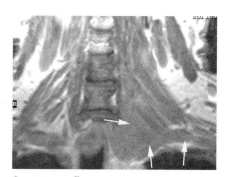

图 5.17E

影像表现

图 5.17A~C T1WI 轴位图像显示肿块浸润斜角肌和颈后部区域(箭),并沿神经根鞘延伸到硬膜外隙(箭头)。

图 5.17D T2WI 图像显示浸润性肿块、肿瘤(箭)和较低的臂丛神经根、干(箭头)的信号相似。

图 5.17E 冠状 T1WI 图像显示病变在臂丛内和其周围蔓延的范围(箭)。

鉴别诊断 原发肿瘤(如肺尖),肿瘤治疗后发生的转移性和神经扩散性复发,结外肿瘤发生锁骨上淋巴结转移,放疗后神经丛病变,炎症病变。

最终诊断 淋巴瘤,有可能出现淋巴结外和神经周围扩散。

讨论 最初的影像检查主要是观察肿块的部位

及分析肿块是否起源于臂丛神经,然后分析神经丛是否为继发受累或者肿块是否累及相邻的重要结构,或是否与更远部位(如结节)的疾病相关。根据解剖定位,可以提示病变的起源。除肿块位置和患者的临床病史之外,形态学有时也具有特异性,足以做出特定的诊断。

在这种情况下,患者曾有淋巴瘤治疗史,结合淋巴结病和结外蔓延侵入相邻结构(包括臂丛神经)缩小了鉴别诊断的范围。需要注意的是,除了复发,也可能存在原发的淋巴瘤。

当考虑为恶性肿瘤导致的神经丛病变时,一般需要鉴别诊断的疾病会相当广泛。如果患者已经针对恶性肿瘤进行过治疗,神经丛病变可能为神经周围性复发或邻近淋巴结转移所致,发生邻近淋巴结转移时,肿瘤组织可以突破淋巴结包膜,然后沿神经丛扩散。这两种机制可见于乳腺癌和肺癌。肺尖的原发癌可直接侵入胸壁或者转移到锁骨上淋巴结,然后继发累及神经丛。其他锁骨下恶性肿瘤转移到锁骨下淋巴结也是同样的过程。白血病和淋巴瘤可有神经周围播散，这会累及神经丛和(或)继发于锁骨上的淋巴结外扩散和颈下部淋巴结疾病。如果出现双侧肿块，则应考虑为全身性疾病，如淋巴瘤。

更多缓慢进展的神经丛病变可能是由良性或生长缓慢的肿瘤造成，如神经鞘起源的肿瘤或者韧带样型纤维瘤病。

思考题

对于进行性增大的颈胸交界区肿块，神经系统受累可能有哪些类型?

影像医师职责

臂丛肿块对患者的危害程度常不能预测，但多数会造成负面影响。除非存在潜在的气道，或脊髓损害，或者怀疑为恶性肿瘤，否则一般按常规报告处理即可。当首次发现肿块时，许多病例都需要与相关人员直接沟通以决定最佳的后续处置方案，特别是当影像引导下的活检有帮助时。

报告应包含肿块的全部累及范围及与重要周围解剖结构的关系，这些结构可能正是病变的起源部位和(或)是受到手术或其他治疗影响的区域。必需详细说明病变沿神经丛干和根蔓延的范围。如果可以明确

排除硬膜外隙和鞘内蔓延，也应该做出明确说明。

神经丛肿瘤的其他重要关系包括肿块对邻近的纵隔、锁骨上窝及胸壁、气管、颈动脉和椎动脉的浸润程度。

如果肿瘤导致头臂血管供血不足或威胁呼吸道或脊髓，需要与临床医师进行紧急沟通。

临床医师需知

- 肿块的起源。
- 肿块的累及范围。
- 可能的诊断。
- 周围重要解剖结构的任何潜在危险。
- 任何呼吸道损伤。
- 进一步的影像检查是否对患者有益?

思考题答案

神经系统损伤，如臂丛神经病变、Horner 综合征(交感神经链受损)、声带无力[迷走神经和(或)喉返神经受损]，或膈瘫痪(膈神经受损)常见，当这些症状为肿块所致时，提示肿块可能为恶性。

> **深入学习**
> 请参阅 Mancuso 和 Hanafee 编著的《Head and Neck Radiology》第 167、27 章。

(刘 静 郑晶晶 赵 博译 张雪宁校)

临床病史 患者,男,27岁,主因摩托车事故造成严重的右手臂功能丧失。

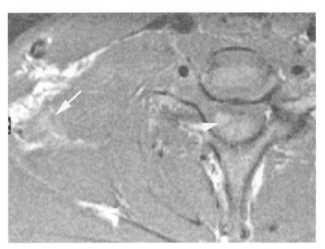

图 5.18A

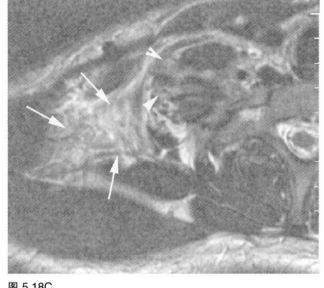

图 5.18C

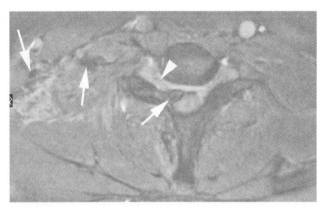

图 5.18B

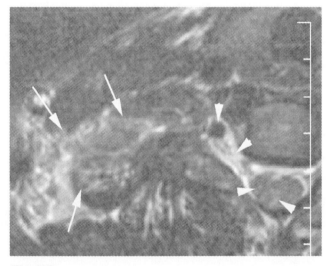

图 5.18D

影像表现

图 5.18A T1WI 图像显示沿斜角肌外侧缘分布的亚急性期的血肿(箭)以及上述肌群弥漫性肿胀。靠近脊髓颈神经根根部有一个小血肿(箭头),在以下图像中显示更明显。

图 5.18B 脂肪抑制增强 T1WI 图像显示沿臂丛神经根和主干远端向脊髓根部走行的血肿,在其近端有一个小血肿(箭)。在神经根鞘内,可见异常神经根(箭头)。

图 5.18C T2WI 图像显示,在斜角肌(箭头)之间出现围绕臂丛主干(箭)和肿胀神经根(箭头)的广泛软组织肿胀。综合这些表现,可得出脊髓神经根和臂丛主干间的连接受到了严重破坏。

图 5.18D T2WI 图像显示臂丛主干周围的广泛软组织肿胀(箭)、血肿以及神经根鞘内神经根断裂并向神经根根部延伸,此处可能存在轻微的脊髓水肿(箭头)。

鉴别诊断 无其他鉴别诊断。

最终诊断 严重的创伤后神经节前臂丛损伤。

讨论 多数臂丛损伤是由钝性外伤(特别是复合伤)或锐性伤造成的。头颈部受到向对侧肩部的猛烈牵拉是臂丛损伤最常见的原因。其中,出生时的肩难产是造成这种牵拉伤比较常见的原因。

在牵拉伤中,最重要的是确定损伤的位置,是节前损伤还是节后损伤。节前断裂,可能发生在神经根与脊髓的连接处和其稍远端,但仍位于硬膜囊内。节前根性撕脱伤不会导致沃勒变性或外伤性神经瘤,但可以导致感觉神经细胞的胞体脱离脊髓,其恢复或进行重建手术后成功的机会大大减少。由损伤造成的脑膜假性膨出提示为节前损伤。节后损伤与周围神经损伤的生理表现类似;当轴突再生路径上有瘢痕阻断时,神经的愈合/再生反应可能会导致行成神经瘤。手术时机的选择和术后恢复的情况可影响上肢功能恢复的程度。

在复合伤中,臂丛神经损伤的临床诊断可能被延误,在联合头部和脊椎创伤时,尤其要特别注意。在这些病例中,影像检查对于确定有无急性血管并发症非常重要。

在创伤后病例的非急性期,去神经性肌萎缩出现后也可出现神经丛的水肿。

思考题
CT 和 MRI 对臂丛神经损伤的诊断有何作用?

影像医师职责
臂丛神经损伤的诊断是临床诊断,所以影像报告一般为常规报告。

如果出现急性压迫性血肿和(或)急性血管并发症或任何会损伤脊髓的因素,都应该与临床医师进行紧急的直接沟通。

影像报告应包含关于臂丛神经损伤的原因及范围的详细信息,如以下部分所述。

临床医师需知
- 臂丛神经和颈髓损伤的范围 。
- 损伤发生于节前(近端)还是节后(远端)。
- 是否有压迫性损害,如果有,是由骨骼肌造成的还是由血肿造成的?
- 是否合并血管损伤?
- 是否合并有不稳定的脊髓损伤?
- 是否合并骨骼肌损伤?
- 如果是慢性损伤,是否形成创伤后神经瘤?

思考题答案
对大多数的牵拉伤、钝性损伤、锐性伤,MRI 是主要的诊断工具。如果需要观察硬膜囊内背侧和腹侧神经根进入区的详细情况,相比 MRI,容积 CT 脊髓显像可以提供更多的信息。MRI 和容积 CT 有时是互补的,二者都可能是必要的检查。

> **深入学习**
> 请参阅 Mancuso 和 Hanafee 编著的《Head and Neck Radiology》第 168 章。

(刘 静 胡丽丽 郑晶晶 赵 博译 张雪宁校)

第 6 章

甲状腺和甲状旁腺

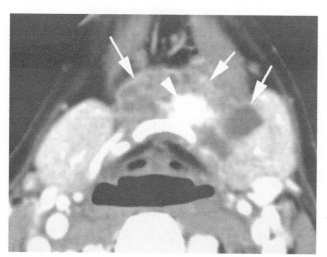

图 6.1A

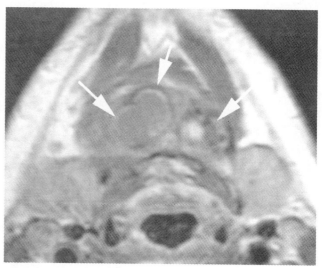

图 6.1C

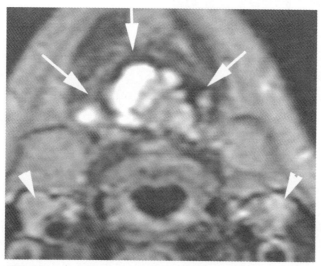

图 6.1B

影像表现

图 6.1A　增强 CT 示复杂的多囊性肿物侵入口底和颌下间隙(箭)。在多囊性肿物中可见边缘不规整的增强的甲状腺组织(箭头)。

图 6.1B　T2WI 图像显示肿物呈多囊性,与 CT 表现(图 6.1A)相一致。肿物边缘可见一低信号假囊,其提示肿物黏附于口底。两侧出现转移性淋巴结(箭头)。

图 6.1C　增强 T1WI 图像显示肿物侵及口底向前达舌骨(箭)。

鉴别诊断　无其他鉴别诊断。

最终诊断　甲状舌管残留伴起源于异位甲状腺组织的甲状腺癌。

讨论　甲状腺发育异常通常见于甲状舌管不完全消失和(或)下降异常,从而导致甲状腺发育不全、甲状腺异位,或甲状舌管残留。所有甲状腺先天畸形都发生于甲状舌管,位于从舌盲孔到上部气管前的甲状腺峡部的中线或旁中线区。他们通常表现为颈部肿块,有时为查体时偶然发现。

甲状舌管囊肿(TGDC)是最常见的表现为颈部肿块的椎前筋膜区病变。虽然最常发生于舌骨下水平,但也可见于舌骨上或舌骨水平。当发生于舌骨下时,虽然可以累及会厌前间隙,但是甲状舌骨囊肿一般沿喉部软骨分布,最常位于舌骨下肌群的表面,其通常呈圆形或者类圆形。除非出现炎症或有功能的甲状腺组织,病灶边缘一般不强化。其主要呈液体密度,但MR 的信号强度取决于囊内容物成分的变化,如胶质蛋白和出血成分。囊肿往往包含多个小腔,其体积可以突然增大或发生变化。TGDC 可伴有甲状腺组织下降不全,能引起甲状腺囊肿、腺瘤等疾病,但一般不会引起恶性肿瘤。这些疾病的发病率与在正常甲状腺中的发病率一致。

TGDC 很少发生甲状腺癌。如果发生这种情况,至少 25% 患者的病理类型是多灶性的甲状腺乳头状癌。甲状舌管残留通常表现为典型的单房性或多房性囊性结构,只含有相对少量的固体成分。如果甲状舌管肿物主要为实性组织,即使没有任何局部组织浸润或淋巴结转移的迹象,也应该考虑癌变的可能。

思考题

1. 在 MR 图像中,TGDC 周围低信号的假包膜有何意义?

2. TGDC 手术治疗的预后如何?

3. 超声对评价甲状腺发育异常的意义?

影像医师职责

虽然甲状腺发育异常一般是慢性过程,但当怀疑存在相关恶性肿瘤时,应与临床医师进行直接沟通。

临床医师需知

● 影像表现是由甲状腺发育异常造成还是由其他原因引起?

● 影像表现是否与甲状腺异位或异位甲状腺组织病变相关,是否存在多发异位?

● TGDC 的病变范围和甲状腺发育过程中细胞团下降的正常路径。

● TGDC 是否合并异位甲状腺组织?

● 是否有相关的重要发现支持另一种诊断或重要的伴随病变,如甲状腺癌?

思考题答案

1. MR 显示的 TGDC 周围低信号的假包膜提示病变周围有致密组织附着。如果发现其附着于邻近结构如皮肤或小叶间隔,则将会改变手术方式,因此应该仔细寻找,并及时报告。

2. 经典手术为 Sistrunk 术式,包括切除中段舌骨,移除舌根部从舌骨到舌盲孔之间 5~10 mm 的组织,继续向下分离出甲状腺,沿甲状舌管移除所有不正常的组织。当前的成像技术可以指导手术方式的选择。

3. 虽然超声检查可以证实为囊性肿块,也可证实是否存在甲状腺组织,但其不能完整显示病变的范围。因此,认为其增加了医疗成本,而且并非为制订医疗决策所必需。

> **深入学习**
> 请参阅 Mancuso 和 Hanafee 编著的《Head and Neck Radiology》第 170、22 章。

(刘 静 郑晶晶 赵 博译 张雪宁校)

临床病史 患者,女,62岁,甲状腺机能正常,主诉劳力性呼吸困难。

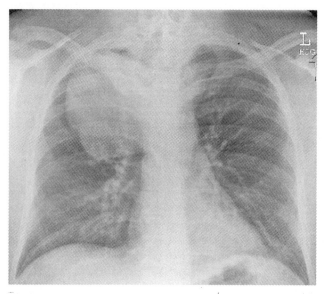

图 6.2A

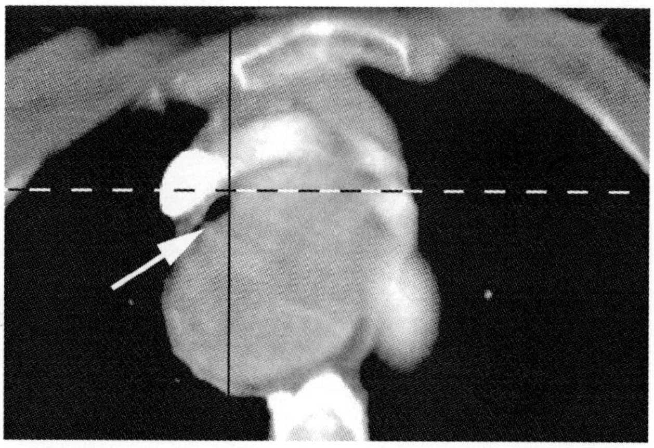

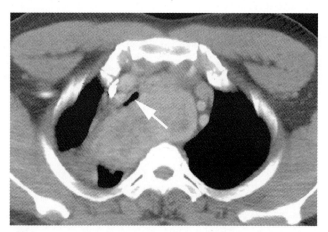

图 6.2B

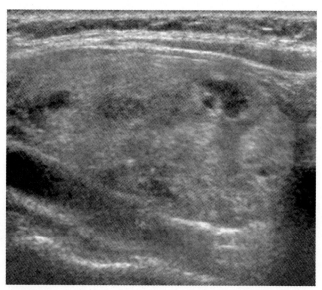

图 6.2C

图 6.2D

影像表现

图 6.2A 常规胸部 X 线片显示甲状腺肿大。

图 6.2B 增强 CT 示,纵隔内肿物位于气管右后外侧,造成呼吸道明显受压(箭)。

图 6.2C 肿块经头臂干左后方向下延伸至纵隔。

图 6.2D 超声显示多发结节性肿块。

鉴别诊断 非毒性甲状腺肿,甲状腺淋巴瘤,甲状腺未分化癌。

最终诊断 非毒性多结节性甲状腺肿(单纯性甲状腺肿)。

讨论 甲状腺肿大定义为肿大甲状腺组织的功能正常,无任何功能紊乱或恶性病变。其可以是弥漫性肿大或局限性肿大。甲状腺结节是分散的局灶性生长的甲状腺细胞,有可能导致甲状腺肿大,或只是共存于肿大的腺体内。此类疾病流行于缺碘地区,在饮食富含碘的地区散在发生。甲状腺肿多见于女性和老年人。

甲状腺肿大的病因是多方面的,其中遗传因素和环境因素最为重要。大多数患者的促甲状腺激素(TSH)维持在正常水平,因此多种 TSH 依赖性生长因子导致甲状腺体积增大。

在组织学上,肿大的甲状腺组织具有多样性,包括出血区、由胶体填充的腺泡、增生区,甚至肿瘤。在生理学上,一些腺泡有很高的碘摄取能力,并能产生甲状腺激素,而另一些则缺乏这种能力。

甲状腺肿表现为生长非常缓慢的肿块,可出现梗阻症状,如咽部异物感、体位性呼吸困难或劳力性呼吸困难。急性出血会加剧这些症状。

影像检查可以确定腺体的体积和硬度。结节性病变可能需要更进一步的诊断,包括细针穿刺,不幸的是,多发结节与单发结节为恶性肿瘤的概率相同。放射性碘治疗适用于弥漫性甲状腺肿大。手术适用于碘治疗失败或效果不佳的患者,或者是需要紧急缓解症状的患者。

思考题

1. 描述颈部肿块是否长入上纵隔或头臂干的后方的重要性是什么?

2. 如果拟诊为甲状腺肿的患者出现声带功能障碍,这有何意义?

3. 与甲状腺肿大表现相近且最常见的恶性肿瘤是什么?

影像医师职责

虽然甲状腺肿一般都是慢性病程,但如果怀疑存在相关恶性肿瘤,应该与相关医师进行密切沟通。

临床医师需知

● 所有异常都是由非毒性甲状腺肿引起的吗?有无其他原因?

● 是否有相关的重要发现提示其他诊断或者重要的伴随病变,如甲状腺癌?

● 非毒性甲状腺肿累及的全部范围,包括与气管、食管、头臂血管的关系,以及向纵隔延伸的程度。

思考题答案

1. 如果考虑手术治疗,甲状腺肿大达左头臂静脉下方,通常提示手术过程中需要劈开胸骨才能完全切除肿块。

2. 这是甲状腺肿大为"非良性"病变的信号,诊断为"甲状腺肿"的患者实际上可能为癌症,或在多结节性甲状腺肿中存在恶性结节。

3. 与甲状腺肿表现相近且最常见的恶性肿瘤是甲状腺未分化癌和淋巴瘤。

> **深入学习**
> 请参阅 Mancuso 和 Hanafee 编著的《Head and Neck Radiology》第 171、22 章。

（刘　静　郑晶晶　赵　博译　张雪宁校）

临床病史 患者,女,58岁,有"甲状腺肿大"病史,现主诉声音进行性嘶哑。

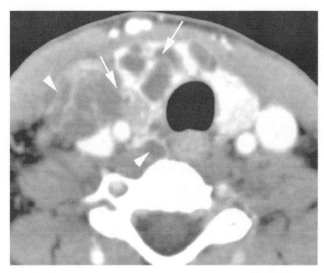

图 6.3A

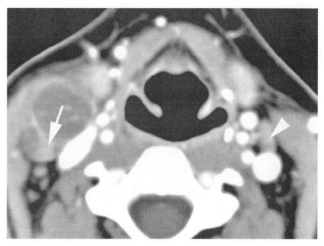

图 6.3C

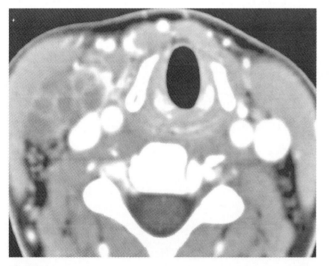

图 6.3B

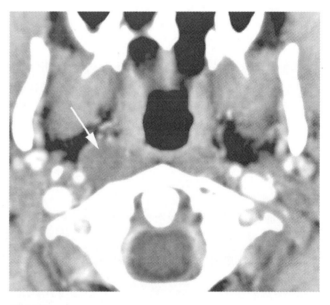

图 6.3D

影像表现

图 6.3A 增强 CT 显示肿块(箭)伴邻近的第 4 区和第 6 区淋巴结转移(箭头)。

图 6.3B 更靠上的层面,可见第 3 区淋巴结转移呈多囊性改变。

图 6.3C 4 区上部的囊性淋巴结肿大伴增强的壁结节(箭),对侧可见强化的阳性淋巴结,伴局灶性低密度改变(箭头)。

图 6.3D 咽后淋巴结转移呈囊性改变。

鉴别诊断 无其他鉴别诊断。

最终诊断 甲状腺乳头状癌伴颈部和咽后淋巴结转移。

讨论 甲状腺结节通常在因其他目的而行颈部检查时偶然发现,而非特意行甲状腺检查。对于大部分偶然发现的结节来说,如何处置仍然是一个复杂问题,因为医生会考虑到该病恶性病变的可能,而患者常不能认识到疾病的严重性。

甲状腺癌是一种临床行为多变的比较罕见的疾病;即使不治疗,许多甲状腺也不会影响患者的寿命。这多见于所有女性和美国白人。

甲状腺癌可以起源于甲状腺滤泡(乳头状、滤泡状、间变性癌),滤泡旁细胞(髓样癌)和淋巴细胞(甲状腺恶性淋巴瘤)。乳头状及滤泡状癌占 80%。

乳头状癌通常表现为无淋巴结转移的甲状腺肿块或表现为颈下部淋巴结肿大。其能引起声音嘶哑、吞咽困难,或呼吸道症状。

这些肿瘤通常生长缓慢、无包膜、多病灶、没有血管侵犯倾向。约有 1/2 的患者在手术时发现区域淋巴结转移,常见的受累区域为第 3 区、4 区和 6 区。当同时伴有多发颈部疾病时,甲状腺癌有转移至咽后淋巴结的特殊倾向。第 6 区淋巴结是常见的复发部位。淋巴结转移的特点为囊性成分和(或)明显增强的结节,有时会出现钙化。如果淋巴结具有上述形态和分布特征,即使影像上未扫描到甲状腺,也要考虑到疾病原发于甲状腺的可能。

原发肿瘤可能突破包膜浸润周围脏器和发生远处转移。退化性改变,如囊肿形成和砂粒钙化是常见的影像表现。

思考题

1. 甲状腺癌在什么情况下应当进行 CT 或 MR 检查?

2. 公认甲状腺癌的高危因素是什么?

3. 哪些超声特点更支持恶性结节?

影像医师职责

以下情况必须与临床医师进行直接沟通:肿瘤损害气道,气管切开术可能损伤肿瘤组织,发现临床未考虑到的肿瘤,由于肿瘤快速进展或气道阻塞迅速加重而怀疑为未分化癌或甲状腺淋巴瘤。

临床医师需知

● 了解甲状腺恶性结节及其相应的治疗规范。

● 如果不是甲状腺癌,那么基于影像检查的颈下部包块,淋巴结病变,或导致声带无力或瘫痪的可能诊断是什么?

● 甲状腺内的原发肿瘤病灶的准确范围 。

● 甲状腺包膜外侵犯的证据,包括喉、气管和食管,以及颈动脉鞘结构的情况。

● 颈部淋巴结:有受累吗?病理淋巴结位于何处?存在任何肿瘤结外扩散的证据吗?

● 治疗后的影像:有任何怀疑肿瘤复发的表现吗?

思考题答案

1.对以下情况行 CT 和 MR 最有价值:

(1)确定肿瘤在腺体外的程度,尤其是在下列情况下:

● 超声发现癌症病灶大于 3 cm,可能的原因是甲状腺被膜受到侵犯。

● 肿瘤可能与声带无力、吞咽困难,或呼吸道症状有关。对于评估软组织的损害(即气管/食管壁),MR 优于 CT,所以 MR 是确定已知癌症局部累及范围首选方法。CT 是评估喉部骨组织受侵的最好方法。评估神经血管情况,则可以选用两种方式中的任何一种。

● 超声不能对纵隔及咽后淋巴结做出可靠评估。在观察淋巴结病变方面,CT 较 MR 稍有优势。

2. 甲状腺癌的高危因素包括儿童或青年有甲状腺肿块,颈部射线照射史,甲状腺癌家族史,生长迅速,淋巴结肿大,FDG-PET 检查有示踪剂聚集。

3. 以下超声特征提示恶性肿瘤的可能性大:

形态:结节的实性成分大于 25%,微小钙化,低回声结节,边缘不规则,或没有声晕。

血流:良性结节主要是周边血流,而中心富血管的结节为恶性肿瘤的风险更高。

深入学习

请参阅 Mancuso 和 Hanafee 编著的《Head and Neck Radiology》第 172、22 章。

(刘　静　郑晶晶　赵　博译　张雪宁校)

病例 6.4

临床病史 患者,女,57岁,慢性甲状腺炎病史,甲状腺左叶孤立肿块。

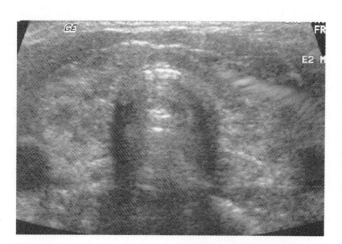

图 6.4A

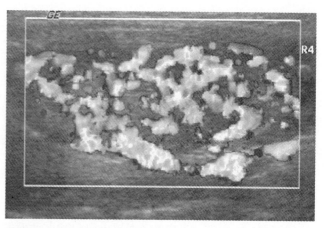

图 6.4C

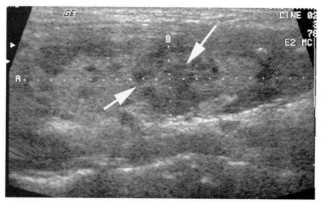

图 6.4B

影像表现

图 6.4A 超声轴位图像显示,甲状腺轻度肿大伴弥漫性结构异常,无局部肿块。

图 6.4B 超声矢状图像显示,弥漫性结构异常和孤立局灶性结节(箭)。

图 6.4C 彩色多普勒血流显像示,问题结节与甲状腺其余组织血流灌注增强,无特异性表现。

鉴别诊断 慢性炎症性甲状腺炎伴相关肉芽肿形成,慢性甲状腺炎合并甲状腺淋巴瘤,多重感染性甲状腺炎及脓肿。

最终诊断 慢性甲状腺炎合并甲状腺淋巴瘤。

讨论 慢性甲状腺炎是一种抗甲状腺性自身免疫性疾病,最终导致甲状腺功能下降。因其他目的的进行检查,尤其是行放射性核素(如镓或 FDG-PET)检查,而偶然发现的甲状腺内示踪剂异常聚集提示慢性甲状腺炎功能的变化。影像检查可用来确定气道和(或)食管的压迫症状。病变的晚期阶段在 MR 和 CT 上表现为甲状腺体积缩小。

甲状腺淋巴瘤是一种散发性疾病,患有慢性甲状腺炎患者的发病率明显升高。甲状腺淋巴瘤的生长方式为浸润性生长,可以突破甲状腺包膜侵犯周围结构。可能不会累及淋巴结。

超声已用于慢性甲状腺炎患者的检测,该病可能会出现晚期并发症——甲状腺淋巴瘤。其超声表现为:在甲状腺腺体内,一种新的结构取代了由慢性甲状腺炎导致异常的结构。

FDG 研究表明甲状腺淋巴瘤是一种高分化高代谢的肿瘤。甲状腺淋巴瘤应该引起临床注意,因为其有快速增大和(或)导致气道阻塞迅速加重的危险。

思考题

1. 影像检查对评价甲状腺炎性疾病有何作用?

2. 患者在什么情况下会出现危及生命的甲状腺功能减退?

影像医师职责

如果发现威胁呼吸道的情况或病变可疑为恶性而非炎性病变，必须立即与相关医生进行直接沟通。如发现急性甲状腺炎或创伤也应直接沟通,因为这些情况有可能导致甲状腺危象。

临床医师需知

- 是否所有表现都是由炎症引起的?
- 是否有相关发现提示其他诊断或出现严重的伴随疾病,如甲状腺癌?

- 是否对气道产生威胁?
- 是否存在可以导致甲状腺危象的情况?

思考题答案

1. 影像检查对甲状腺疾病和创伤的作用非常有限,只有在进行完善的临床评估之后,包括实验室检查,影像检查对于疾病治疗方案的制订才有一定作用;否则,影像检查结果不具有特异性。

2. 患者的甲状腺炎(通常是急性)和甲状腺创伤易发展成甲状腺危象。

深入学习

请参阅 Mancuso 和 Hanafee 编著的《Head and Neck Radiology》第 173、27 章。

（刘　静　郑晶晶　赵　博译　张雪宁校）

临床病史 患者,男,61 岁,发现高钙血症和甲状旁腺激素水平升高。

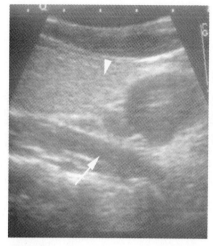

图 6.5A

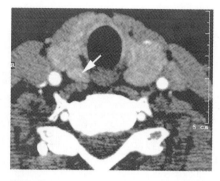

图 6.5B1

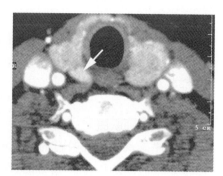

图 6.5B2

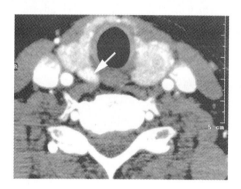

图 6.5B3

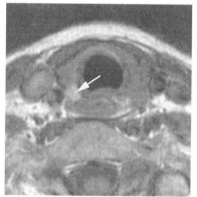

图 6.5C

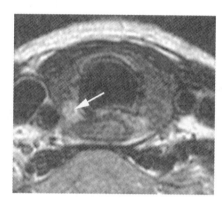

图 6.5D

影像表现

图 6.5A 患者的矢状面超声图像显示颈长肌和甲状腺之间出现低回声结节,这也是此患者的预期改变,从而也证实超声对这组疾病诊断的价值。

图 6.5B 三期增强 CT 显示(图 6.5 C,D 为其MR 图像)对比剂在病变处(箭)逐步浓聚(从上到下)。

图 6.5C T1WI 图像显示病变的信号强度高于肌肉。

图 6.5D T2WI 图像显示病变的信号高于肌肉和甲状腺。

鉴别诊断 甲状旁腺腺瘤,甲状腺腺瘤,颈部第 6 区淋巴结。

最终诊断 甲状旁腺腺瘤。

讨论 甲状旁腺功能亢进症(HPT)是甲状旁腺激素分泌过度造成的。HPT 最常见的原因是单发的甲状旁腺腺瘤(>80%)。其他原因包括甲状旁腺腺体增生(10%),双侧甲状旁腺腺瘤(4%~5%)和甲状旁腺癌(1%)。

虽然大多数甲状旁腺组织和腺瘤都位于颈部,但其可以发生于从颈动脉分叉到前纵隔内胸腺最低位置之间的任何位置。

头颈部影像检查对术前评估 HPT 的最重要作用是对病变进行定位。目前,最准确的定位方法是从超声到放射性核素检查的阶梯式检查,CT 可用于解决遇到的问题。MR 在腺瘤的评估上有很大局限性,但

MR 可用于不能耐受碘剂增强检查的患者。复发性疾病的最好评估方式是联合应用 CT 与放射性核素功能检查。

超声可以评估正常甲状旁腺中腺瘤的位置和甲状腺以下至纵隔以上的异位腺瘤。当异位时,不能很好地定位上极腺瘤。正常甲状旁腺在超声图像中不易显示。甲状旁腺腺瘤表现为:在甲状腺和颈长肌之间的区域出现一个边缘完整的低回声结节。通常包围着腺体的纤维脂肪垫被压缩,并可能出现线样高回声将腺瘤与正常甲状腺组织分开。多普勒成像技术可以识别腺瘤的供血血管。

与甲状腺相比,放射性核素扫描显像可以显示核素清除延迟的结节。

增强 CT 和 MR 可显示边缘光滑、强化均匀的结节。腺瘤在 T2WI 图像上表现为高信号,在 T1WI 平扫图像上显示为与肌肉相等的等信号。增强 CT 及 MR 均可以显示病变内的坏死。

思考题

1.HPT 如何分类?

2.哪些特征提示甲状旁腺癌?

影像医师职责

一般情况下,在影像检查之前,临床医师已经基本能够确诊或高度怀疑为甲状旁腺腺瘤,因此无需进行特殊沟通。如怀疑可能是一种罕见的肿瘤时,应直接与临床医师进行沟通。但这种肿瘤一般没有腺瘤对患者的危害大。

临床医师需知

- 检查所有可能发生异位的位置。
- 是否是一个孤立腺瘤?
- 准确定位腺瘤的位置。
- 定位的可信度。
- 是否为增生或腺瘤与增生共存?
- 是否存在任何提示罕见甲状旁腺癌的表现?

思考题答案

1. HPT 可以分为原发性、继发性和三发性三种类型。原发性 HPT 由自主功能性腺瘤或腺癌所致。继发性 HPT 由慢性肾衰竭的生理性钙磷代谢状态造成的腺体增生所致。三发性 HPT 由长期的继发性 HPT 造成,长期继发性 HPT 可以导致甲状旁腺自主产生甲状旁腺激素,腺体对钙磷水平变化失去敏感性,即使在肾移植手术后电解质平衡已经正常化,这种情况也不会得到改善。

2. 当影像图像显示钙化和颈部第 6 区淋巴结病时,则提示恶性病变。根据血管、淋巴管和包膜囊受侵可以做出诊断。大部分情况下,以上的影像特征并不明显,除非通过固定切片检查诊断。

> **深入学习**
>
> 请参阅 Mancuso 和 Hanafee 编著的《Head and Neck Radiology》第 174、22 章。

(刘 静 郑晶晶 赵 博译 张雪宁校)

第 7 章

大唾液腺：
腮腺、颌下腺、舌下腺

临床病史 患者,男,13岁,左腮腺区和颈上部发现包块。

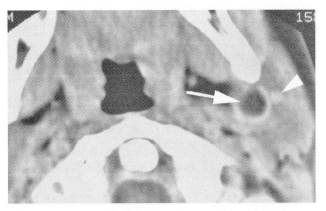

图 7.1A

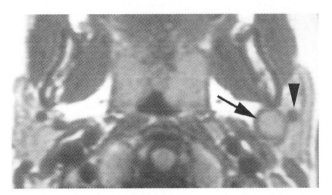

图 7.1B

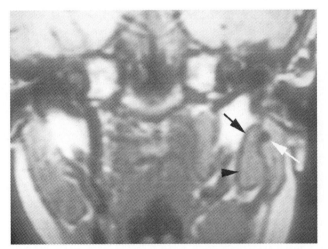

图 7.1C

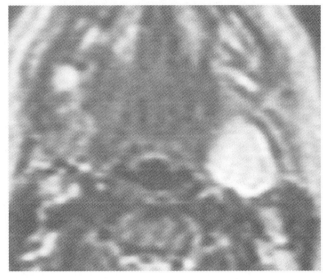

图 7.1D

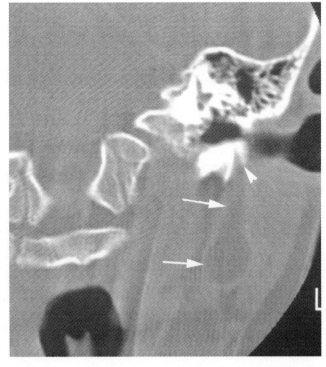

图 7.1E

影像表现

图 7.1 A,B 增强 CT 和 T1WI 图像(MR)显示一囊性管道(箭)延伸至正常面神经的位置,在腺体的较高层面上,病变位于下颌后静脉(箭头)的内侧。

图 7.1C T1WI 冠状图像显示,病变呈典型的鳃器囊肿表现,囊肿下部扩张的更为明显(箭头),同时其逐渐变细成为一潜在腔隙通向外耳道(黑箭头),但仍深入到面神经主干的正常位置,在这个水平,腮腺位于下颌后静脉

(白箭)的外侧。

图 7.1D　T2WI 图像证实肿块为囊性，呈膨胀性
生长。

图 7.1E　骨窗显示腮腺位置有一囊肿(白箭),部
分累及外耳道(白箭头)。

鉴别诊断　无其他鉴别诊断。

最终诊断　第一鳃裂囊肿和窦道。

讨论　累及腮腺区的发育异常主要是静脉淋巴
管畸形和第一鳃器异常。第一鳃器发育异常可以出现
在下颌角下方及腮腺区或腮腺周围,最常见的为瘘管
和囊肿。

第一鳃裂囊肿可分为以下几种类型:Bailey 1 型
囊肿,通常发生在腮腺表面;Bailey 2 型囊肿,通常可
穿过腮腺,延伸至面神经主干位置。

第一鳃裂瘘管和窦道的典型位置在外耳道的骨
和软骨交界处附近,通常无法被识别。鼓膜、颞骨茎突
部以及外耳道可能会发生变形。同时,也可能出现表
皮样囊肿。

第一鳃裂囊肿的患者常伴随副腮腺或上颈部包
块;如果出现与皮肤相通的窦道,则在窦道区域可能
出现炎症或感染的囊肿。面神经功能障碍很罕见。

思考题
1. 导致成年人颈部囊性肿物的最常见原因是什么?
2. 对儿童和年轻人,哪些征象提示鳃裂囊肿?

影像医师职责
虽然鳃器异常一般都是慢性病程,但当发现恶性
病变,以及影像检查发现可以导致医疗决策发生重大
变化的情况时,应该立即与相关医生进行直接沟通。

临床医师需知
● 所有表现是否由鳃器异常所致,或者是否可能
存在其他病因,如静脉淋巴管畸形或肿瘤?
● 如果是鳃器囊肿,其与周围相关解剖结构的关
系,特别是与面神经的关系。
● 有相关的窦道或瘘管吗? 如果有,其范围是多
大?
● 有累及颞骨的迹象吗?
● 有提示发育性病变为某些特定综合征的表
现吗?

思考题答案
1. 除非有一些相关的特征性表现提示其为先天
性囊肿,否则囊性包块更可能起源于淋巴结肿瘤或炎
症。随着年龄的增长这种倾向性明显增加。
2. 虽然静脉淋巴管畸形也可以有类似的表现,
但周期性发炎及大小变化的肿块表现主要提示鳃裂
囊肿。

深入学习
请参阅 Mancuso 和 Hanafee 编著的《Head and
Neck Radiology》第 176、13 章。

(刘　静　胡丽丽　郑晶晶　赵　博译　张雪宁校)

临床病史 患者,男,21岁,左腮腺区出现4天逐渐加重的疼痛和压痛。

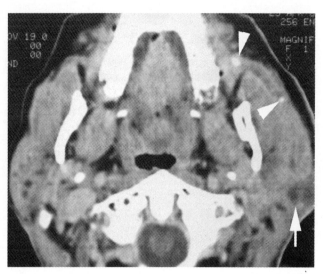

图 7.2A

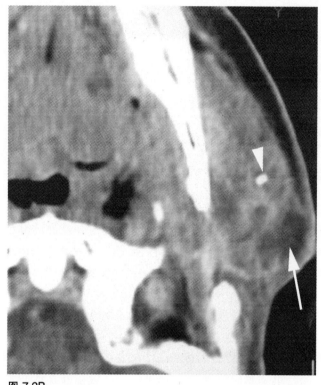

图 7.2B

影像表现

图 7.2A 增强 CT 图像显示,在扩张的主腮腺管内可见结石(箭头)。管壁出现强化。在腮腺后方发现腮腺脓肿(箭)。对侧腮腺异常强化,半透明区可能为远端导管扩张和(或)腮腺实质囊肿。

图 7.2B 较低的层面显示结石很可能存在于导管系统内(箭头),在腮腺尾部发现一继发于感染的腮腺脓肿(箭)。

鉴别诊断 急性化脓性腮腺炎,自身免疫性腮腺炎,病毒性腮腺炎,慢性腮腺炎。

最终诊断 慢性腮腺炎合并急性阻塞性(由于涎石病)化脓性腮腺炎和腮腺脓肿。

讨论 腮腺炎可以是非感染性,也可以是感染性的。病毒(腮腺炎病毒、EB病毒、艾滋病毒)、细菌、相对少见的结核菌或真菌都可以引起腮腺炎。腮腺通常

会出现疼痛、压痛及肿胀的感觉,进食可引起症状加剧,且通常伴有淋巴结肿大及周围组织的炎性改变。无痛性感染往往表现为腮腺区肿块或不适,甚至与进食相关的耳痛。腮腺炎通常散发,以儿童和年轻人常见。

腮腺感染通常不需影像检查。当临床检查受限时,影像检查可以帮助辅助诊断。除非为单侧发病并且与细菌感染相似, 通常病毒性感染不需影像检查。急性或亚急性化脓性细菌性腮腺炎则经常需要影像检查,主要有三个原因:证实有无脓肿形成,评估其根本病因,在不能确定感染来源于腮腺的情况下,寻找其感染的来源。对慢性、顽固性、复发性腮腺炎进行研究以明确病因或并发症,如导管梗阻或结石。

对腮腺感染采用的影像检查方式包括计算机断层扫描(CT),这是急性或亚急性炎症的首选;MR可用于评估慢性炎症的情况;由熟练的超声大夫进行的超声检查是筛查腮腺导管扩张、结石,或脓肿的好方法;传统造影主要用于非急性腮腺导管病变的检查。

腮腺炎可以影响腮腺实质和(或)导管系统。当导

管系统因结石、狭窄、少见的导管内肿物而发生阻塞时，其可以造成腮腺炎。腮腺炎主要表现为导管扩张、导管周围炎性改变，甚至破坏终末腺泡——后者可形成与导管相通的实质内囊肿，涎腺穿刺造影主要表现为实质内缺乏对比剂，CT 显示为结节性实质改变。腮腺实质表现为弥漫性或局灶性强化，或出现积液。实质内积液可能由涎腺囊肿或鳃器囊肿造成，有合并感染及脓肿的可能。感染性积液有以下两种表现：在弥漫性强化的腺体内出现一个液体密度区，或积液边缘出现强化。积液轮廓饱满是积液排空的标志。

思考题

1. 腮腺炎存在哪些诱因？

2. 哪些信息可以提示除细菌感染以外的其他病变？

影像医师职责

虽然这些都不是典型的急症病例，但是，当出现以下情况时需与相关医生直接沟通：脓肿的脓液排空，有糖尿病或免疫功能不全的患者发生感染，或者感染对呼吸道产生威胁。

临床医师需知

● 感染发生在腮腺内还是腮腺外？

● 如果不是腮腺内的感染，那么基于影像表现的可能诊断是什么？

● 如果是发生腮腺外的感染，则可能的来源是什么？

● 有无腮腺脓肿？

● 腮腺导管病变的本质和范围——是系统扩张还是局部梗阻？

● 有结石吗？

● 是否有除感染以外的诊断？

思考题答案

1. 糖尿病、脱水，或导致唾液分泌减少的情况，如部分或完全梗阻，以及长时间无口腔进食（如在重症监护病房的危重患者）的情况，其均为腮腺感染的诱发因素。

2. 双侧急性腮腺炎提示有病毒感染，双侧慢性腮腺炎提示有自身免疫性疾病，特别是其他主要的唾液腺同时受累时。

> **深入学习**
>
> 请参阅 Mancuso 和 Hanafee 编著的《Head and Neck Radiology》第 177、13 章。

（刘　静　胡丽丽　郑晶晶　赵　博译　张雪宁校）

临床病史 患者,女,52岁,主诉眼干和口干。

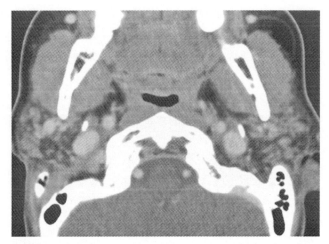

图 7.3A

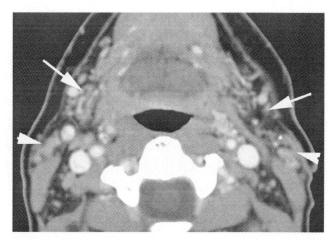

图 7.3C

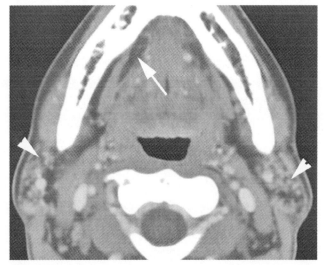

图 7.3B

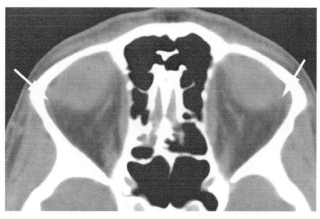

图 7.3D

影像表现

图 7.3A 增强 CT 显示腮腺内多发结节。

图 7.3B 腮腺尾部出现萎缩及多发结节(箭头),舌下腺出现严重萎缩(箭)。

图 7.3C 腮腺尾部出现萎缩、结节及结石(箭头),下颌下腺(SMG)严重萎缩并可见残留结节,腮腺呈结节样突起(箭)。

图 7.3D 泪腺萎缩。

相关解剖 腮腺及其周围结构相关的详尽解剖知识,以及有关解剖变异和腺体导管系统的解剖知识,有助于评估腮腺感染。

鉴别诊断 无其他鉴别诊断,一般为自身免疫性唾液腺炎。

最终诊断 干燥综合征。

讨论 可引起腮腺非感染性炎症的病因有外伤、辐射及一些系统性疾病,如结节病和自身免疫性疾病。自身免疫性疾病是腮腺干燥症或干燥综合征的常见原因。干燥综合征可导致腺泡和导管上皮细胞破坏,形成外分泌腺的慢性炎症,最终导致腺体功能障碍。其主要由临床诊断和血清学检查证实,在某些病例中,可能会采取唇部组织活检来确诊。对于据临床表可现高度怀疑为此病的患者,影像检查可以帮助制订医疗决策,或发现其他全身性疾病。

腮腺的非感染性炎症性疾病的临床表现为腮腺单侧或双侧疼痛、压痛,或腮腺肿大,进食时症状加剧,可合并淋巴结肿大。非感染性的疾病通常不需做影像检查,但是当进行影像检查时,其扫描方式与感染性病变相似。这些非感染性炎症性疾病会导致腺体结构发生改变,实质和(或)导管系统的表现与感染性炎症性疾病类似。

管壁增厚和(或)涎石可以造成导管系统的梗阻而形成囊肿,这些囊肿引起一系列的连锁反应,进而形成腺泡假性囊肿。弥漫性实质强化见于疾病的活动期,在所有慢性炎症性疾病中也会出现一定程度的弥漫性实质强化。慢性炎症性疾病,包括干燥综合征,可能存在广泛的慢性炎症细胞聚集区,形成实质内的结节,或者出现与复杂性淋巴瘤难以鉴别的肿块样结构。

当急性或慢性病程损害腮腺达到一定程度时,所有炎症性疾病(无论有无感染)的最终结局是腮腺的脂肪萎缩和(或)纤维化。

思考题

1. 哪些临床症状提示腮腺的非感染性炎性疾病比感染性炎性疾病的可能性大?

2. 哪些影像学征象提示腮腺的非感染性炎性疾病的可能性大?

影像医师职责

本病不是典型的急症病例,故按常规报告处理即可;但是,当发现可能存在脓肿或合并复杂的恶性肿瘤(如继发性淋巴瘤)时,需与相关医生进行直接沟通。

临床医师需知

● 如果炎症不是来自于腮腺内,那么根据影像表现其他可能的诊断是什么?

● 如果炎症来自于腮腺内,那么其可能的病因是什么?

● 导管病变的性质和范围——是系统性扩张还是局灶性梗阻?

● 存在涎石吗?

● 有提示为全身系统性病因的表现吗,形态学特征能提示某种特异性病因吗?

● 是否有重要的并发症,如合并有感染或继发性淋巴瘤?

思考题答案

1. 病史及体格检查发现双侧受累、症状不重、腮腺导管开口无脓性分泌物、可合并其他器官受累,如眼睛、关节、肺或淋巴结。

2. 累及其他主要唾液腺,或者累及非唾液腺源性组织,如泪腺和(或)颈部淋巴结,提示为非感染性的炎症性疾病。

> **深入学习**
>
> 请参阅 Mancuso 和 Hanafee 编著的《Head and Neck Radiology》第 178、20 章。

(刘 静 胡丽丽 郑晶晶 赵 博译 张雪宁校)

临床病史 患者,女,63岁,进行性面部肌力减弱,左腮腺区肿块质硬,并逐渐增大。

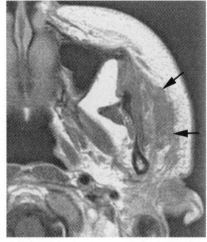

图 7.4A

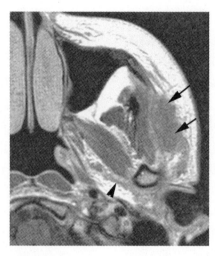

图 7.4B

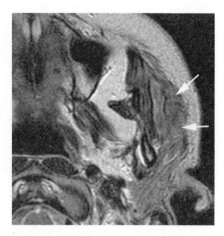

图 7.4C

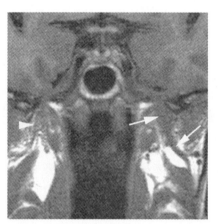

图 7.4D

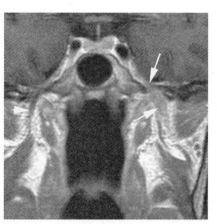

图 7.4E

影像表现

图 7.4A,B 平扫 T1WI 图像显示肿块起源于腮腺副叶或腮腺的前部(箭)。肿块包绕面神经的上部分支。

图 7.4C 增强 T1WI 图像显示软组织增厚和沿耳颞神经及三叉神经下颌支(箭)出现增强。

图 7.4D 平扫 T1WI 冠状位图像显示,与右侧正常神经(白箭头)相比,三叉神经的下颌支增粗,直至卵圆孔(箭)处。

图 7.4E 强化 T1WI 冠状位图像显示三叉神经下颌支的增粗强化一直延伸到其与三叉神经节(箭)的交界处。

鉴别诊断 面神经起源的咬肌肉瘤、淋巴瘤。

最终诊断 腮腺腺癌伴神经周扩散。

讨论 腮腺区肿瘤可以发生于腮腺内或者腮腺外,这取决于其起源于腮腺还是邻近软组织。内在的腮腺肿瘤是最常见的腮腺区病变,约占所有主要唾液腺肿瘤的80%。其通常是孤立发生,但要排除淋巴上皮病变和淋巴瘤的可能,因为其有时与艾滋病毒感染性自身免疫性疾病有关。腮腺区肿瘤通常表现为质硬、可触及、无痛性腮腺区肿块,一般不影响颌骨的活动。

良性腮腺肿瘤占成人腮腺区肿瘤的75%~80%,儿童的50%。在成人中,最常见的腮腺肿瘤为良性混合瘤(也称多形性腺瘤);在儿童,则以增殖型血管瘤或静脉淋巴管畸形最常见。

约 25% 的腮腺肿瘤和 50% 发生于其他唾液腺的肿瘤是恶性的。恶性唾液腺肿瘤可以是高或低度恶性肿瘤。低度恶性肿瘤通常包括黏液表皮样癌和腺泡细胞癌。高度恶性肿瘤包括腺癌、黏液表皮样癌和低分化间变癌、唾液腺导管癌和鳞状细胞癌。腺样囊性癌的生物学行为多变，而且几乎都有神经周围扩散。

腮腺肿瘤可以起源于形成腺体的多种功能或支持细胞，也可以在胚胎发育期间起源自其他组织成分，如淋巴管和血管组织，以及鳃器发育成面颈部的部分，这导致腮腺肿瘤的组织多样性和丰富多变的影像表现。

区分良恶性肿瘤的影像表现包括病变的边缘（浸润性与边界清晰）、T2WI 和弥散加权成像上肿瘤内部信号的特点，转移性淋巴结肿大或神经周围的扩散。

由于形态学特征仅仅为提示性诊断，影像提示的良性病变最终可能被证明是恶性的，反之亦然，所以腮腺肿块的确切诊断需要进行组织学检查。影像检查最重要的意义在于确定周边区域的蔓延，神经周围的蔓延，以及当腮腺区病变为原发腮腺恶性肿瘤时明确区域转移性病变。

思考题

1. FDG-PET 摄取是鉴别良恶性腮腺肿块的可靠方法吗？

2. 哪些临床症状提示嗜神经性侵袭？

3. 哪些影像表现提示嗜神经性侵袭？

影像医师职责

如果发现临床上没有考虑到的肿瘤，必须直接与相关医师进行沟通。

临床医师需知

● 肿块位于腮腺内还是腮腺外？

● 如果不是腮腺内的病变，根据影像表现，其可能的诊断是什么？

● 腮腺内肿瘤的全部累及范围。

● 腮腺内肿块与面神经的关系。

● 沿面部和（或）耳颞神经周围扩散的证据。

● 是否有淋巴结受累？如果有，病理淋巴结的位置在哪里？有肿瘤结外扩散的证据吗？

● 治疗后的影像检查是否怀疑肿瘤复发？

思考题答案

1. 良性和恶性唾液腺肿瘤的 FDG 摄取量是可变的，限制了其对于涎腺肿瘤患者的应用。

2. 缓慢进行性神经功能障碍——表现为疼痛逐渐加重，轻度面瘫或与神经分布一致的麻痹，这往往与潜在的累及神经的恶性肿瘤有关，应该确保对整条神经进行仔细评估，包括从起始点到最末端的所有区域。

3. 神经增粗、强化以及其相应的骨性管道扩张是神经周围扩散的影像表现。面神经受累时，也可以表现为茎乳孔下的脂肪垫消失。当肿瘤包绕下颌骨髁突颈部生长，形成肿瘤在三叉神经和面神经之间扩散的通路时，强烈提示肿瘤沿耳颞神经扩散。影像检查表现为阴性时不能排除神经周围扩散。

> ### 深入学习
> 请参阅 Mancuso 和 Hanafee 编著的《Head and Neck Radiology》第 179、22 章。

（刘　静　胡丽丽　郑晶晶　赵　博译　张雪宁校）

临床病史 患者,男,22岁,出现左下颌角肿块。

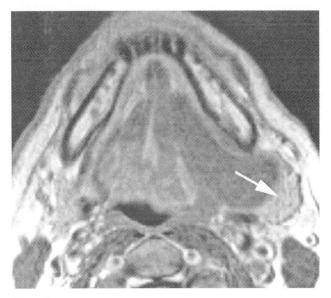

图 7.5A

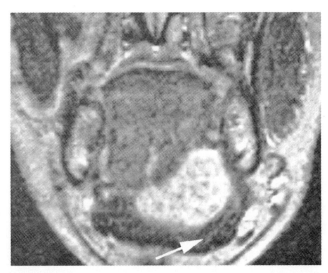

图 7.5C

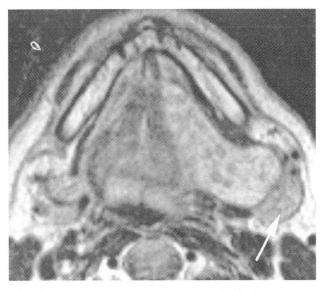

图 7.5B

图 7.5D

影像表现

图 7.5A 增强 T1WI 图像显示一囊性肿块,下颌下腺(SMG)(箭)受压移位。

图 7.5B T2WI 图像显示囊性肿块内有多发结节,下颌下腺(箭)受压移位。

图 7.5C 冠状位 T2WI 图像显示,囊肿使下颌下腺受压移位,并延伸超过下颌舌骨肌后缘(箭)。

图 7.5D T2WI 图像显示,囊性肿块内有多发结节,位于口底的重要结构——下颌舌骨肌

(箭)显示受压移位。

鉴别诊断 舌下囊肿,静脉淋巴管畸形。

最终诊断 皮样囊肿。

讨论 颌下及颏下区的发育异常性病变主要为静脉淋巴管畸形、表皮样囊肿、皮样囊肿,较少见的疾病还包括错位的鳃器或甲状舌管移行异常。

皮样囊肿和表皮样囊肿通常位于下颌下间隙和(或)颏下间隙,发生于下颌下腺外并使之受压移位。病变可能与咽旁间隙、上颈部深间隙,或口底相通。在下颌舌骨肌处,则可通过开放式的后缘或解剖上的缺陷(即神经血管束及副涎腺组织通过的区域)与口底相通。

在临床上,这些囊肿缓慢生长。当病变大小发生周期性变化时,更提示为鳃器,或甲状舌管囊肿,或静脉淋巴管畸形。

思考题

对于成人下颌下区的囊性病变,其最常见的病因是什么?

影像医师职责

除怀疑有并发感染而可能导致气道受压,或者发现临床上未考虑到的肿瘤以外,本病一般情况下无需与相关医师进行直接沟通,因为这些病变通常是慢性病程。

临床医师需知

● 所有表现都是由先天性囊肿造成的吗,有其他可能吗,如静脉淋巴畸形或肿瘤?

● 肿块的全部累及范围,包括与下颌骨、口底、下颌下腺和其他周围间隙的关系。

思考题答案

在成人中,下颌下区非感染性囊性病变多为肿瘤的淋巴结转移或舌下囊肿,另外,也可能是发育异常性病变。如果发生感染,囊性包块的表现更像牙源性脓肿。

深入学习

请参阅 Mancuso 和 Hanafee 编著的《Head and Neck Radiology》第 180、8 章。

(刘　静　胡丽丽　郑晶晶　赵　博译　张雪宁校)

临床病史 青年患者,急性下颌下区疼痛和肿胀。无法确定疾病为牙源性,还是来源于下颌下腺(SMG)。

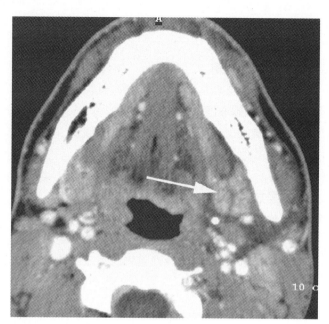

图 7.6A

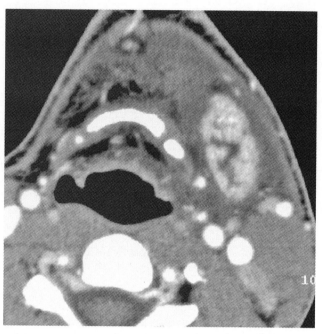

图 7.6C

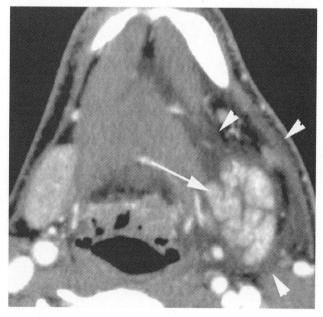

图 7.6B

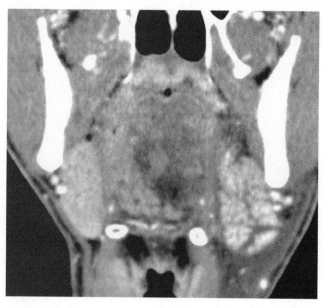

图 7.6D

影像表现 增强 CT(图 7.6A,B)显示下颌下腺明显强化(箭),腺体周围水肿严重(箭头)。轴位(图7.6C)和冠状位(图 7.6D)图像可以清晰显示腺体实质的病变和严重的腺体周围水肿。

鉴别诊断 牙源性感染,病毒性涎腺炎。

最终诊断 急性化脓性涎腺炎,无脓肿形成,无下颌下腺导管梗阻。

讨论 许多 SMG 和下颌下间隙(SMS)的炎症性疾病都不需要行影像检查。当发生 SMG/SMS 急性感染时,由于疼痛剧烈及附着于下颌骨的颈筋膜和下颌骨本身质韧,造成临床检查受限,此时需做影像检查辅助诊断。

因 SMG/SMS 感染而行影像检查的多为急性或亚急性化脓性细菌性感染,其目的是确定是否合并有复杂性脓肿或寻找病因及确定是否为 SMG 病变。SMS 最常见的感染来源是牙源性疾病。对慢性迁延性或复发性细菌性感染进行影像检查的目的主要是为了确定病因及有无合并症,如导管梗阻或结石。有时,慢性炎症过程可表现为"肿块"。真菌感染罕见。SMG 结核和一些少见的感染,如放线菌和寄生虫,都非常罕见,影像表现没有特点,在组织取样和培养之前难以诊断。

化脓性细菌性感染为偶发性病变,更常见于儿童和青年人。对老年人来说,糖尿病、脱水或长时间不进食是其诱发因素。重症监护病房中的重症患者,特别是手术后的患者,长时间不进食是诱发 SMG 感染的危险因素,可发生下颌下腺炎和(或)腮腺炎。这也发生于病情危重的儿童患者。口腔卫生差、吸烟和辐射也可成为此类疾病的危险因素。

腺体实质的影像表现特点具有多样性。细菌和病毒感染,实质可出现弥漫性强化。脓肿可以只表现为在弥漫性强化的实质内出现液体密度区,而不是典型的边缘强化的液体区。即使液体密度区边缘没有出现环状强化,当其轮廓饱满时,仍提示可能为脓肿。腺体内的液体区无论是否有边缘强化,都可以考虑为涎腺囊肿,液体区为腺体内唾液的聚集区,其病理生理改变与胰腺假性囊肿相似。涎腺囊肿可合并感染,影像表现与脓肿,甚至肿块类似。广泛的腺周水肿提示有腺体感染引起的化脓性蜂窝织炎。

由狭窄和(或)涎石导致的下颌下腺导管阻塞(在这个病例中不存在导管梗阻)可以表现为下颌下腺主导管全部或局灶性梗阻。扩张导管的管壁可出现强化。腺体实质内的近端导管也可扩张。终末腺泡破坏可能形成与主导管系统相通的实质内囊肿。

思考题

1. 哪些诱发因素可以导致下颌下感染?

2. 哪些信息提示为非细菌性的疾病?

影像医师职责

虽然这些疾病不是急症病例,但是,当怀疑病变为排空的化脓性脓肿、患糖尿病或免疫功能低下的患者合并有感染,或可能造成气道损伤的感染时,应与相关医生及时进行直接沟通。

临床医师需知

● 感染位于 SMG 内还是外?

● 如果不是 SMG 内感染,根据影像表现,其他可能的诊断是什么?

● 如果感染位于 SMG 外,那么可能的感染来源是什么?

● 有没有相关的脓肿?

● 导管病变的性质和范围——是系统扩张还是局灶性梗阻?

● 有涎石吗?

● 有提示非感染性病变的表现吗?

思考题答案

1. 糖尿病、脱水、导致唾液分泌减少的情况,如部分或全部梗阻,长时间无进食(如重症监护室内的重病患),均为唾液腺感染的诱发因素。

2. 发现双侧唾液腺炎症提示可能为病毒感染,而双侧慢性病变提示自身免疫性疾病,特别是其他主要的唾液腺泪腺同时受累时。

> **深入学习**
>
> 请参阅 Mancuso 和 Hanafee 编著的《Head and Neck Radiology》第 181、13 章。

(刘 静 胡丽丽 郑晶晶 赵 博 译 张雪宁 校)

临床病史 患者,男,55岁,左下颌下区逐渐增大的肿物,质硬。

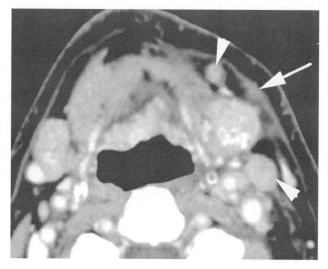

图 7.7A

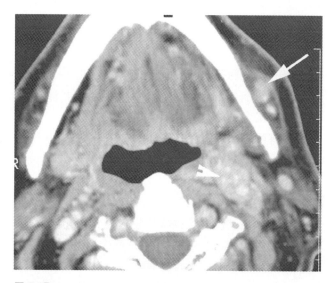

图 7.7B

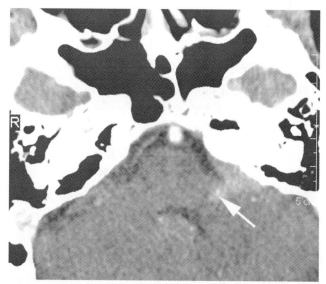

图 7.7C

图 7.7D

影像表现

图 7.7A 肿块位于左侧下颌下腺(SMG)中心,累及面部浅表肌肉腱膜系统(SMAS),并使其增厚。有多个淋巴结转移(箭头)。

图 7.7B 面部淋巴结阳性(箭),在茎突后咽旁间隙内肿块(箭头)沿颈动脉鞘发生神经周围扩散。

图 7.7C 病变沿与颈动脉鞘伴随走行的后组脑神经向颈静脉窝扩散。

图 7.7D 肿瘤沿颈静脉窝侵及后颅窝,后颅窝内硬脑膜增厚,肿瘤沿后组脑神经侵及脑干内

神经核团(箭)。

鉴别诊断 SMG 恶性肿瘤合并神经周围扩散。

最终诊断 SMG 原发腺癌合并神经周围扩散及局部淋巴结转移。

讨论 颌下区和舌下区肿块与腮腺区肿块相似——可以发生于腺体内部或外部,这取决于肿块是源于唾液腺还是其周围软组织。在该区域内,腺体外部的肿块多为肿大的淋巴结或腺体周围结构的肿瘤。

下颌下腺或舌下腺内部肿块的组织病理学表现与腮腺肿块相似。Warthin 瘤为腮腺及腮腺周围组织特有的肿瘤。

在下颌下腺与舌下腺的原发肿瘤中,约半数为恶性肿瘤。恶性肿瘤最终会突破腺体,侵及周围组织,特别是下颌下腺肿瘤会侵及下颌骨,舌下腺肿瘤会侵及口底。这些肿块可以通过下颌舌骨肌后缘或沿其解剖结构的薄弱部位侵入下颌下间隙及舌下间隙;也可以通过直接侵犯肌肉而侵入该间隙。

用于鉴别该区域良恶性肿瘤的影像标准与鉴别腮腺内部肿瘤的标准相似,包括肿瘤边缘呈侵袭性生长,T2WI 图像显示信号稍低于脂肪,有神经周围扩散的证据,或出现区域淋巴结转移。

唾液腺肿块的特异性诊断需要做组织学检查才能确诊,因为形态特征只能给以提示,影像上具有良性特征的肿瘤最终可能证实为恶性病变,反之亦然。影像检查的最重要作用是确定病变侵及的范围及唾液腺原发恶性肿瘤有无转移。

思考题

1. 哪些征象提示面神经下颌缘支可能已经受累?本病例中,肿瘤侵及咽后间隙并最终侵入后颅窝的神经通路是什么?

2. 有唾液腺恶性肿瘤病史的患者,新出现的神经系统综合征有何意义?

3. 对于可疑的 SMS 病变,如果针吸活检为阴性,那么下一步应作什么?

影像医师职责

如果影像检查发现临床上没有考虑到的肿瘤,影像医生必须直接与相关医师进行沟通。

临床医师需知

• 如果不是 SMG 内部病变,根据影像表现其他可能的诊断是什么?

• SMG 内部肿瘤的累及范围。

• SMG 内部肿瘤与周围结构的关系。

• 颈部淋巴结:是否被侵及? 病理性淋巴结的位置?

• 有无肿瘤结外扩散的证据?

• 是否有神经周围的扩散?

• 治疗后影像检查:是否存在肿瘤复发?

思考题答案

1. 下颌骨体水平及下颌骨体稍下方的浅表肌肉腱膜系统受侵提示面神经的下颌缘支受累。对于本例患者,其支配 SMG 的交感神经可能走行于颈内动脉鞘内,因为这些神经分布于颈段颈内动脉的外膜内。

2. 有唾液腺恶性肿瘤病史的患者出现神经系统症状提示神经周围出现复发。出现任何轻微的新的神经系统功能缺失及神经系统症状时都应该进行影像检查;这种神经系统功能缺失或症状最常见于三叉神经和面神经受累,但有时交感神经或后组脑神经可能为其病因(如本病例)。

3. 如果发现可疑的下颌下区肿块但未发现原发病灶,那么下一步最好的选择是进行 SMS 切除,包括腺体切除。甚至对于良性病变,切开活检或病变剥除都会增加肿瘤复发的风险。术后并发症的产生率也会随之增加,这是因为活检后可能会对活检的部位进行广泛切除,并可能对周围结构(如面神经的下颌缘支)造成更大的损伤。

> **深入学习**
>
> 请参阅 Mancuso 和 Hanafee 编著的《Head and Neck Radiology》第 182、22 章。

(刘 静 胡丽丽 郑晶晶 赵 博 译 张雪宁 校)

临床病史 成年男性,口底左侧出现不断增大的质硬肿块,有轻微触痛。

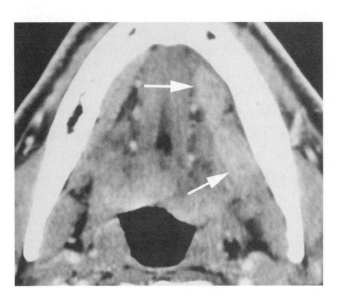

图 7.8A

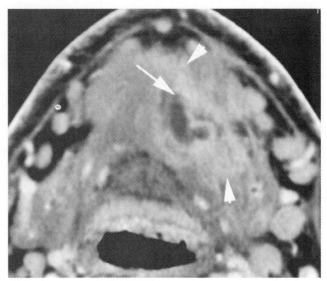

图 7.8C

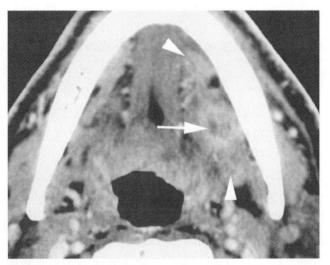

图 7.8B

影像表现

图 7.8A 增强 CT 显示舌下腺(箭)增大并出现弥漫性增强,周围轻微或无水肿。

图 7.8B 示增大的舌下腺(箭头)或舌淋巴结(箭)内有一局限性低密度,提示周围可能存在水肿。

图 7.8C 示一出现边缘增强(箭)和坏死的低密度肿块(箭头)位于舌下间隙和口底深处。增大的 1 区淋巴结出现弥漫性增强。

鉴别诊断 恶性舌下腺或口底肿瘤伴区域淋巴结转移,伴有反应性淋巴结肿大的静脉淋巴管畸形并发炎症,感染性囊肿。

最终诊断 舌下腺化脓性涎腺炎伴反应性淋巴结肿大,抗生素治疗后完全恢复,未行手术治疗。

讨论 发生于舌下腺区的占位性病变,可能在舌下腺内或腺外。浸润性全身性疾病(如结节病、自身免疫性唾液腺炎)和少见的淋巴瘤表现与舌下腺上皮来源的肿瘤类似。影像诊断对这些疾病的分类有重要影响,进而可以改变医疗决策的制订。其对一些病例中腺上皮来源的肿瘤更加重要。

如果查体后不能明确肿块的边缘或性质,正如本病例,可以行 CT 或 MR 检查。这说明影像检查对舌下腺区肿块的主要作用是明确舌下腺/舌下间隙肿块的起源和范围。

影像检查将首先帮助确定肿块是起源于舌下腺内还是腺外。这就可以明显改变对病变的处置过程,因为口底黏膜下肿块多为非腺体起源的。对于肿块是位于舌下腺内还是腺外,MR 或 CT 基本都能做出正确判断。其他黏膜下肿物,如舌下囊肿、皮样囊肿、静脉淋巴管畸形,或罕见的神经或间质起源的病变,都可以与舌下腺内在病变具有相似表现。炎症性疾病通常会有一定程度的周围结构的炎性表现。然而,在本病例中,这些表现不能作为主要症状。

根据病变的累及范围和是否有形态学或其他相关表现可以提示病变为侵袭性和(或)恶性过程,影像检查也可以明确舌下腺内在或外在病变的类型和侵袭的程度。观察的影像特点包括病变的边缘,T2WI 图像上病变内部信号的特点,弥散加权成像上的表现等。通常认为转移性淋巴结肿大和神经周围扩散是恶性肿瘤的征象。

如果疾病发生于腺体之外,影像检查可以判断其是单侧还是双侧病变,以及是否为一侧和(或)双侧的多发病灶。这有助于确定病变是否可能为系统性病变,如自身免疫性唾液腺炎。

在这个病例中,突然发病、发热(最初没有提供的信息),并有压痛的信息有助于确诊和采取正确的治疗方法。

思考题

1. 舌下囊肿蔓延生长的路径是什么?

2. 最常见的发生于口腔/舌下间隙的发育性肿块是什么?

影像医师职责

如果发现临床上没有考虑到的肿瘤,必须直接与临床医师进行沟通。急性感染或对气道有潜在威胁时,也需要立即与临床医师进行直接沟通,此病例正是这样。如果活检可能导致出血过多,气道可能受侵或吸入血液,最好进行直接沟通。然而,在一般情况下,确定舌下间隙肿块的起源部位和累及范围是初次影像检查的目标,大多数患者不会出现上述情况,因此无需特别的沟通。

临床医师需知

●肿块/病变是位于舌下腺内部还是外部,或者位于舌下间隙?

●病灶是否为多灶性,是单侧还是双侧?

●肿块是良性还是恶性,活检是否会带来气道阻塞或出血过多的风险?

●影像表现提示为良性还是恶性肿瘤——是局部疾病还是全身性疾病?

思考题答案

1. 舌下囊肿可越过下颌舌骨肌后缘并穿过位于其前 1/3 的沟,此沟内可见神经血管走行,并经常包含正常涎腺组织。

2. 静脉淋巴管畸形。

> **深入学习**
>
> 请参阅 Mancuso 和 Hanafee 编著的《Head and Neck Radiology》第 183、13 章。

(刘　静　胡丽丽　郑晶晶　赵　博译　张雪宁校)

第 8 章

鼻咽

临床病史 患儿,出现上呼吸道阻塞症状。临床检查可见一黏膜覆盖的肿块,于术前行 MR 检查。

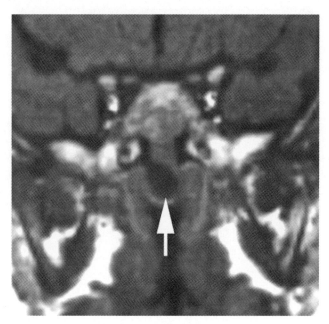

图 8.1A

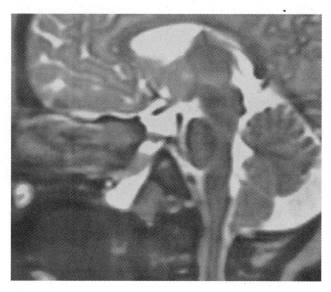

图 8.1C

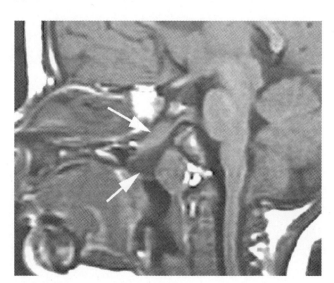

图 8.1B

影像学表现

图 8.1A T1WI 冠状位图像示中央低信号的肿块从中颅底顶部向下方延伸(箭)。

图 8.1B,C T1WI 矢状位(图 8.1B)示畸形脑组织和脑膜膨出疝入鼻咽(箭)。T2WI 矢状位(图8.1C)也可见。

鉴别诊断 无其他鉴别诊断。

最终诊断 脑膜脑膨出。

讨论 临床体格检查可能无法确定鼻咽水平的病变来源。但鼻咽部位的良性或先天性的病变可能对患者造成重要的影响, 所以确定疾病的起源非常重要。影像检查有助于对病变进行准确诊断。

鼻咽病变的主要表现,如在本病例中,可以是病因未明的肿块。最常见的主诉可能是气道阻塞引起的功能受限,而痛以及吞咽或进食困难等症状少见。咽鼓管可发生阻塞,并导致继发性中耳积液或感染。

一般情况下,肿物可有压痛,患者可以出现发热及相关的全身水肿,但这些症状更多的出现在炎症或者静脉淋巴管畸形伴血栓形成的患者中。

尽管发育异常性病变可以到中年时才出现症状,但其一般在儿童时期就已经存在。

在临床上,可以通过病变在气道的位置进行鉴别诊断。脑膜膨出和异位垂体组织通常位于中线区,而鳃裂畸形和皮样或表皮样囊肿更易发生在近正中或一侧区域,发生于胚胎残余咽囊里的例外。

影像检查首先要观察肿块的部位及确定肿块是否起源于鼻咽部,随后对可能的跨区域生长的病变进行全面分析。通过其形态特征可得出诊断。

有时肿块的影像表现会有很多变化,但可以反映其病理特点——例如,先天性和获得性囊肿内可能包含空气和(或)液体,并发生感染。

大多数肿块边缘清晰。边缘不规则或浸润性生长的肿块常提示恶性或炎症性病变,也可能是先天性肿块周围的反应性改变。

我们可以根据疾病的发生率、准确的起源部位和(或)病因学分类确定鼻咽部肿块的起源——当怀疑为发育异常时,病因学分类是较好的根据。以下为可能的起源:

- 垂体迁移途径异常主要导致腺体组织异位(罕见),表现为在中线区附近的黏膜下层出现鼻咽肿块。
- 中央脑膜膨出。
- 鳃器——鳃囊起源异常可能导致沿咽鼓管走行的囊肿。
- 皮样和表皮样囊肿、畸胎瘤、错构瘤最常表现为近中线的鼻咽黏膜下肿块。
- 静脉淋巴管畸形和其他血管畸形。
- 有时,有些疾病也被归为发育性病变,如与神经鞘瘤相关的神经纤维瘤病。

本病例中,影像表现仅有一种解释。明显的中线区肿块,其内部分填充有液体/脑脊液,通过扩大的咽鼓管与颅内连通。肿块内软组织与脑白质信号特征相同,提示为畸形的脑组织。以上表现提示脑膜脑膨出的诊断。需注意的是,如果发现一种中枢神经系统发育异常,则需要仔细检查其他颅面畸形或中枢神经系统异常。

思考题

1.在影像检查之前行黏膜下肿块活检是否明智?
2. 对鼻咽部黏膜下囊性肿块的鉴别诊断有哪些?

影像医师职责

一般来说,鼻咽发育异常性病变的危害不大,且其发生率较低;因此,除非有潜在的气道侵犯,常规报告即可。若发现病变对患者存在威胁,比如影像检查可疑为恶性肿瘤,或计划行活检而肿块与大脑或潜在的血管相沟通,那么最好与临床医师进行直接沟通。

报告应该包括关于肿块完整范围和与周围关键解剖结构关系的准确且详细的描述,这些解剖结构可能是病变的起源和(或)可能受手术或其他治疗的影响。一般情况下,最重要的是肿块与气道、颅底及脑实质的关系。

若继发感染,尤其是病变与中枢神经系统相连时,有效及时的沟通尤为重要。

对于所有发育异常的患者,尽管大多数发育异常是孤立发生的,但都应该考虑伴有其他发育异常和相关综合征的可能性。

若病因是血管畸形,则报告中应包括血流动力学的情况。这也决定了是否需要行导管血管造影以进一步明确血流动力学的情况和进行血管内治疗的可能性。

如果病变发生于垂体前叶的迁移路径上,则提示有异位腺瘤的可能。

临床医师需知

- 准确的诊断及诊断的可信度。
- 发育异常的范围和周围关键解剖的潜在受累。
- 任何气道受损。
- 任何可能改变既定医疗策略的关于发育异常的复杂特征。
- 是否有伴随的或其他的异常?
- 该病变是否可能为某种综合征的局部表现?
- 是否有必要进一步行影像检查以回答上述任何问题?

思考题答案

1. 进行活检不明智!在黏膜下病变活检之前通常行影像学检查以避免意外。考虑行活检之前,应排除高血流量血管病变或畸形及与本病例类似的病变。

2. 潴留性囊肿/炎症后、Thornwaldt 囊肿、Rathke 裂囊肿、鳃裂囊肿。

> **深入学习**
> 请参阅 Mancuso 和 Hanafee 编著的《Head and Neck Radiology》第 185、8 章。

(郭 琪 郑晶晶 赵 博译 张雪宁校)

临床病史　患者,男,63岁,主诉慢性右侧头痛。

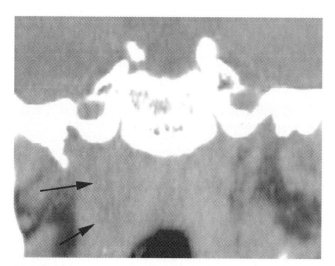

图 8.2A

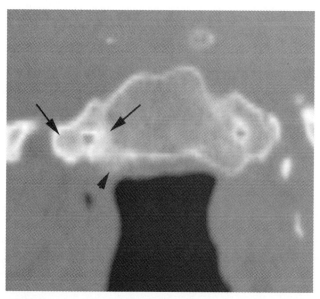

图 8.2B

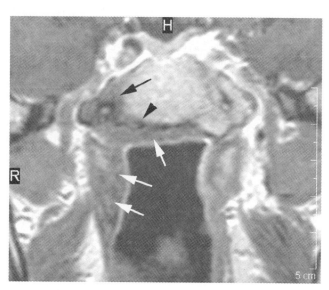

图 8.2C

鉴别诊断　癌症、淋巴瘤、从鼻咽蔓延至颅底或从颅底至鼻咽的浆细胞瘤、韦格纳肉芽肿。

最终诊断　颅底骨髓炎表现为鼻咽肿块。

讨论　影像学将鼻咽感染分为以下几类,这有助于制订成功的治疗计划及避免不必要的并发症:①咽炎不伴脓肿;②咽炎伴化脓性咽后淋巴结肿大;③咽炎伴脓肿;④蔓延性坏死性感染;⑤咽旁间隙感染;⑥颅底骨髓炎的表现;⑦发育性囊肿伴感染。

对于本病例,临床表现和影像检查均支持进展较缓慢的疾病过程。鼻咽肿块显示轻度强化,而急性感染强化程度高于肌肉。颅底反应性硬化和膨胀性骨质变化提示像颅底骨髓炎样的亚急性或慢性过程。注意,没有溶骨性变化。颅底骨髓炎最常与坏死性外耳道炎症相关,临床症状明显,病原体多为假单胞杆菌。有时,病原体也可经由鼻咽或咽鼓管入侵,但经常无法确定病原体种类,可能是细菌、真菌,或放线菌等少见微生物。最终,依据治疗反应推测确认感染。

大多数咽部急性感染具有明显的临床表现,影像检查用来确定其感染范围而不是病因,这种情况可能包括化脓性淋巴结炎是否与口咽感染相关,如非常少见的扁桃体或扁桃体周脓肿形成。重要的是,化脓性咽后淋巴结炎不应误诊为咽后脓肿,因为咽后脓肿对

影像学表现

图 8.2A　平扫 CT 冠状位图像示深部浸润性突起(箭)。

图 8.2B　平扫 CT 冠状位骨窗示相邻颅底骨髓腔(箭)及斜坡皮质表面(箭头)的反应性改变。反应性骨质的膨胀性表现与亚急性反应性骨改变一致。

图 8.2C　增强 T1WI 示浸润性鼻咽部突起,沿鼻咽顶及侧壁未见广泛增强(白箭)。骨皮质反应性改变(黑箭头)和骨髓腔(箭)信号明显减低。

药物治疗反应良好而不需手术干预。

增强 CT(CECT)和增强 MR(CEMR)可以显示典型的蜂窝织炎的化脓性过程,且可显示包裹性或播散性脓肿。两种检查均能鉴别"可排空的"和"不可排空的"感染过程。可能与骨质侵蚀或血管并发症有关,最常见的是 Lemierre 综合征。因此,化脓性咽部感染的患者行影像检查时,观察是否有颈内静脉血栓形成很重要。

在临床情况不太明确时,很难确定鼻咽部肿胀区域是炎症或感染而不是肿瘤(即低级别炎症过程,如 Wegener 肉芽肿),即使在活检后,诊断可能仍不明确,此时最好对病变进行随访观察,有时把影像随访复查作为一种辅助手段。如果不结合临床,鼻咽部炎性肿胀多无特异性影像表现。结合临床,影像检查结果常足以证实临床怀疑的病因。

鼻咽部感染的病因和表现取决于年龄和身体的免疫状态。化脓性细菌感染往往发生于年轻患者,表现为发热、吞咽痛或进食困难,可能有化脓性咽后淋巴结炎或脓肿形成。老年人或免疫功能低下者,可能不出现发热和局部症状;然而,其可能会发生侵袭性很强的咽部感染(如真菌感染)。艾普斯登-巴尔病毒(EB 病毒)感染,包括移植后淋巴组织增生性疾病(PTLD),其表现可能与淋巴瘤相似,且影像检查可见相关淋巴结肿大。HIV 感染可出现韦氏环淋巴组织异常。

思考题

在化脓性咽部感染患者行影像学检查时,为什么观察是否有颈内静脉血栓形成如此重要?

影像医师职责

当有临床需要的时,放射诊断医师必须立即提供帮助,并与治疗医师进行直接沟通。这主要是确保出现化脓性脓肿或危及生命的状况如迅速蔓延的坏死性感染或 Lemierre 综合征等并发症时,与临床医师就气道状况进行恰当的沟通。

如果糖尿病或免疫功能低下的患者出现感染,则通常需要直接沟通。

若影像表现提示为少见的病因,相关医师在行内镜和活检之前应对此知情,以便进行恰当的取样;同时,也应将此告知病理科医师。

报告应包括累及间隙和内脏中的脓性物质的完整范围。若可能,应确定可能的感染源。记述相关表现,如残留异物或复杂性动脉炎,血栓性静脉炎,或骨髓炎;若不存在上述情况,那么报告中应该使用排除性语言。

临床医师需知

- 对大多数患者,化脓性咽后淋巴结炎是一种单纯应用抗生素就能治疗的疾病。
- CT 和 MRI 通常能鉴别由化脓感染造成的蜂窝织炎和反应性水肿。
- 蔓延性坏死性感染,尤其对糖尿病患者,可能偶尔与水肿类似,但需引流。
- 对于重要并发症,如 Lemierre 综合征,必须能及时识别并报告。
- 局灶性炎症性疾病的影像表现可与恶性肿瘤相似。
- 对于颅底骨髓炎,鼻咽部可能是感染源,也可能是继发受累。

思考题答案

化脓性血栓形成可导致转移性感染,最常见于肺部,也可见于关节和肝脏;脑膜偶尔受累或导致其他颅内并发症。原发性口咽感染的并发症被称为 Lemierre 综合征,此时,血致病菌——坏死梭杆菌血培养结果为阳性。若治疗不当,此综合征可致命。

> **深入学习**
>
> 请参阅 Mancuso 和 Hanafee 编著的《Head and Neck Radiology》第 186、14 和 16 章。

（郭　琪　郑晶晶　赵　博译　张雪宁校）

临床病史 患者,女,53 岁,主诉慢性右侧中耳炎及面部疼痛,临床考虑可能为鼻咽癌。

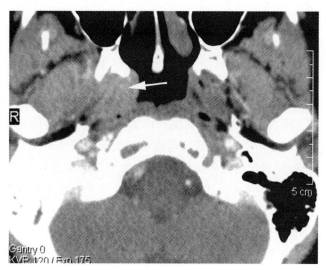

图 8.3A

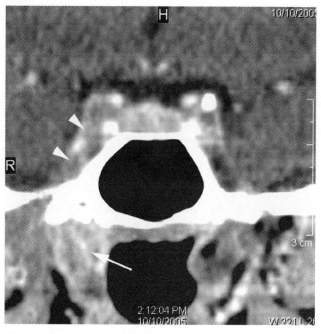

图 8.3B

影像表现

图 8.3A 增强 CT 轴位图像示,与左侧正常结构相比,右侧咽鼓管周围出现轻度强化的软组织肿块(箭)。

图 8.3B 增强 CT 冠状位图像示,鼻咽部浸润性病变(箭)扩散至三叉神经脑池段和海绵窦(箭头)。

鉴别诊断 全身性及局灶性非感染性炎性疾病,如 Wegener 肉芽肿、颅底骨髓炎、癌症、淋巴瘤、浆细胞瘤。

最终诊断 Wegener 肉芽肿。

讨论 体格检查后及在临床情况不太明确时,很难诊断鼻咽部肿胀区是炎症还是肿瘤。对于不明显的慢性炎性过程,即使活检后,诊断可能仍不明确;因此,最好对病变进行随访观察,有时影像随访复查可作为一种辅助诊断手段。

Wegener 肉芽肿可发生在韦氏环的任何地方,最多见于鼻咽。从理论上讲,结节病可出现在上呼吸道黏膜的任何地方,鼻咽部经常与鼻窦同时受累。而朗格汉斯细胞增生症极少累及 Waldeyer 环(咽淋巴环)。

在鼻咽部,自身免疫性疾病无特征性表现。然而,有些患者可表现为鼻咽部自限性浸润性病变,并且某些免疫标记物可增高。这类患者通常诊断为 Wegener 肉芽肿或癌症,但活检均不能证实,因为活检常显示为非特异性炎症及 cANCA 阴性。炎症常让人担心有癌症的可能,但试验证实炎症常常为自限性的疾病和(或)且对皮质类固醇或低剂量环磷酰胺治疗敏感。在此情况下,排除颅底骨髓炎至关重要,因为这样可以防止早期癌症的漏诊。

移植后淋巴组织增生性疾病(PTLD)往往出现在 Waldeyer 环,其可能被认为是炎性病变,通过影像学检查可证实。

结节病、Wegener 肉芽肿和 PTLD 在 CT 和 MRI 上表现为 Waldeyer 环非特异性弥漫性或局限性浸润性软组织肿块。非特异性炎症也如此。反应性咽后及颈部淋巴结肿大可能出现。脑膜受累及内耳炎的表现也可出现。这些非感染性炎症常与癌症表现相似。咽鼓管功能障碍的症状和体征可能会成为主要的临床表现。疼痛,尤其是耳痛常见。可能存在与经过海绵窦和颞骨的脑神经或后组脑神经相关的神经病变。

由于影像表现不具有特异性,所以必须结合临床资料、实验室检查结果和活检进行诊断。如前面所提到的,活检也可无特异性,只提示为炎症。

本病例无颈部淋巴结肿大,活检报告仅是"炎性细胞",并对 cANCA 进行了检测,综合上述情况诊断为 Wegener 肉芽肿。患者对环磷酰胺治疗反应良好。

特别要注意的是,鼻咽部病变的非典型临床和影像学表现。炎性病变和早期鼻咽癌都可出现这些表现,所以在诊断不明确的情况下制订治疗计划时,这两种情况都要考虑到。

思考题

Wegener 肉芽肿病能导致鼻中隔坏死吗?说出其他三种可导致此症状的病因。

影像医师职责

对于这种病例,常规报告即可,除非有进行性神经功能缺失。若怀疑为恶性肿瘤时,为帮助确诊,可能需要影像引导下穿刺活检,当出现上述情况时与相关医师进行直接沟通是非常明智的。

临床医师需知

- ●疾病是局限性的还是全身性的?
- ●是否可能为恶性病变?
- ●是否存在任何累及邻近结构的并发症,如累及大脑、脑膜和眼眶/眼球?

思考题答案

结节病、血管中心性淋巴瘤、可卡因滥用导致的相关改变。

> **深入学习**
>
> 请参阅 Mancuso 和 Hanafee 编著的《Head and Neck Radiology》第 187、17 章。

(郭　琪　郑晶晶　赵　博译　张雪宁校)

病例 **8.4**

临床病史 患者,男,56岁,左侧慢性浆液性中耳炎,并最终发展为面部疼痛。

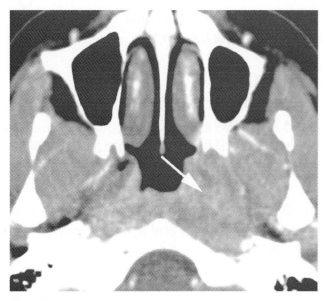

图 8.4A

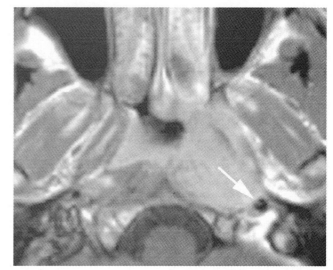

图 8.4C

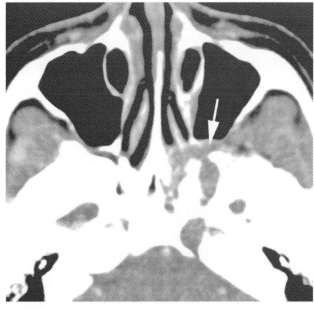

图 8.4B

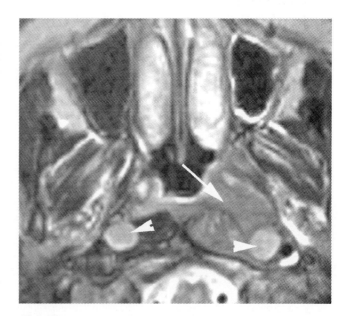

图 8.4D

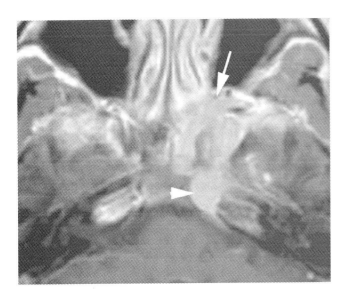

图 8.4E

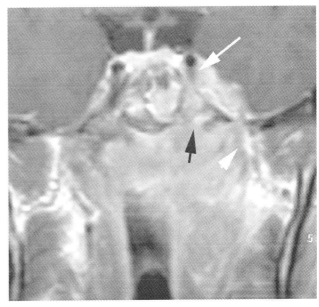

图 8.4F

影像表现

图 8.4A 增强 CT 软组织窗示一浸润性肿块,边界不清,与深部软组织界限消失(箭)。

图 8.4B 较图 8.4A 更靠上的层面增强 CT 软组织窗示肿瘤从蝶腭孔蔓延至翼腭窝上部(箭)。注意翼腭窝显示扩大且窝内脂肪消失。进一步向后侵入岩斜裂。

图 8.4C 增强 T1WI 图像示肿瘤侵入椎前肌肉、茎突后咽旁间隙(RSPS),且邻近颈动脉。

图 8.4D T2WI 图像示肿瘤主体(箭)和双侧咽后淋巴结明显肿大(箭头)。

图 8.4E 增强 T1WI 图像示肿瘤生长进入翼腭窝(箭)及岩斜裂(箭头)。

图 8.4F 增强 T1WI 冠状位图像示病变通过岩斜裂扩散至中颅底(黑箭),并沿颈内动脉进入海绵窦(白箭)。肿瘤浸润至三叉神经第三支(白箭头),是肿瘤扩散至海绵窦旁区域的另一路径。

鉴别诊断

● 鼻咽恶性肿瘤:癌症(85%);淋巴瘤(10%);其他(5%),包括腺样囊性癌、腺癌、肉瘤(主要为儿童横纹肌肉瘤)、浆细胞癌、黑色素瘤。

● 炎性病变:Wegener 肉芽肿、结节病、组织细胞增生症、放线菌病、假瘤、淋巴结炎(相对于癌症,均少或罕见)。

● 颅底骨髓炎。

最终诊断 鼻咽鳞状细胞癌伴颅底侵犯及颅内蔓延至海绵窦。

讨论 如本病例所示,患单侧浆液性中耳炎的成年人,行 3~6 个月药物治疗无效时必须行高分辨率 CT 或 MRI 检查以排除外阻塞咽鼓管的病灶。

面部疼痛可能是由于病变侵犯三叉神经节和(或)其单个分支造成的三叉神经部分或全部分支的神经病变。一般来说,明显的无痛性颈部转移性结节是鼻咽癌患者常见的主诉。其他症状包括喉咙痛、头痛、颈部疼痛和神经病变。

鼻咽癌可浸润至黏膜下层、黏膜层,或两层均受累。在影像检查之前,黏膜下病变不应进行活检。

鼻咽癌可向各个方向蔓延,最常见或最先受累区域如下:

● 向下,不管是黏膜还是黏膜下病变,常沿咽侧壁蔓延至扁桃体水平。其次是肿瘤直接侵犯咽后间隙。

- 向前,体积较大的病变经鼻后孔到达鼻腔后部。
- 向上,主要蔓延至中后颅底。中颅底受侵(包括蝶窦)是最常见表现。蝶窦底是早期受累的部位;另一常见部位为破裂孔及岩斜裂,因此处有鼻咽顶部黏膜。肿瘤经卵圆孔进一步浸润和(或)侵及海绵窦导致神经病变。
- 双侧,当肿瘤经摩根尼窦蔓延至咽旁间隙及颅底时可发生双侧浸润。从茎突前咽旁间隙(PSPS)至颞下窝的直接双侧蔓延常发生于有翼骨破坏的肿瘤,肿瘤经翼板浸润至间隙内肌肉。向双侧蔓延至翼板可引导肿瘤浸润翼腭窝,翼腭窝脂肪垫消失时应立即观察病变是否沿三叉神经第二支蔓延到海绵窦;经此途径,肿瘤也可浸润至眶尖、眶下裂及鼻腔。向后外方常蔓延至 RSPS;因外侧咽后淋巴结受累,病变在 RSPS 生长明显。分化较差的肿瘤可沿颈动脉进入颈动脉孔和颈动脉管,最终至海绵窦,破坏颈动脉管周围的骨质。

骨质受累和神经周围扩散可能非常轻微。平扫 T1WI 对骨髓腔受侵敏感,而微小的骨皮质侵犯在薄层 CT 骨窗上也可清晰显示,表现为皮质不规则。神经周围蔓延可表现为神经轻微增粗及强化或周围脂肪层消失,这在 MRI 上显示最佳。

鼻咽黏膜下毛细淋巴管丛非常丰富,这可解释鼻咽癌易发生颈部转移的原因。几乎在所有病例中,肿瘤均先蔓延至咽后淋巴结,然后通过 5 区淋巴结转移至 2 区淋巴结。

在病变早期,远处转移不常见。最常见的受累部位包括肺、骨及肝脏。

内镜一般可以做出明确诊断,尤其是黏膜病变,但当肿瘤类似于增生性淋巴组织(如淋巴瘤、移植后淋巴组织增生性疾病、增殖腺炎及罕见疾病 Wegener 肉芽肿等)或当病灶位于黏膜下层时,则不能做出明确诊断。CT(不论是否行 CT 引导下穿刺活检)和 MRI 是评估鼻咽黏膜层和黏膜下层肿块的主要辅助手段,常用于鉴别诊断并确定肿瘤范围。

一般包括以下步骤:

- 确定肿块位于(起源于)何处。
- 肿块边界是否清晰或呈浸润性?
- 根据形态特征,病变更像炎症还是肿瘤?

- 是否蔓延至颅底、海绵窦或颅内其他区域?
- 是否有神经周围扩散?
- 是否有咽后或颈部其他淋巴结肿大?
- 在各个方向上准确确定肿块边界。

与大多数情况一样,此患者行影像检查之前已经确诊为鼻咽癌,问题是确定肿瘤的准确范围。面部疼痛提示神经受累,肿瘤不仅经蝶腭孔侵入翼腭窝,而且沿颈内动脉入海绵窦,这可证实神经受累。此外,椎前肌、岩斜裂和颅底出现明显受侵。对于分化较差的鼻咽癌和淋巴癌,这是常见的颅内扩散路径。

思考题

1. 哪些实验室检查和病史会影响鉴别诊断?

2. 对于出现明确咽旁脂肪和肌肉浸润的鼻咽肿块,应考虑哪些鉴别诊断?

影像医师职责

一般来说,若行影像检查之前已确诊或怀疑是鼻咽癌,则无需特别沟通;当发现肿瘤或者不是临床所怀疑的肿瘤时,最好立即与治疗医师直接沟通。

报告应该对疾病范围进行全面评估,并包括所有与治疗计划及前面讨论部分涉及问题的相关信息,这是非常重要的。

临床医师需知

- 在进行活检前,所有鼻咽黏膜下肿块必须行影像检查。
- 浆液性中耳炎未缓解的成年患者须行咽鼓管高分辨率 MR 或 CT 检查,并由具有丰富耳鼻喉影像诊断经验的医生进行解释。
- 诊断恶性肿瘤的可信度。
- 如果未行内镜活检,影像引导下经皮穿刺活检是否是合理的选择?
- 如果是癌症,局限性和区域性疾病的完整范围。
- 如果可能是其他诊断,下一步做什么才是最恰当的?

思考题答案

1. 除了浆细胞瘤(异常尿蛋白和血清蛋白)、淋巴瘤/慢性白血病(以白细胞区分)和 Wegener 肉芽肿

(cANCA)之外,实验室检查结果一般不会对鉴别诊断产生影响。若具有移植和相关免疫抑制治疗史,则最可能诊断为 PTLD。

2. 癌症(最常见于成人)、增殖体炎、Wegener 肉芽肿和其他非感染性炎症性疾病均可导致浸润性病变。

深入学习

请参阅 Mancuso 和 Hanafee 编著的《Head and Neck Radiology》第 188、21 章。

(郭 琪 郑晶晶 赵 博译 张雪宁校)

临床病史 患者,男,17岁,出现鼻出血和后鼻孔区息肉样肿块。

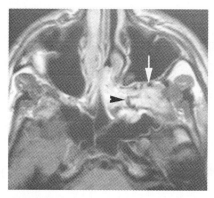

图 8.5A

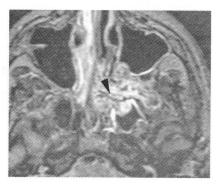

图 8.5B

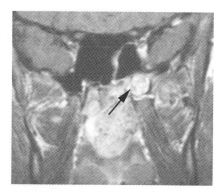

图 8.5C

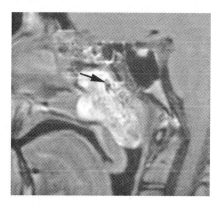

图 8.5D

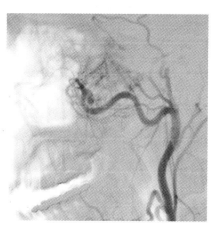

图 8.5E

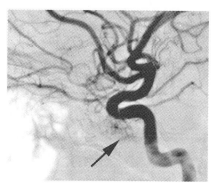

图 8.5F

影像表现

图 8.5A 增强 T1WI 图像示增强的肿块通过蝶腭孔进入翼腭窝并蔓延至颞下窝。病灶内扩张的上颌动脉(白箭)呈流空效应(箭头)。

图 8.5B T2WI 图像示肿块呈混杂信号强度,其内可见流空效应。

图 8.5C 冠状位增强 T1WI 图像示肿块累及翼腭窝。

图 8.5D 矢状位增强 T1WI 图像示息肉样鼻咽部肿块内分支状血管流空效应。箭示血管蒂显著扩大。

图 8.5E 患者血管造影示,上颌动脉是主要供血血管。

图 8.5F 血管造影示,颈内动脉海绵窦段的分支参与供血。

鉴别诊断 针对此年龄段的患者,鉴别诊断的疾病包括鼻息肉、鼻腔和鼻咽部癌症、淋巴瘤、肉瘤、良性血管瘤和血管畸形、巨大腺样体及咽旁肿瘤。鼻腔内血管外皮细胞瘤在此年龄段罕见。

最终诊断 青少年鼻咽纤维血管瘤(JAF)。

讨论 JAF 是一种良性血管瘤,几乎只发生于青少年男性。该病少见于 25 岁以上的患者。20 岁以后,肿瘤将停止生长并可消退。本病多起源于蝶腭孔旁后鼻腔顶部的黏膜层。

年轻男性患者出现单侧鼻腔阻塞和(或)鼻出血。体格检查示鼻腔息肉样肿块,与其他鼻腔息肉样肿块尤其是炎性血管纤维瘤样息肉无法区分。出现这些临床表现应立即行 CT 和(或)MR 检查。由于有发生严重出血的危险,应避免对病灶进行活检。脸颊肿胀和眼球突出不常见，咽鼓管功能障碍可引起中耳的症状。

通常，肿瘤无包膜，也无局部浸润，但其内富含血管。肿瘤常沿阻力最小的解剖路径生长，所以早期可直接扩展至鼻腔、鼻咽，并经蝶腭孔至翼腭窝。最后，肿瘤占满鼻腔。可进一步侵及颞下间隙和颊间隙，经眶下裂至眼眶，并经眶上裂和眶下裂入颅。其他可能路径包括向上至蝶骨底，向下常至翼状肌和翼窝蝶骨突之间。

骨质退变重塑和骨侵蚀是本病的常见特征，多见于上颌窦后壁，而穿凿样或虫蚀样骨破坏很少见，如果出现常提示存在其他致病因素。

本病的主要供血动脉来源于上颌动脉和咽升动脉。若肿瘤沿海绵窦扩散到中颅底，则颈内动脉将会供血，这将大大增加血管栓塞术及其后续手术的难度。JAF 不会发生转移，咽后淋巴结受累少见。

CT 和 MR 典型表现为明显强化，且有典型的扩散方式。上颌动脉和咽升动脉及其分支出现强化，则间接提示动脉性病灶。平扫 MR T1WI 表现为与肌肉信号相等或稍高的肿块，含有汇入上部翼腭窝附近血管蒂的匐行性血管通道。病灶内的血管呈流空现象，表现为低信号。T2WI 显示病灶呈混杂信号，亮区很可能与血管内低流速或黏液样间质相关，暗区则是由于有较多的纤维基质。体积较大的肿瘤可以出现坏死区和陈旧性出血，但其在大多数未经治疗的病灶内少见。

如果 CT 上缺乏典型的内部形态、强化及扩散方式，则高度提示肿块不是 JAF。

一般情况下，对 JAF 的诊断并不困难。可以结合患者的年龄、性别、增强 CT 和（或）增强 MR 及血管造影所示的生长方式和形态做出正确的诊断。JAF 是良性肿瘤，但若未经治疗也可导致死亡。JAF 的累及范围决定治疗方法。MR、CT 和血管造影有助于确定是否有颅内蔓延伴颈内动脉，包括翼管动脉供血。CT 和（或）MR 所示的肿瘤累及范围会影响手术方案或放疗计划的选择。术前血管内栓塞可减少术中出血。

影像诊断的关键是明确病变累及哪些结构和间隙。由于其复发率高，术前计划是取得良好术后疗效的关键。

思考题

哪些与图 8.5F 的表现相关？

影像医师职责

一般来说，在行影像检查之前，临床上已经怀疑可能为 JAF，但若检查显示可能为其他疾病，如恶性肿瘤时，建议与临床医师进行沟通，并在报告中进行描述。

若确诊为 JAF，报告应包括对疾病范围的完整评估及与治疗相关的所有信息，这是非常重要的。信息的关键点在前面的讨论部分也应有体现。

临床医师需知

• 如果不是 JAF，则最有可能的诊断是什么？

• 如果诊断仍存在疑问，则下一步的检查或其他确诊手段有哪些

• 如果是 JAF，要明确其全部累及范围，因这能改变其治疗方案：颅内蔓延及颈内动脉供血的可能性。应当考虑以下细节问题：①明确颅底哪部分受累；②是否有眶内和颅内蔓延；若有，其确切范围；③解剖学上的生长方式是否提示单侧或双侧颈内动脉供血，通常是翼管动脉，也可能是颈内动脉海绵窦段；④诊断性血管造影对医疗决策来说是否为必需。

思考题答案

有颈内动脉供血的病变，术前需要充分的血管栓塞，若未行栓塞术，可导致术中血管失控和大出血。拟行手术，则必须排除颈内动脉供血。

深入学习

请参阅 Mancuso 和 Hanafee 编著的《Head and Neck Radiology》第 189 章。

（郭 琪 郑晶晶 赵 博译 张雪宁校）

第 9 章

口咽

临床病史 青少年女性，口咽上部出现逐渐增大的黏膜下肿块，累及软腭和扁桃体。

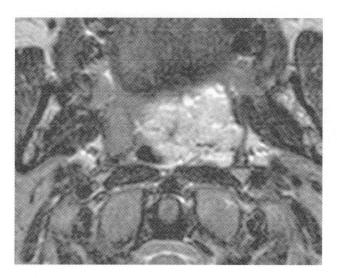

图 9.1A

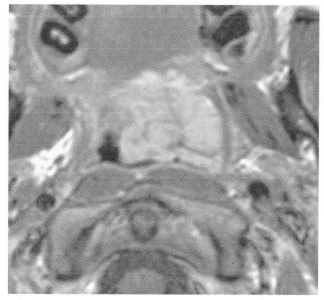

图 9.1B

影像表现

图 9.1A T2WI 图像，示肿块内可见多个液体填充的间隙。

图 9.1B 增强 T1WI 图像示，这些间隙出现强化，并提示为血池。

鉴别诊断 可能是神经纤维瘤。

最终诊断 静脉淋巴管畸形。

讨论 一般来说，发育异常性病变在儿童期即出现症状。一些出现在婴儿期；然而有些疾病也常推迟，有时直到青少年期(如本例)甚至到中年才出现症状。随着生长发育，肿瘤体积可不同程度增大。肿瘤的生长可与正常结构的生长速率相同，但是当个体的身体快速发育时(如青少年期)，肿瘤可进入快速生长阶段。有些病灶，如高灌注血管畸形，其内部生理动力学使之比正常组织生长更迅速；感染、出血和血管内血栓形成也可导致病灶增大，尤其是静脉淋巴管畸形。肿瘤性病变，如肉瘤或增生性血管瘤，也可以表现为迅速的生长。

现在，遗传标记物能对静脉畸形进行更加具体的分类。根据临床、流行病学、组织学及影像学特征将静脉淋巴管畸形(VM)分为三型。目前，一些血管发育性病变被归为颅面部静脉异常综合征(CVMS)的一部分。本例是最常见的散发型 VM，这种类型没有家族史，但病变具有压迫性。病理类型包括毛细血管性、静脉性、海绵状、淋巴管性、动脉性及混合类型。影像检查所见的形态学特征可提示不同的病理类型。这些病变被进一步分为低灌注和高灌注两种类型，这种分型方法较实用；影像检查可对这两种分型做出明确区分。静脉畸形属低流速畸形，由纤维基质和肌肉组织中扩张的静脉间隙组成；海绵状畸形是简单的低流速畸形，其内存在非特异性的衬有内皮细胞的血管间隙且管壁上可有平滑肌。有些病变是包裹性的，尤其是源于眼眶者；一些病变边界模糊，从而提示其生长缓慢。

思考题

1. 什么是 Kasabach-Merritt 综合征？
2. 列出一些与血管畸形相关的综合征。

影像医师职责

在治疗判断上，静脉淋巴管畸形没有高敏度，并且其经常行临床鉴别诊断。通常情况下，本病进行常规报告即可，除非有潜在的气道侵犯或怀疑黏膜下肿块是恶性肿瘤。若发现血管性肿块应立即直接报告，以避免在不知情的情况下对血管性肿块进行活检，从而可能引发不良后果；这主要包括血肿扩张及气管内出血引起气道损伤。若出现继发感染，及时有效的沟通尤其重要。

报告应包括肿瘤的完整范围及与周围重要解剖结构的关系，这些结构可能是肿物的起源位置和(或)可能受到手术或其他治疗影响的部位。一般来说，最重要的是肿块与气道及颈深部间隙周围结构的关系，包括重要的神经和血管，如颈动脉鞘、舌神经和舌下神经等的关系。与骨质结构(尤其是上颌骨和下颌骨)的关系，包括骨侵蚀和重塑，均可影响治疗计划。

本病大多孤立存在，但对于怀疑存在发育异常性病变的患者，应考虑存在其他部位发育异常和相关综合征的可能性。

若病因是血管畸形，那么应包括血流动力学的特征。应决定是否需要进行血管造影以进一步明确血流动力学改变，及进行血管内治疗的可能性。

如果甲状舌管迁移路径受累，应注意甲状舌管囊肿是否含有功能性甲状腺组织，和(或)是否存在复杂性外向生长的甲状腺组织，以及在常见和(或)异位解剖部位是否存在其他有功能的甲状腺组织。

临床医师需知
- 准确的诊断及诊断的可信度。

- 发育异常性病变的范围及对周围关键解剖结构的潜在威胁。
- 任何气道损伤。
- 任何可改变医疗决策的关于病变的复杂特性。
- 是否有伴随的其他发育异常？
- 病变是否可能为某种综合征的局部表现？
- 是否需要进一步行影像检查？

思考题答案
1. Kasabach-Merritt 综合征是一种与巨大血管瘤和畸形相关的继发性改变，可导致血小板减少和消耗性凝血障碍。

2. 与静脉淋巴管畸形相关的综合征有 Turner 综合征、Klinefelter 综合征及 Noonan 综合征。

目前，大多数血管发育性病变被归为颅面部动静脉异常综合征(CAMS)或 CVMS(前面已讨论)的一部分。目前，对与颅面部体节发育相关的神经嵴细胞异常迁移的研究可帮助我们了解疾病的发育情况。

深入学习
请参阅 Mancuso 和 Hanafee 编著的《Head and Neck Radiology》第 191、9 章。

(郭 琪 郑晶晶 赵 博译 张雪宁校)

临床病史 患者,男,32岁,发热、吞咽痛及严重的咽喉疼痛史。

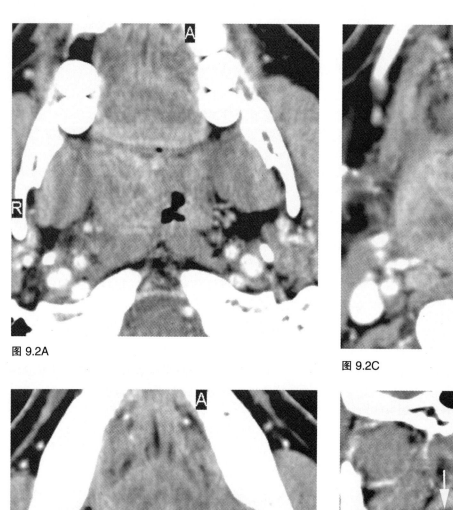

图 9.2A

图 9.2C

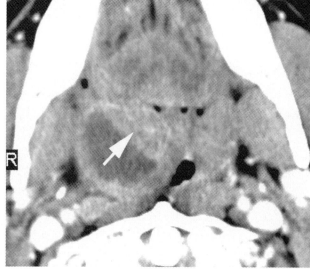

图 9.2B

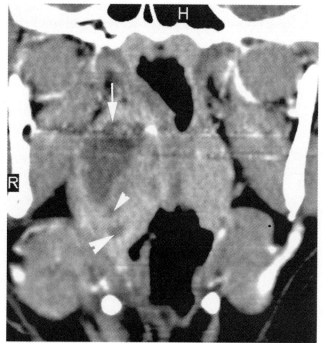

图 9.2D

影像表现

图 9.2A 增强 CT 示腭扁桃体上极形成蜂窝织炎和脓肿。

图 9.2B 脓性物质主要扩散至扁桃体周围间隙,

从而使发炎的扁桃体组织向中线移位(箭)。

图 9.2C 严重的扁桃体蜂窝织炎及扁桃体周围脓液积聚,扁桃体组织内可见小脓肿。

图 9.2D 冠状位重建图像示扁桃体周围积脓(箭)

延伸至扁桃体上极进入扁桃体上隐窝，扁桃体组织内的小脓肿(箭头)占据腭扁桃体下部和内侧的主要部分。

鉴别诊断 扁桃体脓肿。

最终诊断 扁桃体及扁桃体周围脓肿。

讨论 累及口腔及口咽的炎症可以是非感染性的或感染性的。偶发于儿童和年轻人的感染性疾病可导致发热、咽部剧痛、拒食及淋巴结肿大。免疫功能低下者(如糖尿病和 HIV 感染的患者)发生感染，表现为相对轻微的疼痛，但病变侵袭性增加。

口咽感染常有明显的临床表现，当需要明确病变范围和并发症时，可以进行影像学检查进行评估。在影像学检查中，急性或亚急性化脓性细菌感染在影像检查多可见异常表现，最常见的表现是咽部或牙齿感染并发脓肿。严重的病毒感染影像表现可与化脓性感染或肿瘤(如淋巴瘤)表现相似。真菌感染主要发生在免疫功能低下的人群。

感染性病变的影像表现包括以下几方面：
- 蜂窝织炎伴脂肪层浸润/消失。大多数感染性病变的强化程度高于肌肉，并沿阻力最小的途径蔓延，包括沿邻近肌肉组织(即茎突肌)或沿血管蔓延。
- 包裹性或扩散性脓肿。通常可分为"可排空的"(常为轮廓饱满)或"不可排空的"两类。
- 骨髓炎征象(即骨皮质侵蚀)或骨膜下脓肿。
- 脓毒性动脉炎或血栓性静脉炎。

思考题
1. 口咽感染何时需要引流?
2. 扁桃体炎的特征性影像表现是什么?(该表现不一定出现于化脓性扁桃体炎中。)
3. 扁桃体脓肿和扁桃体周围脓肿的区别是什么?
4. 什么是 Lemierre 综合征?

影像医师职责
应该就气道状态、是否为可排空的化脓性脓肿、威胁生命的情况(如快速进展的坏死性感染)或潜在的威胁生命的并发症如 Lemierre 综合征与相关临床医师进行恰当的沟通。发生于糖尿病或免疫功能低下患者的感染常需与临床医师进行直接沟通。

根据影像表现，若怀疑引起疾病的病因为少见的病因，应在行内镜检查和活检之前告知治疗医师，以便进行恰当的取样，也应事先告知病理科医师。

临床医师需知
- 若气道受累，请谨记:影像学表现可夸大气道损害的实际危险。
- CT 和 MRI 一般能鉴别蜂窝织炎及由脓肿引起的反应性水肿。
- 扩散性坏死性感染，尤其在糖尿病患者中，偶尔与水肿表现类似，但是需要引流。
- 局限性炎症性疾病的影像表现可与恶性肿瘤相似。
- 口咽可能是全身系统性炎性疾病的发病位置之一，但很少是其唯一的侵犯部位或主要表现。

思考题答案
1. 当脓肿局限在骨膜下间隙，或跨间隙扩散至咽旁间隙、颌下间隙或到口底时，需要进行引流处理。扁桃体周围脓肿一般需行扁桃体切除术进行引流。

2. 发炎的扁桃体组织出现层状或条纹状增强是其特征性表现，但对于脓肿来说，这种表现是非特异性的，甚至可以不出现类似表现。

3. 扁桃体脓肿在扁桃体隐窝及扁桃体假包膜内生长。当脓液扩散到这些结构外，进入扁桃体和咽缩肌周围的潜在间隙内时，可成为扁桃体周围脓肿。

4. Lemierre 综合征是化脓性口腔部感染伴继发性颈内静脉感染性血栓性静脉炎的一种并发症。随后可形成脓毒性栓子，远处播散多见于肺，也见于关节、肝脏，偶见于中枢神经系统。这类患者坏死梭杆菌(致病菌)血培养为阳性。病情加重时，其可导致多器官衰竭及死亡。

深入学习

请参阅 Mancuso 和 Hanafee 编著的《Head and Neck Radiology》第 192、13 章。

(郭 琪 郑晶晶 赵 博译 张雪宁校)

临床病史 患儿,女,2岁,尖锐的铅笔戳中右侧扁桃体后出现咽喉疼痛和压痛。

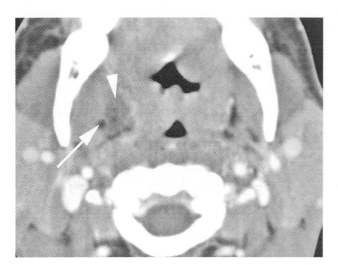

图 9.3A

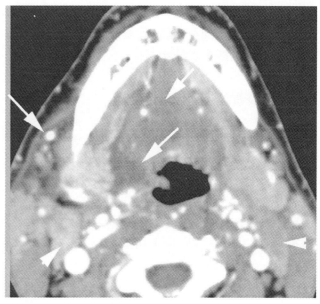

图 9.3C

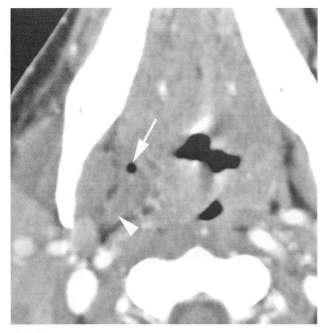

图 9.3B

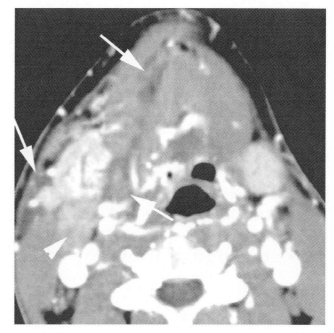

图 9.3D

影像表现

图 9.3A 增强 CT 图像示腭扁桃体(箭头)周围咽旁间隙内出现水肿和少量气体。

图 9.3B 放大图像显示水肿(箭头)和气体(箭),周围几乎没有炎性改变。

图 9.3C 累及舌根、邻近咽旁间隙以及上颈部软组织的大范围水肿(箭),及明显的急性反应性淋巴结肿大(箭头)。

图 9.3D 除了 2 区淋巴结反应性肿大外,还有炎症的扩散,表现为扩散性蜂窝织炎和早期脓肿形成(箭)。

鉴别诊断　创伤后蜂窝织炎。

最终诊断　创伤后蜂窝织炎,并早期脓肿形成。

讨论　口咽和口腔可发生医源性损伤或意外创伤。意外钝性伤主要见于机动车事故、袭击及打架。锐性伤往往相对少见,常见病因有枪伤、误吞异物或小孩把锐器刺入口中和口咽。

意外钝性伤和锐性伤常合并面部及下颌损伤。口咽和口腔损伤通常为偶然发现;当有其他广泛性损伤而没有出现危及生命的气道阻塞时,可能会忽略这些损伤。

外伤可导致出血和水肿,当出血和水肿扩散至口咽和口腔深部组织及其周围时可表现为局部肿胀和脂肪层消失。黏膜撕裂的患者可导致空气漏入。当出现广泛颈部气肿时提示可能存在更严重的损伤,这也可能引起出血和水肿,进而导致气道受压、假性通道、瘘或骨和软骨受侵蚀。

影像表现包括弥漫性或局限性黏膜和咽肌壁强化(反应性改变或蜂窝织炎所致)、假性通道壁反应性强化及脓肿形成。影像检查也可提示主要唾液腺的破裂伴腺体分泌物渗漏到周围软组织,也可能存在相关血管的损伤。

思考题

1. 在哪些情况下,口腔和口咽创伤应该进行治疗?

2. 延误诊断口腔和口咽创伤会导致什么后果?

影像医师职责

对于急性损伤,若出现任何严重的气道受侵征象及未预料到的相关重要损伤,或继发性感染及血管损伤,应及时与创伤治疗团队及耳鼻喉科医生和(或)口腔颌面部外科医生进行沟通。

临床医师需知

- 气道状态。
- 面部骨骼状态。
- 假性通道或瘘管存在的证据。
- 任何滞留的异物。
- 任何相关损伤或并发症。

思考题答案

1. 一旦确认存在气道损伤或其他潜在的危及生命的损伤,应该及时对口腔、口咽、喉、下咽及气管的损伤进行处置。

2. 延误诊断可导致亚急性并发症,如脓肿、唾液腺漏或迟发性血管并发症。

> **深入学习**
> 请参阅 Mancuso 和 Hanafee 编著的《Head and Neck Radiology》第 193、13 章。

（郭　琪　郑晶晶　赵　博译　张雪宁校）

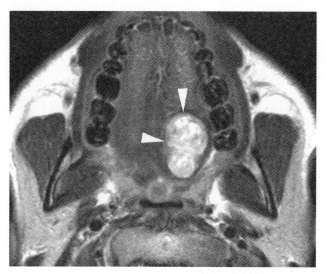

图 9.4A

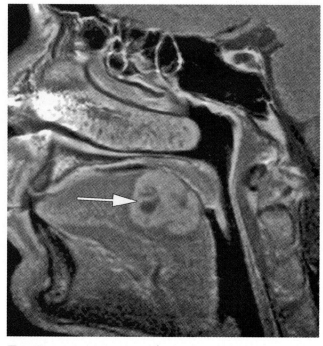

图 9.4B

影像表现

图 9.4A　轴位 T2WI 自旋回波成像示肿块边界清晰,信号高于肌肉及左侧舌根部脂肪信号(箭头)。

图 9.4B　给予钆后,矢状位增强 T1WI 图像示病灶强化,由于局部出现坏死而表现为无强化区。

鉴别诊断　小涎腺良性或恶性上皮肿瘤、鳞状细胞癌(SCCa)、颗粒细胞瘤、肉瘤。

最后诊断　神经鞘瘤。

讨论　通常,临床查体对口咽部肿胀区域是否为肿瘤、炎症、创伤或退行性变很难诊断。由于这些病变位置较深以致很难取到真正的病变组织进行活检,所以活检后肿块的病因可能仍不明确。正如本病例一样,有些患者的病变完全位于口咽部黏膜下层,造成吞咽困难和(或)吞咽疼痛,但无肉眼可见的肿块。当头颈外科医生想要证实是否存在黏膜下病变时,影像检查显得尤为有用。这种病变的影像表现可与口咽黏膜鳞状细胞癌的初期症状相似。任何肿物或因类似症状而怀疑有深部肿物(癌症或其他)时,均应首先行 CT 或 MRI 检查。

大多数口咽良性肿瘤或局部肿胀无特异性影像表现;有时,影像上具有特异性表现,则足以进行病因诊断或可能的组织学诊断。CT 和 MRI 最常用来显示病变范围并确定黏膜下层肿块的来源。该部位良性肿瘤的发病率低,部分良性肿物可以为发育性病变。

对于部分罕见肿瘤,影像学可提供诊断线索,但极少能做出确切诊断。边界清晰的肿块位于黏膜下层,且出现显著强化时提示可能为血管畸形;若为增生性血管瘤,则可能是良性。其他肿瘤,如肌肉起源的肿瘤及神经源性肿瘤包括颗粒细胞瘤,增强呈中等强化。具有上述特征且伴囊变或坏死的肿块提示唾液腺或神经组织起源的病变;在本病例中,病灶边界清晰且出现囊变坏死, 这就将诊断锁定在唾液腺起源或神经组织起源的肿瘤上。实性成分较多的肿块提示横纹肌瘤或纤维组织起源的病变,大量脂肪则提示脂肪瘤。

思考题

1. 列出 3 个口咽小唾液腺聚集的常见区域。列举这些区域最常见的良性肿瘤及 2 个常见的恶性肿瘤。

2. 为什么良性唾液腺肿瘤在 T2WI 上呈明显高信号？

影像医师职责

当肿块造成气道阻塞,或病灶形态提示进行活检可能导致大出血时,必须立即与相关医师进行直接沟通,并对内容加以记录。

若临床怀疑但未证实是口咽癌症,则影像检查,一方面可用来排除深部浸润性肿块;另一方面可对可见的黏膜下层肿块引起的吞咽困难、吞咽痛、口咽区域疼痛,或牵涉性耳痛等症状做出合理解释。报告中应对这些进行描述。

报告中包括对疾病范围的完整评估及与治疗计划相关的所有信息,这是至关重要的。必须对以下问题进行准确描述:

- 肿块累及软组织的全部范围,包括口咽、鼻咽及舌骨上颈深间隙。
- 肿块是否为血管性或血管起源的,如血管畸形。
- 根据影像表现确定最可能的疾病诊断,是否可以根据病变生长方式认为癌症的可能性更大。

- 上颌骨和下颌骨受累程度。
- 在这一区域沿神经和血管扩散的范围。

临床医师需知

- 若不是 SCCa,根据影像表现,其可能的诊断是什么？
- 口咽肿块的确切范围及相关深部软组织间隙。
- 骨质受累的证据及确切范围。
- 活检是否有危险？
- 气道是否可能受损？

思考题答案

1. 软腭、扁桃体及磨牙后三角区、舌根;良性混合瘤——黏液表皮样癌和腺样囊性癌。

2. 良性小唾液腺肿瘤具有被液体样物质填充的微囊结构。

> ### 深入学习
>
> 请参阅 Mancuso 和 Hanafee 编著的《Head and Neck Radiology》第 194、29 章。

(郭 琪 郑晶晶 赵 博 译 张雪宁 校)

临床病史 患者,男,54岁,具有长期吸烟饮酒史,主诉右侧咽喉疼痛及耳痛。

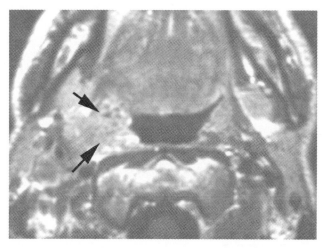

图 9.5A

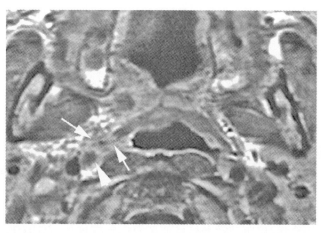

图 9.5C

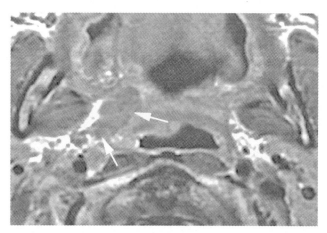

图 9.5B

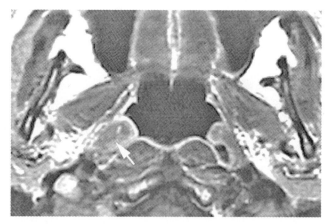

图 9.5D

影像表现

图 9.5A　增强 T1WI 图像示强化的扁桃体及舌扁桃体肿块沿茎突及咽缩肌肌肉组织(箭)浸润咽旁间隙。

图 9.5B　平扫 T1WI 图像示咽旁间隙浸润,侵及上颚肌肉组织(白箭)且扩散至茎突后咽旁间隙。

图 9.5C　增强 T1WI 示病变蔓延至上颚提肌之间(箭),且发生内侧咽后淋巴结转移(箭头)。

图 9.5D　增强 T1WI 示病变沿上颚提肌继续蔓延侵及鼻咽咽鼓管圆枕。

鉴别诊断 口咽淋巴瘤。

最终诊断 扁桃体鳞状细胞癌(SCCa)并隐匿浸润至鼻咽。

讨论 SCCa 占口咽及口腔恶性肿瘤的 95%,其余 5%包括淋巴瘤、小唾液腺上皮癌和肉瘤(不包括鼻腔鼻窦、上颌骨或下颌的骨/牙源性肿瘤)。转移性病灶常与原发肿瘤表现不同。

吸烟是口咽及口腔 SCCa 的主要病因,饮酒是吸烟的协同因素,同时也是一种独立危险因素。其他危险因素包括 HIV 感染、乳头状瘤病毒感染。乳头状瘤患者感染对治疗策略的制订及预后都有影响。

此类癌症多见于 50 岁以后,临床表现为肿块、溃疡、疼痛、牵涉性耳痛、牙齿松动、牙关紧闭或功能障碍,如说话、咀嚼或吞咽出现异常。病因未明的颈部淋巴结肿大是口咽 SCCa 的常见表现,但几乎不见于口腔 SCCa。

扁桃体区域包括咽前后柱及扁桃体窝,当癌症累及这些结构时,具有不同的扩散方式、临床表现、治疗及预后。扁桃体窝癌症常扩散至咽后柱、口咽、舌扁桃体及舌根,进展期可扩散至下咽或侵及下颌骨。除非咽柱受累,否则神经周围扩散少见。这些病变属于可触及腺病的最高危险性范畴。

扁桃体窝癌主要为外生型或内生型。内生型生长透过咽缩肌侵及咽旁间隙;在咽旁间隙生长或穿过咽隐窝及软腭蔓延至鼻咽上部(如本病例所见),这种情况少见,累及颅底则更为罕见。

思考题

恶性肿瘤治疗后,其复发最常见于何时?有何表现?

影像医师职责

如果肿瘤对气道产生威胁,或发生重复感染,或发现临床没有考虑到的肿瘤,最好直接与相关医师进行直接沟通。

常规报告应该包括下一部分提及的内容。

临床医师需知

● 若不是 SCCa,根据影像表现,其最可能的诊断是什么?

● 肿瘤的范围,包括原发区以外的扩散区。

● 有无骨质受累,如存在,了解骨质受累的情况及范围。

● 沿血管及神经扩散的证据。

● 评估颈部及咽后淋巴结转移的表现及范围

● 如果影像检查用于治疗后随访复查,那么一方面要根据影像表现推测肿瘤控制的可能性;另一方面需要继续随访复查,并给出建议。

思考题答案

复发几乎均发生于治疗后 2 年内,5 年后出现复发者少见且常与新发的原发肿瘤难以鉴别。放疗后复发常表现为原发症状反复或持续存在新发症状,尤其是淋巴瘤化疗后 1~2 个月所发生的恶化。手术后的早期复发可发生于手术部位,这导致对病变的识别具有一定难度。

> **深入学习**
>
> 请参阅 Mancuso 和 Hanafee 编著的《Head and Neck Radiology》第 195、21 和 23 章。

(郭 琪 郑晶晶 赵 博 译 张雪宁 校)

第 10 章

口腔及口底

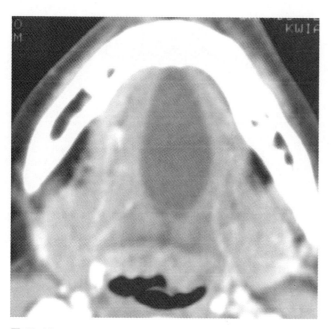

图 10.1A

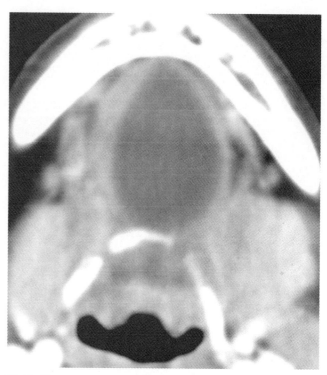

图 10.1B

影像表现

图 10.1A,B 增强 CT 示中线区肿块,不含脂肪成分。

鉴别诊断 甲状舌骨囊肿(非典型)、肠重复囊肿(罕见)、表皮样囊肿、静脉淋巴管畸形(可能性小)。

最终诊断 皮样囊肿。

讨论 一般来说,口腔及口咽发育异常性病变常出现在儿童期;然而,也可推迟出现,有时至成年早期,甚至到中年才出现。因其他目的行影像检查时,有时可发现发育异常性病变。患者常因以下情况就医:出现肉眼可见的病灶,导致疼痛或影响功能(如咀嚼、说话、呼吸或吞咽);或合并感染、出血、血栓形成或罕见恶变。

发育性囊性病变可影响口腔、口底及口咽,包括皮样囊肿、表皮样囊肿、鳃器囊肿、甲状舌骨囊肿及肠重复囊肿。皮样囊肿由发育迁徙过程中遗留的残存组织发展而来。

思考题

在评估口腔及口底发育异常性病变中超声有何作用?

影像医师职责

在治疗判断上,口腔发育异常性病变没有高度敏感性,并且其经常进行临床鉴别诊断。除非有潜在的气道侵犯、压迫性感染或恶变,对本类疾病进行常规报告即可。

报告应包括病变的完整范围及与周围重要解剖结构的关系,这些结构可能是肿块的起源部位和(或)会受到手术或其他治疗影响的部位。一般来说,最重要的是肿块与气道及颈深部间隙周围结构的关系,包括重要的神经和血管。

与骨质(尤其是上颌骨和下颌骨)结构的关系,包括骨质受侵蚀和重塑的情况,均可影响治疗计划。

若有继发感染,同临床医师进行及时有效的沟通尤其重要。

尽管大多数发育异常性病变都是孤立存在的,

但应该注意是否存在其他发育异常及相关综合征可能性。

若病因为血管畸形,报告中应包括血流动力学的变化及其与骨质结构的关系,尤其是上颌骨和下颌骨的关系,这可防止出现手术导致大出血的风险。应确定是否需要进行血管造影以进一步明确血流动力学改变,及进行血管内治疗的可能性。

如果甲状舌管迁移路径受累,应注意甲状舌管囊肿是否含有功能性甲状腺组织和(或)外向生长的甲状腺组织,以及在常见和(或)异位解剖部位是否存在其他有功能的甲状腺组织。

临床医师需知

- 准确的诊断及诊断的可信度。
- 发育异常性病变的范围及对周围关键解剖结构的潜在威胁。

- 任何气道的损伤。
- 任何可改变医疗决策的关于病变的复杂特性。
- 是否存在其他异常?
- 病变是否可能为某种综合征的局部表现?
- 是否需要进一步行影像检查以回答上述问题?

思考题答案

对口腔及口底体积较小的、边界清晰的肿块,显示较好,但对体积较大的病灶的解剖范围显示不佳;对病灶的血管化程度,超声可提供有用的信息。超声检查常不能明确诊断,因此应用较少。当病灶主要影响口咽时,极少或不使用超声。

> **深入学习**
>
> 请参阅 Mancuso 和 Hanafee 编著的《Head and Neck Radiology》第 197、8 章。

(郭 琪 郑晶晶 赵 博译 张雪宁校)

病例 10.2

临床病史　静脉内药物滥用者，出现口底压痛并导致快速气道损害。

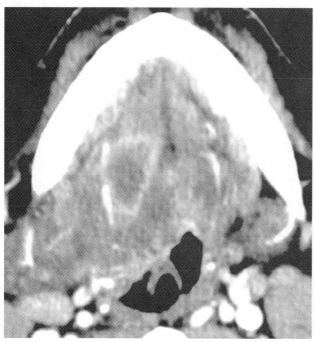

图 10.2A

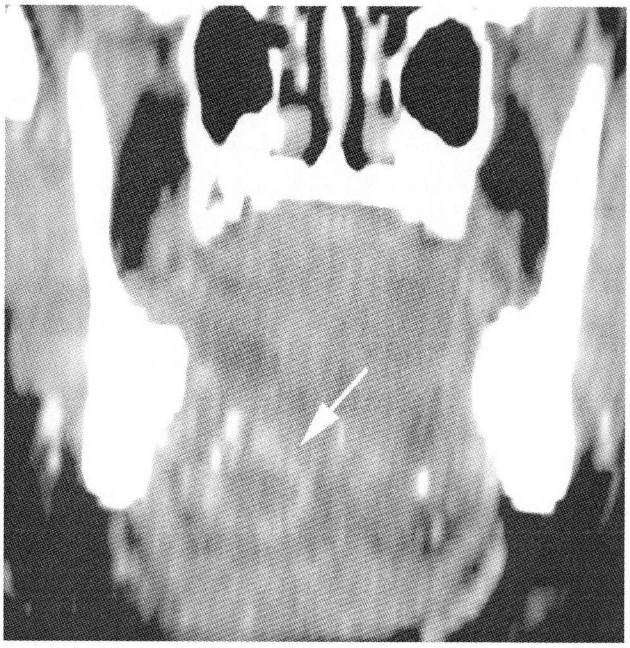

图 10.2C

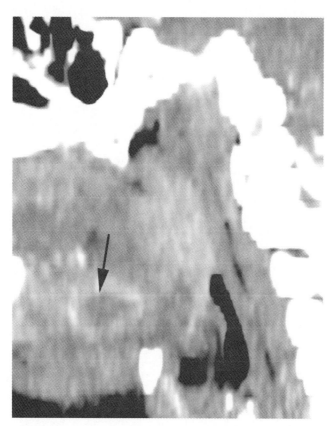

图 10.2B

影像表现

图 10.2A~C 多平面重建增强 CT 图像示口底可见一环状强化的液体聚集区，并可见大片水肿，病变与下颌骨和牙齿分界清晰，未见不透 X 线的异物。

鉴别诊断 癌症伴发感染、化脓性舌下腺炎、感染性舌下囊肿或感染性发育性囊肿。

最终诊断 舌下间隙脓肿及蜂窝织炎。感染并非为牙源性，而是由于舌下注射(隐瞒了舌下注射病史)。

讨论 由舌下注射(药物滥用的给药途径)引起的厌氧脓肿已经排空。注意，在本病例中，影像检查不仅能区分脓肿是否可排空，而且也能提示引流的途径、对气道的影响及感染源的毒力。

查体很难确定口腔肿胀区是炎症，或感染，还是肿瘤；然而，急性化脓性感染的病例通常具有典型的临床表现。对于轻度的炎性病变，即使已行活检，诊断可能仍不明确。因此，可对病变进行随访观察，影像随访复查有时可作为一种辅助的诊断手段。

如果不结合临床，则大多口腔炎性肿胀无特异性影像学表现；而结合临床，则影像学表现常足以证实临床怀疑的病因。CT 和 MRI(偶尔)的主要作用是确定化脓性感染性炎性病灶的范围。

大多数具有影像表现的口腔感染为急性或亚急性化脓菌感染，这主要是由牙齿感染合并脓肿造成，少数为咽部感染扩散造成。本病例为少见感染，由化脓性舌下腺炎所致。放线菌感染最常见于根尖周感染扩散；真菌感染可来源于下颌；梅毒可导致萎缩性舌炎，同时黏膜的树胶样肿可与肿瘤表现相似，有时需行活检鉴别。

病毒感染的病情常较轻，其临床表现可类似于化脓性感染，从而行 CT 或 MRI 检查。EB 病毒感染，包括移植后淋巴组织增生病，可与淋巴瘤表现类似，可因相关的淋巴结病变而行影像检查。

思考题

1. 什么是 Ludwig 咽峡炎，最主要致死原因是什么？

2. 在何种情况下，急性脓肿与蜂窝织炎具有相似表现？

影像医师职责

如果临床需要，影像诊断医师必须立即提供帮助并与主治医师进行直接沟通，这主要是为了确保就气道状态、是否存在可排空的化脓性脓肿，或危及生命的情况，如快速扩散坏死性感染进行恰当沟通。出现气道侵犯属于重要的情况，应立即同临床医师进行沟通。

发生于糖尿病患者或其他免疫功能低下者的感染常需直接与临床医师进行沟通。

临床医师需知

● 对气道产生威胁的少见病例，则需要立即进行沟通，但其影像表现可能会夸大气道损害的真正危险。

● CT 及 MRI 常用来区分蜂窝织炎与反应性水肿，有脓肿和其他可排空性病变导致的化脓性感染是反应性水肿的病因。

● 扩散性坏死性感染，尤其是糖尿病患者，偶尔可与水肿表现类似，但需要引流。

● 局限性炎症性疾病的影像表现可与恶性肿瘤的表现相似。

思考题答案

1. Ludwig 于 1800 年提出口底蜂窝织炎或脓肿，其主要病因是牙源性化脓性感染。尽管现在极少发生，但能快速侵犯气道而致死。

2. 发生于糖尿病患者或其他免疫功能低下患者的扩散性坏死性感染在 CT 及 MRI 上的表现相似，本病需要引流处理。

深入学习

请参阅 Mancuso 和 Hanafee 编著的《Head and Neck Radiology》第 198、13 章。

(郭　琪　郑晶晶　赵　博译　张雪宁校)

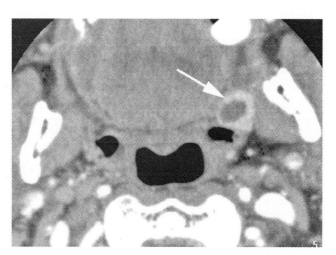

图 10.3

影像表现

图 10.3 增强 CT 图像示磨牙后三角区内侧及咽前柱区域肿块(箭)。增强后其外周呈厚壁局灶性结节状强化,其内为均匀低密度。未见周围软组织肿胀。

鉴别诊断 恶性小唾液腺上皮细胞肿瘤。以下为少见病变:非典型性颗粒细胞瘤或其他良性神经源性肿块、间叶细胞来源的良性肿瘤或肉瘤、局限性静脉淋巴管畸形、脓肿,可能为血管栓塞(如果能识别其起源血管),或可能为手术所致(如扁桃体切除术后)。

最终诊断 良性多形性腺瘤。

讨论 沿咽前柱区域生长的磨牙后三角区内侧肿块位于口腔与口咽之间的重要交界区。小唾液腺肿瘤常发生在口腔磨牙后三角区附近,此区域以及硬腭、软腭、扁桃体均富含小唾液腺组织。

良性口腔肿块早期可导致说话、咀嚼及吞咽问题;喉咙疼痛、牵涉性耳痛和(或)口腔内局限性疼痛则提示恶性肿瘤可能性大。最常见的表现为患者自己或医疗服务人员(常为牙医)发现肉眼可见的黏膜下凸起,如本病例。

主要通过直接视诊及触诊进行查体。查体应该明确是否有肉眼可见的黏膜病变。富血管肿瘤可为蓝色或暗红色,或出现异常供血血管。

局限于口腔的良性肿块常与口腔癌症的早期症状相似。不论病因如何,当怀疑肿块出现深部浸润、考虑为癌症时,或为明确肿瘤是否为骨起源或出现骨受累均应行影像检查,首选 CT 检查,MRI 检查可作为补充,尤其对于年轻患者。由于 MR 具有较好的软组织分辨率,对病变区行 MRI 检查可提供更多信息。

思考题

1. 良性肿瘤典型的形态学生长方式及其对骨质的影响?

2. 良性肿瘤最大径的年增长率通常为多少?

影像医师职责

一般来说,临床通常在影像检查之前已经考虑到口腔良性肿块的可能性,因此无需特别沟通。临床通常更为关心的是病变是否为恶性病变;若检查后仍不能排除癌症,最好与相关医师进行直接沟通。

当肿瘤可能造成气道梗阻或计划进行活检而病灶形态特征提示其可能导致大出血时,需要立即与相关医师进行直接沟通。

若临床怀疑但未证实是口咽癌症,影像检查可用来排除深部浸润性黏膜下层肿块和(或)寻找关于肉眼可见的黏膜下层肿块的合理解释。报告应该对这些可能出现的情况进行排除。

报告应包括对疾病范围的完整评估及与治疗计划相关的所有信息,这至关重要。必须对以下问题进行准确评估：

- 肿块的完整范围,包括累及邻近口咽、累及鼻咽及累及舌骨上颈深间隙（主要是颌下间隙和咽旁间隙）。
- 肿块是否为血管性或血管起源的,如血管畸形。
- 根据影像表现确定最可能的诊断,可根据病变扩散方式确定肿瘤的良恶性。
- 上颌骨和下颌骨受累的情况。
- 沿局部神经及血管扩散或起源于此。

临床医师需知

- 如果不是鳞状细胞癌(SCCa),根据影像表现最可能的诊断是什么？
- 口咽肿块的确切范围及相关深部软组织间隙。
- 骨质受累的证据及其确切范围。
- 如病变富含血管,活检是否存在危险？
- 是否出现气道损伤？

思考题答案

1. 良性肿瘤常表现为边界清楚的球形,挤压周围解剖结构。可导致邻近骨质重塑,但不直接侵犯周围软组织或骨质。

2. 每年 1~3 mm——当瘤内出血和(或)坏死时,良性肿瘤可加速增大。

> **深入学习**
>
> 请参阅 Mancuso 和 Hanafee 编著的《Head and Neck Radiology》第 199、22 章。

（郭 琪 郑晶晶 赵 博 译 张雪宁 校）

临床病史 患者,男,54岁,具有长期吸烟饮酒史,表现为进行性咀嚼及吞咽困难。

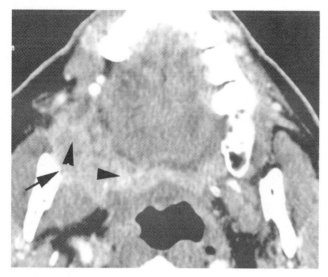

图 10.4A

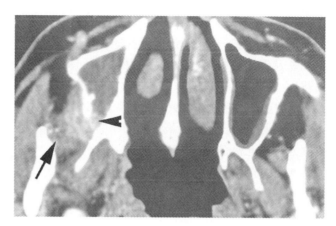

图 10.4C

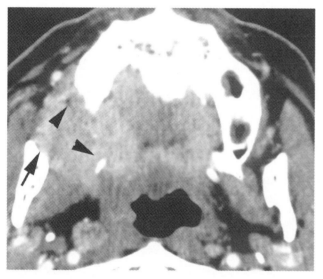

图 10.4B

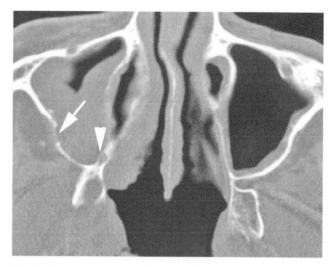

图 10.4D

影像检查

图 10.4A 增强 CT 示肿瘤沿咽前柱蔓延至磨牙后三角区(箭头),并累及翼突下颌缝(箭)。

图 10.4B 恶性肿瘤继续向头侧蔓延,沿翼突下颌缝(箭)累及上颌粗隆及钩突层面的牙床、硬腭及软腭。

图 10.4C 肿瘤沿颞肌肌腱附着处蔓延累及下颌,自翼突下颌缝向上蔓延,并沿上颌窦后壁侵犯(箭头)。

图 10.4D 头侧蔓延沿腭大管发生神经周围扩散(箭头),及沿后上牙槽血管扩散并侵蚀邻近骨质(箭)。

鉴别诊断 无其他鉴别诊断。

最终诊断 "复合"咽前柱及磨牙后三角区鳞状细胞癌(SCCa)。

讨论 磨牙后三角区癌症多发生于年轻人(<30岁),通常为 SCCa。因这一区域小唾液腺腺体高度集聚,所以小唾液腺肿瘤也可发生于此。由于磨牙后三角区癌症位于口底、颊间隙、口咽及颈深间隙之间的

交界区域，则其在早期即可广泛扩散至邻近软组织，包括颊黏膜；咽前柱、下颌嵴及上颌骨；颊肌及脂肪垫；翼腭间隙（可沿下牙槽及舌咽神经蔓延）和翼内肌及下颌骨骨膜（下颌骨破坏是病变进展的征象）。

磨牙后三角区癌症可经潜在的翼突下颌缝向远处广泛转移。头侧扩散可蔓延至上颌粗隆，进入窦后脂肪垫，最终向上达其翼钩连接处（翼突下颌缝最高点）。一旦窦后脂肪垫或上颌窦后壁受侵，肿瘤可累及后上牙槽神经血管束（浸润上颌窦后壁）或继续向头侧蔓延侵及翼腭窝、颅底及海绵窦。硬腭受侵可促使肿瘤沿腭大孔及腭小孔发生神经周围扩散。沿翼突下颌缝向足侧蔓延将导致口底后部及下颌舌骨肌后缘受侵，最终向后扩散侵及上颈部。

思考题

1. 后上牙槽神经血管束周围受侵犯的征象有哪些？
2. CT 及 MRI 能否区分肿瘤及相关炎性改变？
3. 口腔癌侵犯上颌骨及下颌骨时有哪些影像表现？

影像医师职责

因肿瘤肉眼可见，且高度怀疑此病或已活检证实，所以对于大多数患者无需立即与相关医师直接沟通。如果肿瘤威胁气道、出现重复感染或发现临床没有注意到的肿瘤，需要与相关医师进行直接沟通。

常规报告应该包括下一部分提及的内容。

临床医师需知

• 肿瘤累及软组织的完整范围及肿瘤的扩散方式。
• 是否存在没有预料到的原发区域以外的扩散？
• 若为舌癌及口底癌，病变与舌神经血管束的关系（尤其当肿瘤突破中线威胁双侧舌神经血管束时）？

• 是否有骨质受累？若有，其受累范围？
• 是否存在沿下牙槽神经、三叉神经下颌支、腭大神经和小神经及后上牙槽神经的神经周围扩散？
• 颈部、咽后及面淋巴结的状态，包括阳性结节、结外蔓延及重要解剖结构受累的情况。
• 是否存在其他头颈部原发病灶？
• 若临床怀疑但未证实是口咽癌症，那么是否存在深部浸润性肿块，或导致肉眼可见肿块或患者症状的其他原因？
• 如果影像检查作为肿瘤治疗后的随访复查手段，那么根据影像表现推测肿瘤控制的可能性，并就是否应继续随访复查给出建议。

思考题答案

1. 窦后脂肪垫消失；上颌窦后壁微小斑块样增厚伴骨壁不规则或神经血管束周围增厚；或上颌动脉末梢分支起源于扩大且边缘不清的翼腭窝。缺乏直接影像学表现，根据肿瘤边缘浸润性表现及当肿瘤沿神经血管束走行区蔓延时，应怀疑神经周围/血管周围扩散。而且，神经周围扩散经常出现在复发及进展性原发 SCCa。如果早期即出现神经周围扩散，应考虑少见的组织病理学类型（如肉瘤、黑色素瘤、腺样囊性癌）。

2. 不能。CT 及 MRI 不能区分肿瘤及相关炎性改变。一般认为，一旦病理学改变造成结构紊乱，则会出现癌细胞。

3. 当口腔癌侵及上颌骨及下颌骨时，典型表现为地图样骨质破坏。肿瘤累及骨髓间隙常表现为间断分布的局限性病灶。皮质旁肿瘤邻近部位骨皮质重塑或硬化提示骨膜或早期骨质受累。

> **深入学习**
> 请参阅 Mancuso 和 Hanafee 编著的《Head and Neck Radiology》第 200、21、23 章。

（郭 琪 郑晶晶 赵 博译 张雪宁校）

第11章

喉部

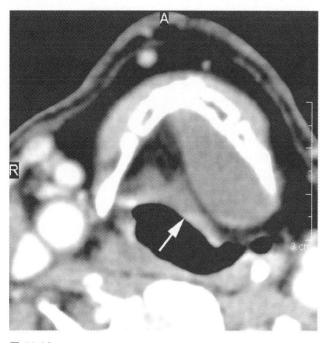

图 11.1A

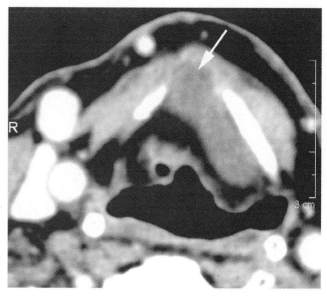

图 11.1C

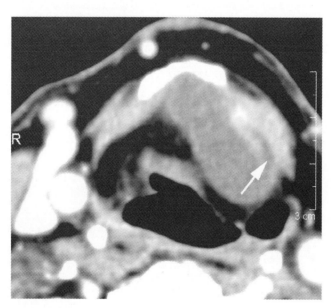

图 11.1B

影像表现 CT 显示,在舌骨水平,气道和会厌形态异常(图 11.1A 箭)。囊肿与舌骨相关。图 11.1B,C 中的箭显示了肿物与舌骨下肌及甲状切迹的关系。肿物与舌骨、舌骨下肌及甲状切迹的关系具有特征性,有助于鉴别诊断。

鉴别诊断 喉气囊肿、罕见的皮样囊肿、表皮囊肿及重复性囊肿。

最终诊断 甲状舌管囊肿(TGDC)。

讨论 发育性囊性异常是一种先天性畸形,但很少真正地影响到喉部。第三鳃弓异常引起喉部继发性改变,并可通过内在的窦道进入甲状腺膜而对喉部产生影响。窦道连接到梨状窝造成炎症,从而引起喉部功能障碍。受到感染的囊肿也会引起反复发作的喉部神经功能障碍,继而累及喉。喉部的重复性囊肿非常罕见,好发部位与鳃裂囊肿相似;在手术切除前诊断重复性囊肿或表皮囊肿非常困难。

甲状舌管移行异常继发于舌骨水平喉部,有时也可膨入声门上喉部。在该病例中,囊肿主要位于声门上区;但是,囊肿与舌骨、舌骨下肌及甲状切迹的关系具备甲状舌管异常的典型特点。但是,该病例中病变主体在喉内的位置并不典型,这与喉膨出或其他罕见病因学所致的发育性囊肿的表现相似。

思考题

1. TGDC 是否常合并有甲状腺组织的缺陷或缺失?

2. 对于 TGDC 患者,观察有功能的甲状腺组织有何重要意义?

影像医师职责

一般来说,TGDC 行影像检查主要用于鉴别诊断,所以一般无需特别与临床医师进行交流,除非肿物堵塞气道至引发危险的程度或已发生感染。

临床医师需知

报告需全面评估肿物的性质和范围,包括所有与手术计划相关的信息,此点非常重要。这需要包括关于以下问题的精确注释:

● 诊断以及诊断的可信度。

● 如果存在有极大的诊断不确定性,则需明确肿物为良性或是恶性的概率各为多少,以此作为可供参考的诊断。

● 对于 TGDC 患者,如果存在明显的结节、形态学异常或淋巴结肿大,则提示异位或异常的甲状腺组织正在恶变。

● 起源部位、所有受累的喉部、下咽部及颈部的解剖分区或解剖间隙。

● 与重要神经及血管的关系。

● 其他的发育异常以及任何与症状相关的可能情况。

思考题答案

1. 不会。对于 TGDC 患者,其甲状腺的外形、体积及位置都是正常的。

2. 当 TGDC 患者合并有异位或是异常的甲状腺组织时,其内出现腺癌或恶性肿瘤的风险将增加。

> **深入学习**
>
> 请参阅 Mancuso 和 Hanafee 编著的《Head and Neck Radiology》第 202、8 章。

(吴梦琳　郑晶晶　赵　博译　张雪宁校)

临床病史 老年患者,声音嘶哑,喉部黏膜下肿物。

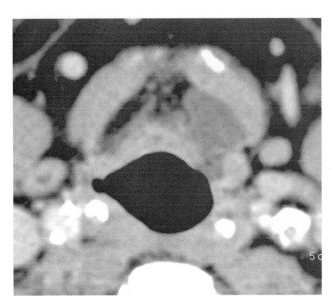

图 11.2A

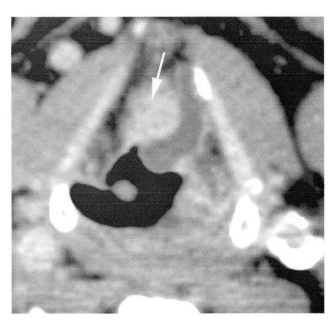

图 11.2C

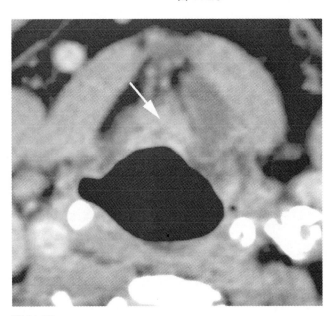

图 11.2B

影像表现 如图 11.2A,B 所示,增强 CT 图像(CECT)显示一个位于声门旁间隙内的喉内型喉气囊肿。图 11.2B,C 中箭示位于声门旁及会厌前间隙下部的强化组织。

鉴别诊断 喉内型喉气囊肿——并不复杂。

最终诊断 梗阻性肿瘤造成的喉内型喉气囊肿。

讨论 喉气囊肿可以是先天性的,也可以由喉室小囊的阻塞引起。但并不是所有的喉气囊肿都是由喉室小囊形成的。

根据病变出现的部位,喉气囊肿可分为三种类型。喉内型:肿物完全位于喉内,主要位于假声带及杓会厌襞内。喉外型:肿物向侧上方延伸至甲状软骨的上缘。联合型:肿物的位置兼具以上两种类型的特征。

出现喉气囊肿时,需要明确是否存在阻塞喉室小囊出口的肿瘤。在此病例中,影像检查可以发现阻塞喉室小囊出口处的肿物,此肿物最终被确诊为完全性黏膜下层鳞状细胞癌(SCCa)。

思考题

1. 在发生于喉部黏膜下层的病变中,喉气囊肿所占的比例是多少？还有哪些其他的病变,所占比例又是多少？

2. 除引起阻塞的肿物所造成的影响,喉气囊肿最可能引起的两种并发症是什么？

影像医师职责

一般来说,如果影像检查前已能确认或已经怀疑存在喉气囊肿,则一般无需和临床医师进行特别的沟通。但当出现肿物浸入到重要气道时,应当作为危急情况进行处理,需要马上联系主诊医师。

如果发现或怀疑存在造成喉气囊肿的病变,或者是更罕见的其他浸润型病变时,影像医师应与临床医师进行直接沟通。

临床医师需知

- 喉气囊肿是否为正确的诊断？
- 喉气囊肿的范围。
- 是否存在并发症,例如感染或严重的气道狭窄？
- 影像上是否存在阻塞性肿物？
- 影像学检查不能完全排除黏膜基底部体积较小的阻塞性肿物的存在——这需要非常有经验的医师进行进一步的内镜检查。

思考题答案

1. 大约 50% 为喉气囊肿，另外的 50% 包括黏膜下层的鳞状细胞癌,更加罕见的良性及恶性肿瘤和静脉淋巴管性畸形。

2. 感染(喉脓囊肿)和气道阻塞。

> **深入学习**
>
> 请参阅 Mancuso 和 Hanafee 编著的《Head and Neck Radiology》第 203、8 章。

(吴梦琳 郑晶晶 赵 博 译 张雪宁 校)

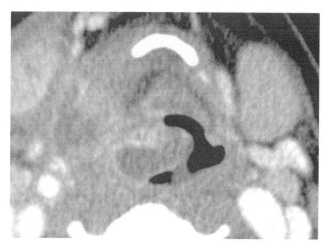

图 11.3A

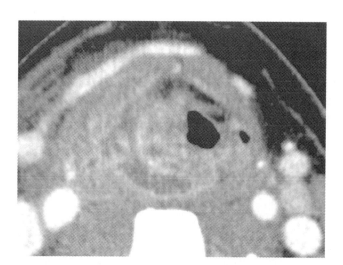

图 11.3B

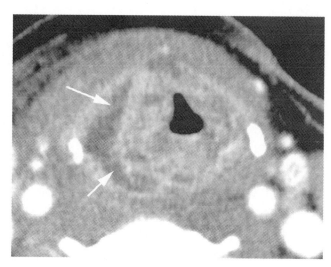

图 11.3C

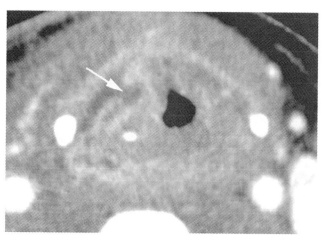

图 11.3D

影像表现 强化 CT 图像(图 11.3A)显示咽壁及喉部声门上区右侧壁广泛水肿，但无明确的积液。这些征象与严重的声门上喉炎的表现相一致。图 11.3B~D 显示咽喉部感染扩展至声门旁间隙，其内可见脓液聚集(箭)。图 11.3D 中箭所示为脓肿与小囊相沟通。

鉴别诊断 结合特有的临床表现，影像学检查通常能够从喉头炎以及其他感染性病变中鉴别出会厌炎/声门上喉炎，包括喉脓囊肿、颈深部或咽部感染所致的急性化脓性炎症扩散至喉部、与穿透性或钝性创伤及残留异物相关的化脓性炎症。

喉结核和其他罕见的肉芽肿性感染性疾病也可

以出现这种影像学表现，但是可以依据是否慢性发病、患者年龄和其他临床病史进行鉴别。

最终诊断 急性细菌性会厌炎，合并脓肿形成。

讨论 急性细菌性会厌炎也称为声门上喉炎，这是因为其累及范围不仅是会厌，而且可能涵盖了整个声门上区，包括杓会厌皱襞。此疾病可能会导致喉前庭气道极度狭窄。90%的病例由 B 型流感嗜血杆菌引起。

会厌炎(声门上喉炎)主要发生于 3~5 岁的儿童；成人患病时往往称为成人声门上喉炎，通常不会立即威胁生命，这可能与成人气道更宽或引起免疫反应的阈值比儿童更高有关。

会厌炎(声门上喉炎)首先引起声门上区黏膜严重的炎症反应,继而出现水肿,水肿容易沿声门上间隙蔓延。在真声带水平,这些深部间隙相对较紧密,所以声带相对来说很少受累。在成人中,会厌炎/声门上喉炎极少形成脓肿;在儿童患者中,则更少见。

思考题

当怀疑此病时,进行临床影像学检查时主要的注意事项是什么?

影像医师职责

当临床医师需要放射诊断医师协助确诊疾病时,放射影像医师必须立即提供帮助,并及时与主治医师进行交流。

临床医师需知

• 对于细菌性会厌炎(声门上喉炎)造成急性气道阻塞的患者,只有在能熟练处理气道问题的专科医师的密切监护下,才能进行影像学检查。

• CT检查能够非常好地评估气道情况,尤其是当存在某些因素导致不能进行直接喉镜检查时。

• 局限性炎症性疾病的影像学表现可能与恶性肿瘤的影像学表现相似。

• 喉部异常可以是系统性炎性疾病的局部表现,可引起严重的解剖和功能性气道问题。

思考题答案

只有在能熟练处理气道问题的专科医师的密切监护下,才能进行影像学检查。

> **深入学习**
>
> 请参阅 Mancuso 和 Hanafee 编著的《Head and Neck Radiology》第 204、13 章。

(吴梦琳　郑晶晶　赵　博译　张雪宁校)

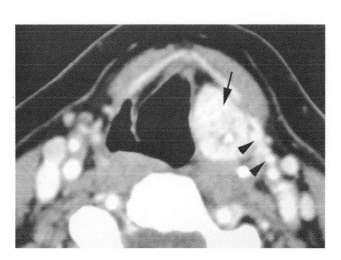

图 11.4

影像表现

图 11.4　强化 CT 图像示位于左侧杓会厌皱襞中心的明显强化的肿物(箭)。左侧喉上神经血管束明显增粗强化(箭头),提示肿物为富血供性病变。

鉴别诊断

边界清晰的黏膜下肿物,伴明显强化效应,除血管丰富的鳞状细胞癌(SCCa)外,可能是间叶细胞源性的肿瘤(良性或恶性),比如平滑肌瘤或肉瘤。其他的可能性还包括副神经节瘤、血管外皮细胞瘤、神经源性肿瘤、小唾液腺肿瘤、颗粒细胞瘤或血管畸形。

最终诊断

副神经节瘤。

讨论

对于喉部黏膜下的病变,通常首先考虑黏膜下层的鳞状细胞癌或喉囊肿。还包括一些其他起源的罕见恶性肿瘤,由于创伤或发育异常造成的喉部畸形以及非典型的甲状舌管囊肿(TGDC),虽然这些病变都不常见,但是都应列入考虑范围。喉部骨质、黏膜或是黏膜下层组织轻度炎症性病变的表现也可能与良性肿瘤相似。

大多数喉部良性肿瘤或局部肿胀在影像学没有特异性征象。有时,影像学检查能够提供足够的信息进行病原学诊断,有时也可能提供特征性的组织学诊断,但这种情况比较少见。CT 和 MRI 检查主要用于显示病变的范围,推测黏膜下层肿物的来源和病因,以及明确组织活检是否存在潜在和无法预料的危险。

喉部副神经节瘤起源于声门上区喉内的杓会厌皱襞的细胞。这种肿瘤很少见。

思考题

在这个病例中,需要向临床医师提供的最重要信息是什么?

影像医师职责

当发现肿瘤位于气道,并有使气道发生阻塞的危险,或病变的形态学特征提示进行组织活检时会导致大量的出血,如果出现以上情况,放射医师都需要与临床医师进行直接交流。当怀疑为恶性肿瘤,也需在初步诊断的同时与临床医师进行密切沟通。

临床医师需知

- 如果不是 SCCa,基于影像检查,那么其他可能的诊断是什么?
- 在喉部软组织中,肿物的精确范围。
- 肿物侵犯喉部骨组织的证据,以及其精确范围。
- 喉外肿瘤浸润的证据及其范围。
- 进行组织活检是否存在危险?

● 气道是否有阻塞的危险？

思考题答案

　　对于这个患者,组织活检会造成大量出血,这会导致严重的血液误吸或急性气道损害。明智的措施是对病变进行血管造影,根据其结果进行血管断流术,

这样可避免活检造成的大量出血。

深入学习

　　请参阅 Mancuso 和 Hanafee 编著的《Head and Neck Radiology》第 205、33 章。

（吴梦琳　郑晶晶　赵　博译　张雪宁校）

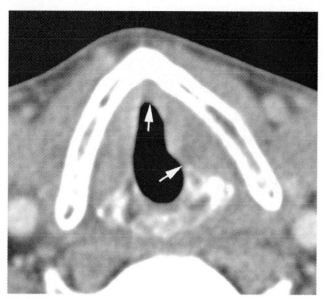

图 11.5A

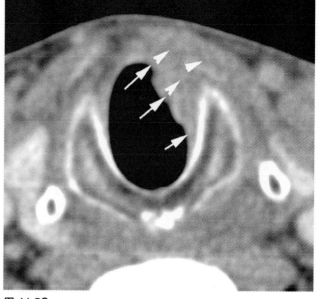

图 11.5C

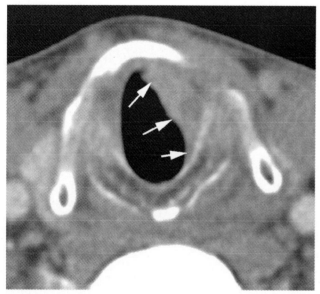

图 11.5B

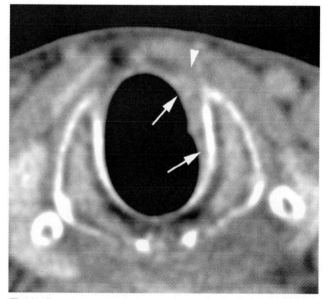

图 11.5D

影像表现

图 11.5A 显示累及整个真声带直至前联合的浸润性病变(箭)。

图 11.5B 显示声门下区已经受累(箭)。

图 11.5C 显示声门下(箭)的浸润已经突破环甲膜到达舌骨下肌下方的软组织中(箭头)。

图 11.5D 显示病变浸润几乎已经到达环状软骨的底部(箭)。

鉴别诊断 迷走神经或喉返神经病变——可能

是神经受到侵犯或挤压,喉内的其他病变引起声带功能障碍(见讨论部分)。

最终诊断 完全沿黏膜下层生长的鳞状细胞癌。

讨论 临床上认为,由喉返神经或迷走神经病变所致的真声带功能障碍,有时是由完全位于黏膜下层的喉部病变引起的,其中,最常见的是癌症。CT 是首选的形态学检查方式,其不仅能够很好地评价喉部组织,而且,当病变不是位于喉内时,检查范围能够很容易的扩展至上胸部和颅内,从而观察其组织结构。辅助性的 MRI 检查可以选择性地用来评估迷走神经走行间隙以及脑干相关神经核团的情况。

从此患者后颅窝至主肺动脉窗层面进行 CT 扫描,未发现迷走神经或喉返神经的异常情况。但却发现一个完全位于黏膜下的喉部浸润性肿瘤。

正如此病例所显示,某些患者的鳞状细胞癌可生长在黏膜下层,而不伴有黏膜的破坏。这些发生于喉室及假声带(FVC)黏膜的恶性肿瘤,可在声门旁间隙内生长。这说明,对任何评价声带功能障碍的影像学检查都需提供喉部的薄层扫描图片,这是因为黏膜下层的癌肿或其他喉内的问题都可能由于影响到迷走神经及喉返神经而导致类似于声带麻痹的临床表现。

部分能够引起声带功能障碍的黏膜下层病变还包括内生软骨瘤及软骨肉瘤。在对这些疾病的诊断效果上,CT 较 MRI 更优越。其他起源于小唾液腺黏膜下层的恶性肿瘤及间叶组织的良性肿瘤非常罕见,且无法从影像上与鳞状细胞癌鉴别,这些都需要组织活检才能确诊。由先前创伤所导致的喉部骨骼畸形也能引起喉部功能障碍。

思考题

1. CT 或 MRI 检查是否能更好地显示喉部恶性肿瘤侵犯软骨的情况?

2. 对于评价大部分的喉部恶性肿瘤,是否有必要选择正电子发射断层显像(FDG-PET)检查?

影像医师职责

一般来说,如果影像学检查已经能够诊断或临床已怀疑喉部恶性肿瘤的存在,则一般无需与临床医师特别交流,除非在临床诊断不明确的情况下,影像医师应与临床医师进行交流提示其有无黏膜下层恶性肿瘤的可能。

当已经诊断或怀疑喉部恶性肿瘤时,如果出现以下情况,需要与主治医师紧急联系:

- 肿瘤随时有阻塞气道的危险。
- 可能合并感染时。
- 影像检查发现实行气管切开术可能会损伤肿瘤。
- 放疗后的患者,喉部出现坏死,可能导致气道

塌陷,但是未行气管切开术时。

临床医师需知

(1)肿瘤在喉部、舌根、下咽部、气管及食管内黏膜结构的浸润范围。

(2)声门下区受累的范围。

(3)是否浸润到喉内深部组织间隙,包括会厌前间隙及声门旁间隙?

(4)喉部骨及软骨的浸润程度。

(5)颈深部的喉外浸润情况。

(6)神经血管周围的浸润

- 喉返神经或喉上神经血管束的受累情况。
- 区域淋巴结的评价,特别是 2~6 区的淋巴结。

思考题答案

1. CT 或 MRI 能够极大地提高探测细微软骨侵犯的敏感性。这需要扫描层的厚度小于 3 mm(最好能达到 0.5~1 mm),因此 CT 是更好的用于初步检查的选择。但是有人认为,MRI 对于探测早期软骨的侵犯较 CT 更好。CT 和 MRI 对于探测早期黏膜的受累效果并不理想,当然,也无法直接地显示细微的侵犯情况。软骨的骨化过程及相对应的骨髓腔变化使得对图像的判读变得困难。容积效应也会加剧解剖学变化的影响。软骨及骨组织的受侵范围超过 3~5 mm 时应该能被观察到;当成像技术适当时,便能够明确提示存在早期黏膜侵犯。1~2 mm 层厚的 CT 断面成像以及重建技术能够帮助发现小病变和早期的髓腔内侵犯。增强 MRI 也可能促进一些特定病例的诊断。

2. FDG-PET 检查,对于大多数喉部肿瘤的探测效果并不十分理想,因为此技术并不能使医师对病变的生长范围及肿物对邻近组织的侵犯情况进行很好的评估。其在帮助制订放疗计划,估测肿瘤体积中的应用可靠性也存在争议,尤其是对喉部较小的恶性肿瘤来说。然而对于一些特别的病例,其可能会对明确颈部肿瘤的分期有帮助,从而对于治疗方式的选择产生重要影响。

深入学习

请参阅 Mancuso 和 Hanafee 编著的《Head and Neck Radiology》第 206、21 章。

(吴梦琳　郑晶晶　赵　博译　张雪宁校)

临床病史 患者车祸至颈部受伤。由于患者颈部软组织弥漫性肿胀，无法进行喉部物理检查。

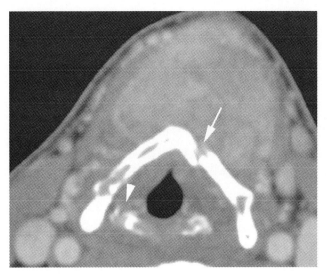

图 11.6A

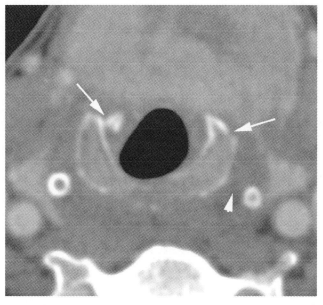

图 11.6C

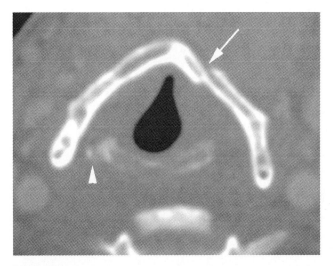

图 11.6B

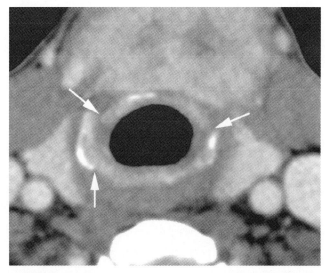

图 11.6D

影像表现

图 11.6A~D 为增强 CT 扫描 (CECT) 图像。如图 11.6A 所示，由于甲状软骨的断裂造成喉部以上出现，一个巨大的颈部血肿。左侧甲状软骨板靠近中央处出现骨折（箭），右侧勺状软骨似发生移位并可疑骨折（箭头）。图 11.6B 为放大的骨窗图像，从图中可以观察到甲状软骨的微细断裂（箭）以及后方移位的勺状软骨（箭头）。图 11.6C 显示环状软骨弓的骨折（箭），在

其以下层面（图 11.6D）仍可观察到。

鉴别诊断 无其他鉴别诊断。

最终诊断 颈部外伤所致的喉部软骨骨折，伴有甲状腺破裂及相关血肿形成。

讨论 这个病例说明，软组织的肿胀会对喉部的临床评估造成巨大影响，导致无法了解喉部骨骼修复

的情况。在这个病例中,喉部环状软骨的骨折相对较轻微,甲状软骨板的骨折可能也不严重。但是,勺状软骨移位需要及时修复。总体来说,声门功能恢复较好。

喉部的损伤多为钝器伤或医源性损伤,后者主要由喉内检查所导致。喉部损伤的治疗原则已经应用几十年,远在 CT 及 MRI 发明之前。目前,影像诊断的发展为治疗提供了更多的信息,例如确定创伤分类、制订计划和评价预后,但喉部损伤的基本治疗原则变化不大。在该病例中,几乎完全由 CT 图像显示喉部骨组织及相关软组织的损伤范围。CT 作为一种检查方式,能够与内镜检查相辅相成,在临床实践中,共同参与喉部损伤的分类,这样有助于选择更好的治疗计划。

一般来说,适当影像学检查时应逐一考虑到以下因素:

- 软组织损伤:无论是行 CT、MRI,或是吞咽 X 线荧光检查都需报告喉部、舌根、下咽部、气管及食管的肿胀范围、黏膜组织的撕裂范围,和(或)是否合并假通道或瘘管的形成。

需要描述喉部深组织间隙(包括会厌前间隙及声门旁间隙)内的血肿、积液及脓肿,并且如果需要,应建议增强扫描检查。

需要特别提出,喉部的异常积气、软组织肿胀或是达颈深部的积液,如果认为伴有血管损伤或脓肿形成,则需做增强检查。

- 喉部骨组织的评价:要特别注意环状软骨的状况;另外,任何喉部软骨的骨折、移位、畸形及这些软骨之间连接组织的情况都需要在报告中进行描述。

- 神经或血管的损伤:如果喉返神经可能受损,

则需要在报告中描述。如果进行了增强扫描,任何主要动脉的损伤都需要报告。

- 治疗所致的并发症:例如,插入管的位置及状态是否合适?

思考题

对于预测喉部功能的恢复,喉部哪些骨组织最有意义?

影像医师职责

对于急性损伤的病例,如果发现任何提示气道严重危害的证据或是先前没有预期到的喉部损伤,需要立即与治疗团队和喉科医师进行紧急交流。报告中应该包括对损伤范围的全面评估及与制订治疗计划相关的全部信息,这非常重要。

临床医师需知

- 气道的状况。
- 喉部所有骨组织的状况。
- 任何可能提示假通道或瘘管形成的证据。
- 任何相关损伤或并发症。

思考题答案

环状软骨。

> **深入学习**
>
> 请参阅 Mancuso 和 Hanafee 编著的《Head and Neck Radiology》第 207 章。

(吴梦琳 郑晶晶 赵 博译 张雪宁校)

临床病史 患者,出现劳力性呼吸困难和进行性加重的发音困难,左侧声带麻痹,行 CT 平扫检查。

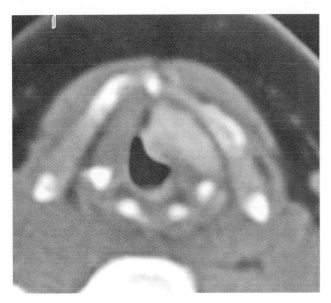

图 11.7A

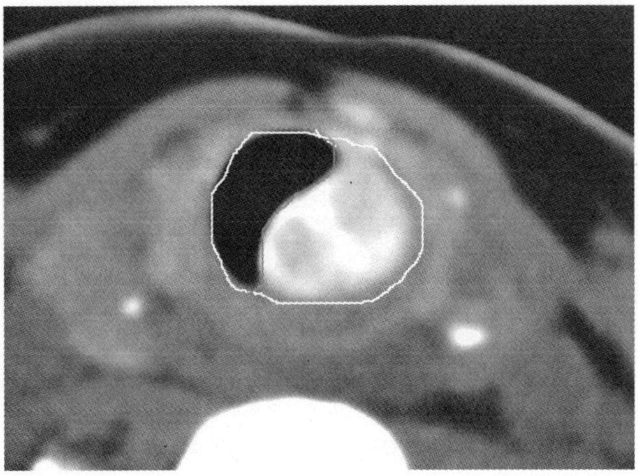

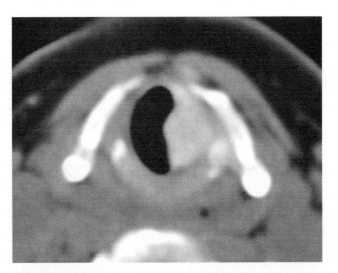

图 11.7C

图 11.7B

影像表现

图 11.7A 左侧真声带中部可见高密度的"肿物",局部膨隆突向声门裂。

图 11.7B,C 肿物向周围蔓延,深达环甲膜,致使 50% 以上的声门下气道被阻塞。

鉴别诊断 无其他鉴别诊断。

最终诊断 为治疗左侧自发性真声带麻痹,注入聚四氯乙烯(Teflon)。注入物质的体积非常大,以至引起"声门下区狭窄"。

讨论 声门下区气道狭窄是插管及气管切开置入术常见的并发症。至今为止,其是最常见的喉部医源性损伤。在本病例中,真声带麻痹患者进行手术治疗导致了声门下区狭窄,这种医源性损伤的情况较少见;其他引起医源性损伤的原因还包括对插管及创伤所致的喉部及气管狭窄的治疗。

在插管、气管切开(紧急或常规操作)以及对声带麻痹、创伤和声门下区狭窄进行手术治疗后,会导致吸气障碍及气道受侵(可出现呼吸困难及喘鸣),患者会抱怨出现持续性的疼痛、声音嘶哑。咽部的疼痛并不常见。

为恢复声带功能,其常用的方法之一是向真声带注入聚四氯乙烯或其他异物，即将上述材料注入到局部麻痹、瘫痪、外展并下垂的声带中。当操作完成后，功能不全的声带被注入的物质充盈起来，这样，在说话及吞咽时，对侧的声带便能创造一个有功能的声门，与此同时，并不会对气道产生危害。正如此病例中显示的一样，由于聚四氯乙烯比软组织的密度高，并且不会产生伪影，因此平扫 CT 即能够准确地显示其位置。注入位置错误、注入不充分以及过量地注入都会造成术后无法解释的症状。注入脂肪也能达到相同的效果，也很容易识别（除非脂肪组织被纤维组织替代），其并发症也与注射聚四氯乙烯造成的并发症相似。

思考题

图 11.7C 展示了什么？其临床意义是什么？

影像医师职责

对于一个有慢性气道狭窄的病例来说，如果有证据表明出现未能预见的严重气道损害，立即与治疗医师和喉科医师进行交流是非常重要的。这包括观察到未进行气管切开的患者出现喉部炎症和（或）出现喉部结构的软化，这些都可能造成气道萎陷。后者最常见于放射治疗后出现放射性骨坏死时。

一般来说，行影像学检查时，已经能够对声门下区狭窄或其他气道及真声道功能损害做出诊断或疑诊，因此，无需与临床医师进行特别的交流。报告中应包含对异常结构范围的全面评估及所有与治疗计划相关的信息，这非常重要。总而言之，报告需包括对喉部各部分组织的准确评估，并可依据以下方式进行组织：

- 软组织损伤：需要测量和报告腔内肿胀的范围以及当有物质注入喉内间隙及软组织（真声带/假声带）中时，可能出现的假通道及瘘管；需要描述注入物质的位置及其与真声带、假声带、声门旁间隙及喉外软组织之间的关系。

需要测量及报告横断面上声门下区气道面积与正常相比缩小的百分数比。科学的计算方法通常是描绘出环状软骨内缘以及大概的环甲膜内缘的轮廓作为估计正常气道面积的区域范围（此项作为分母），再描绘出柱形气道的内缘（此项作为分子），然后计算出减少百分比。

需要记录喉部周围的喉外积气、软组织肿胀或是颈深部的积液情况，特别是可能提示软骨炎的征象及其他并发症。如果喉部疼痛的患者出现发热和（或）喉部周围的骨组织脆弱时，需要进行强化扫描。

- 喉部骨组织的评估：特别是环状软骨的情况，同时准确地描述喉部软骨的任何移位或畸形，并且报告与之相连的膜组织的情况。软骨硬化、被侵蚀及破碎都有可能是软骨炎的征象。如果注入物或其他用来构建喉部骨质结构的物质出现位置异常、移位及受侵蚀都需要在报告中描述。

- 神经或血管的损伤情况：如果喉返神经可能受损，则需要在报告中描述。在急性期，血管的渗漏也可能会造成严重后果。

临床医师需知

- 气道的情况，包括任何狭窄的纵向范围及声门下区气道横截面的面积。
- 所有喉部骨组织结构的情况，主要是环状软骨。
- 任何表明假通道及瘘管存在的证据。
- 任何相关的损伤及并发症。

思考题答案

图 11.7C 很好地说明声门下区气道狭窄程度的计算方法。白线勾勒出较低位置的声门下区气道的大概范围，将其作为分母。红线勾勒出残余的气道内腔范围，将其作为分子，用 100% 减去所得出的数，便是气道减小程度的百分比。这种计算方式几乎对所有患者都适用。

测量面积大小是研究气道功能的最好方式。气道面积是影响医疗决策的关键因素。治疗声门下区及气道狭窄的医师明白气道内腔减小的程度与气流的减小及患者肺功能的恶化程度成正比。在成人，当气道横断面积减小<25%时，则通常很少引起临床症状；当面积减小 25%~50% 时，会导致剧烈活动时出现呼吸困难；当减小 50%~75% 时，一般体力活动时也可能出现呼吸困难；当面积减小>75% 时，静息状态下也可能出现症状，并可听到喘鸣音。任何时间出现气道阻塞都是非常危险的。相比慢性、渐进性的气道阻塞过程而言，人体对急性气道阻塞的耐受性更差。

深入学习

请参阅 Mancuso 和 Hanafee 编著的《Head and Neck Radiology》第 208、12 章。

（吴梦琳　郑晶晶　赵　博译　张雪宁校）

气管

临床病史 患儿,男,3岁,有睡眠呼吸暂停、喧噪呼吸及进食呛咳病史。

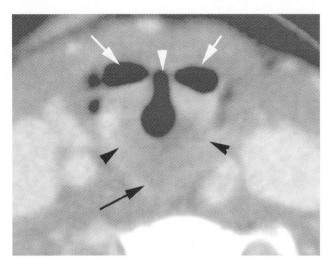

图 12.1A

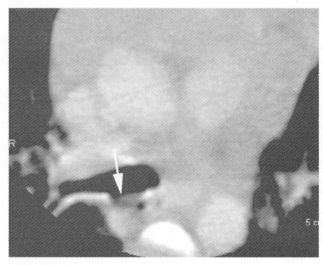

图 12.1C

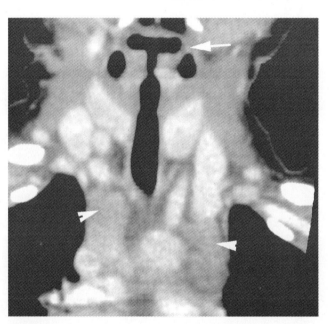

图 12.1B

影像表现

图 12.1A 示喉裂伴咽(箭)和喉前庭(白箭头)之间关系异常;以及环状软骨(黑箭头)和环状软骨后下咽部的异常。

图 12.1B 示喉部畸形及胸腺位置变异。正常胸腺为单一中线区纵隔器官,而在本病例中则为双侧表现。

图 12.1C 示气管食管瘘。

鉴别诊断 喉气管食管裂,先天性气管食管瘘,获得性气管食管瘘。

最终诊断 先天性气管食管瘘和喉裂。

讨论 气管先天发育异常多表现为气道或进食方面的问题,也可表现为颈部肿块,临床上一般行内镜检查,很少应用影像学检查。有时,其可在因其他目的而进行的影像学检查中被偶然发现。

气管的发育异常多为解剖结构的异常(也可是获得性),例如气管食管裂和瘘、气管狭窄、气管软化等。气管发育异常一般为散发,也可表现为包括其他部位发育异常的疾病症候群。胚胎的异常可导致发育的异常,引起气管发育不全,分离障碍(如气管食管瘘),再通障碍(如闭锁、狭窄或先天性气管蹼形成)及中线结构闭合障碍(如气管食管裂)。

喉发育异常、气管继发的发育异常性囊肿(如复制囊肿、表皮样囊肿、皮样囊肿)及肿块(颈部畸胎瘤、血管畸形)可以与先天气管异常具有相似的临床表现。

累及气管的鳃系发育异常包括胸腺迁移异常和其他少见的第三、四对鳃弓囊肿。

思考题

1. 发育异常如何对气管产生影响?

2. 先天性气管发育异常患者行影像检查的多见吗?

3. 在这些病例中,影像检查有何作用?

影像医师职责

如果气道先天发育异常患者出现气道阻塞、呼吸困难或有可能迅速进展的感染,影像医师必须与临床医师进行直接交流。

临床医师需知

- 明确的诊断及诊断的可靠程度。
- 发育异常累及的范围。
- 能够引起医疗决策改变的复杂发育异常。
- 气道受威胁的程度及病变的准确位置。
- 是否有其他发育异常?
- 是否有与其他症候群关联的可能?
- 为解决以上问题,是否有必要行进一步的影像学检查?

思考题答案

1. 大部分发育异常主要累及气管,出现气管结构异常,同时还可伴有发育异常性囊肿、肿块或血管性病变。

2. 不多见。因为临床上大部分患者通过直接内镜检查即可对疾病进行评估,一般不会行影像检查。

3. 在大多数病例中,内镜检查起决定性作用,而影像学检查只作为补充。但在某些病例中,其也会影响医疗决策的制订。

> **深入学习**
>
> 请参阅 Mancuso 和 Hanafee 编著的《Head and Neck Radiology》第 210 章。

(郑晶晶 郭 琪 赵 博译 张雪宁校)

临床病史 患者,女,59岁,为中美洲移民,长期混合性结缔组织病病史,现在出现进行性呼吸困难和声音嘶哑。

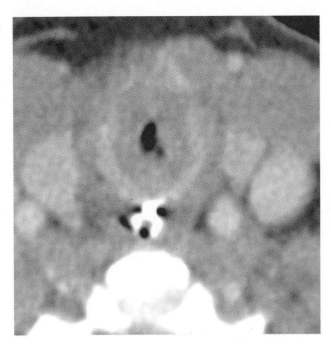

图 12.2A

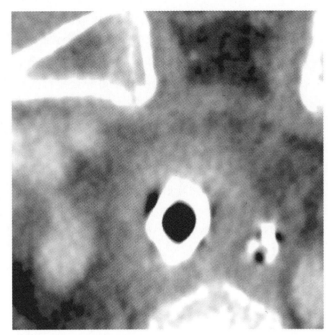

图 12.2C

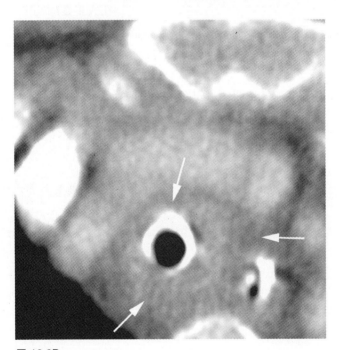

图 12.2B

影像表现

图 12.2A 气管壁软组织增厚,导致声门下气道近乎完全阻塞。

图 12.2B,C 病变向下累及颈部气管末端(箭)和纵隔内气管。

鉴别诊断 感染性病变侵犯气管、潜在的全身系统性疾病引起的气管非感染性炎症、声门下原发恶性肿瘤侵及气管。

最终诊断 未找到确切病因,针对感染性和自身免疫性疾病进行治疗。

讨论 气管的感染性和非感染性炎症的好发部位为喉气管连接部和声门下腔。其临床症状可以局限于局部皮下,也可呈广泛浸润性改变。

当感染性肉芽肿累及气管时,常难以明确其病因。鼻硬结病是一种感染性病变,气管可以是主要的受累部位。其由鼻硬结杆菌引起,多见于中南美洲。其他感染性病变主要是喉及咽部感染。

对于患有系统性炎性疾病的患者,几乎都能明确诊断,该病不常累及气道。对于不能明确病因的患者,实验室和其他检查资料有助于做出诊断。

思考题

1. 在影像上,气管炎性病变有何表现?
2. 如何做出明确的诊断?

3. 影像检查有何作用?

影像医师职责

如果发现气道阻塞或严重感染,必须与临床医师进行直接交流。

临床医师需知

- CT 和 MRI 可以提供清晰的气管静态和动态图像,特别是无法行喉部内镜检查时。
- 局部炎症性病变的影像表现可与恶性肿瘤类似。

思考题答案

1. 气管炎性病变表现为非特异性软组织增厚,可以累及气管黏膜、软骨、膜性管壁及气管外软组织。

2. 对于明确诊断,组织活检和培养以及临床和实验室资料必不可少。就这点而言,影像检查有其局限性,但对于一些病毒或细菌性喉部感染的鉴别诊断仍具有一定价值,例如格鲁布性喉头炎和会厌炎/声门上喉炎,有时还能提示多病灶的全身系统性疾病的可能性,例如淀粉样变性。

3. 除了复发性多软骨炎外,影像检查对喉气管的疾病诊断没有特异性,一般是用来评估气道状况或观察有无并发症。有时作为内镜检查的一种补充,影像检查可以用来评估动态性气管病变。

> **深入学习**
> 请参阅 Mancuso 和 Hanafee 编著的《Head and Neck Radiology》第 211、13 章。

(郑晶晶 郭 琪 赵 博译 张雪宁校)

临床病史 患者,男,47岁,喉气管乳头瘤病病史和吸烟史。现在出现进行性劳力性呼吸困难和慢性咳嗽。

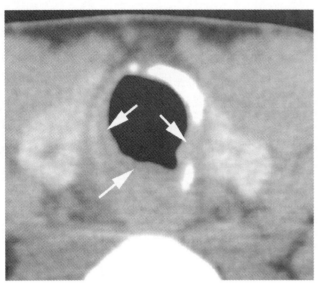

图 12.3A

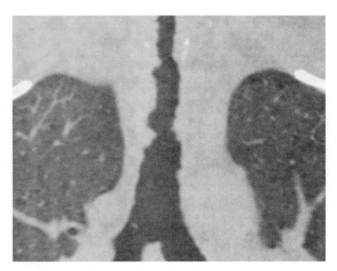

图 12.3C

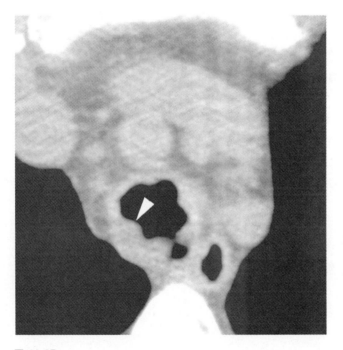

图 12.3B

影像表现

图 12.3A　腔内型肿块起自上部气管,且肿物沿食管和气管间公共的膜生长(箭)。

图 12.3B　气管冠状位重建图像显示气管乳头状瘤病(箭头)。

图 12.3C　乳头状息肉累及气管壁全周。

鉴别诊断 气管乳头状瘤病恶变,气管乳头状瘤病并发局部炎症,气管弥漫性炎性病变。

最终诊断 气管乳头状瘤病恶性变(见图 12.3A)。

讨论 约10%的气管原发肿瘤为良性,以乳头状瘤最为常见。其他良性肿瘤有多形性腺瘤、颗粒细胞瘤和一些软骨源性肿瘤。良性肿瘤局限于气管生长，恶性肿瘤的早期表现与之相似。喉乳头状瘤病多见于儿童和青年人，由人乳头状病毒感染所致，且能增加感染者对鳞状细胞癌的易感性。气管鳞状细胞癌好发于老年吸烟人群。感染和非感染性病变与癌症鉴别困难，只能依赖组织学检查。

鳞状细胞癌是最常见的气管原发恶性肿瘤。其他相对常见的恶性肿瘤包括腺样囊腺癌和黏液表皮样癌，但其发病率不高。肉瘤少见，好发于儿童和青年，以软骨肉瘤常见。气管淋巴瘤和浆细胞瘤多为全身系统病变的局部表现。气管转移瘤罕见，但原发肿瘤一般也很明确。恶性肿瘤可沿黏膜、黏膜下层或周围邻近结构(因为气管周围并没有真正的解剖屏障)浸润生长。淋巴结转移最常见部位为颈部第 4、5B、6 组淋巴结和纵隔淋巴结。

思考题

1. 气管原发恶性肿瘤常见吗？

2. 哪些特征提示气管原发恶性肿瘤，而非继发性受侵？

3. 影像学检查对气管肿瘤有何意义？

影像医师职责

如果发现气道进行性阻塞，不论是肿瘤本身还是其他气道并发症(可能源于组织活检)所致，都必须与临床医师进行直接交流。另外，报告必须对病变范围进行全面评估，并包括与治疗计划相关的所有信息。

临床医师需知

• 肿瘤更倾向于良性还是恶性？

• 肿瘤是否起自气管，或是其他来源？

• 气道受侵程度，组织活检和(或)治疗导致致命性气道阻塞的可能性？

• 是否有气管壁受侵的证据？如果有，肿瘤浸润是否超出气管壁？周围哪些结构受侵？

• 颈部和纵隔淋巴结的情况？

思考题答案

1. 不常见。气管原发肿瘤少见，除了乳头状瘤，其他良性肿瘤罕见。而气管周围结构(如喉、下咽部和甲状腺)的肿瘤侵及气管更常见。

2. 在出现广泛气管外浸润之前的较长时间内，透壁生长的气管原发恶性肿瘤会出现气道症状。当肿瘤以气管腔外生长为主时，则需要考虑非气管原发性肿瘤的可能。

3. 虽然不能显示组织学上的特异性，影像检查仍然具有重要价值，因为其可以提供关于病变深度和范围的信息。作为内镜活检的补充检查手段，其可用于肿瘤分期和医疗决策的制订。而对于确定非气管部位的原发性肿瘤的扩散范围，其也有重要作用。

> **深入学习**
> 请参阅 Mancuso 和 Hanafee 编著的《Head and Neck Radiology》第 212、21 章。

(郑晶晶 郭 琪 赵 博译 张雪宁校)

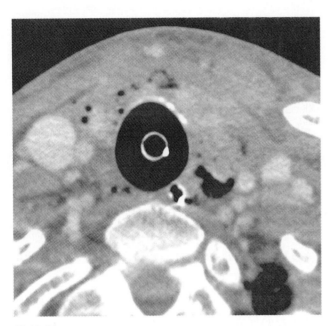

图 12.4A

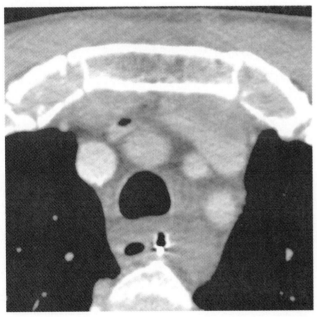

图 12.4B

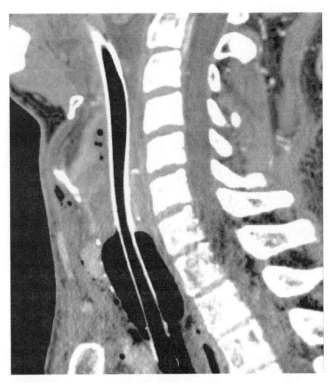

图 12.4C

鉴别诊断 无其他鉴别诊断。

最终诊断 过度膨胀的气管插管球囊导致气管黏膜压迫性坏死,继而发生气管损伤。异常通道导致软组织内出现游离气体,但不能排除气管壁损伤的可能。

讨论 气管意外性或医源性损伤通常同时伴发喉损伤。直接损伤、压力性坏死(由气管内插管、气管切开插管或慢性刺激所致)最初为黏膜损伤但随着疾病进展会导致气道长期功能受损。气管黏膜,损伤的共同机制为黏膜上皮的缺损,导致黏膜上皮缺损的原因包括直接损伤、压力性坏死或慢性刺激。例如,压力性坏死的发生原因:在长期的气管内插管过程中,当袖套压力大于毛细血管灌注压时会引发从黏膜缺血到坏死的一系列反应。这最终导致黏膜下软骨暴露、软骨炎症和肉芽组织形成。这正是该患者所面对的风险。在该病程的终末阶段会形成坚硬的瘢痕组织,从而导致气道狭窄。气管壁变薄弱以及气管软化所致的管腔塌陷会加重气道损害。吸入腐蚀性物质或烧伤可以引发相同的病理过程。炎症性病变的进展可以导致

影像表现 图 12.4A 气管插管位于气管中央,与插管球囊以下层面(图 12.4B)无扩张的气管相比,此处气管显示极度扩张。周围软组织内气体提示存在异常通道,其次要考虑到气管壁坏死的可能性。图 12.4C 可以整体显示过度膨胀的球囊,其位于气管上部,导致气管明显扩张。

形成气管异常通道、气管与食管或支气管血管之间的瘘管。继发感染可引起感染性软骨炎和(或)颈深部肿块。气管狭窄和软化是气管损伤或外科气道重建的常见后遗症。

与内镜相比,在对上述损伤进行评估并制订恰当的治疗方案方面,影像学有其独特作用。影像检查可用来评估病变范围和相关并发症,但是诊断气管壁的薄弱则需要依靠内镜检查。

损伤亚急性期(创伤发生后 10~30 天)形成的肉芽组织在 CT 平扫图像上表现为低于肌肉组织的低密度,其表现与急性期出血和水肿相似,但在增强 CT 图像上可表现为高密度。肉芽组织会随时间而机化、收缩,形成软组织结构的蹼状物和环状狭窄。软骨周围气体,以及软骨缺损、碎裂和(或)硬化都被认为是软骨炎的征象。

思考题

1. 气管和喉部损伤在什么情况下需要治疗?

2. 在喉气管损伤中,哪些结构与预后关系密切?

3. CT 扫描所显示关于气道的信息,哪些与气道功能最具相关性,同时也是影响医疗决策制订的关键因素?

影像医师职责

在此病例中,应该立即与相关科室沟通,以便及时处置过度膨胀的球囊,避免气管黏膜发生压力性坏死。通常,对于急性创伤患者,如果发现严重气道损伤或不能排除喉部损伤时,与创伤治疗小组及喉科医师及时的直接沟通是最为重要的。

对于报告内容,则涵盖损伤程度的全面评估以及与治疗计划相关的信息非常重要。总之,报告中必须对损伤程度进行准确评估,可以按照以下几个方面进行表述:

- 软组织损伤:不论是行 CT、MRI,还是吞咽检查,对软组织肿胀程度,气管、喉和下咽部黏膜可能存在的撕裂,食管和(或)相关的异常通道或瘘管都应该

加以描述。应该明确损伤节段的层面和长度,以及气道最大狭窄层面的横截面积和径线。报告压迫气管的颈深部组织间隙内或气管内存在的血肿、积液或肿块。如果有必要,则应建议行增强检查。

- 喉及气管骨性结构的评价:应该包括环状软骨,特别是其与气管连接部的情况,以及对软骨骨折、脱位或畸形和软骨之间连接组织的准确描述。气管前软组织肿胀和(或)气管壁内外的气体都提示可能有早期压力性坏死。

- 神经或血管损伤:应该评估喉返神经损伤的可能性。如果行增强检查,对任何提示大血管损伤的征象都要加以描述。

- 可能由处理不当产生的并发症:如,插管的部位合适吗?

临床医师需知

- 气道及所有喉和气管软骨的状况,特别是喉气管连接处的环状软骨。

- 软组织损伤程度,包括黏膜的撕裂和(或)异常通道或瘘管。

- 气道最大狭窄层面的横截面积及缩窄的百分比。

- 其他相关损伤或并发症。

思考题答案

1. 急性损伤应在 3~7 天之内进行治疗以改善气道功能的预后,延迟治疗会导致瘢痕形成和慢性狭窄。

2. 环状软骨。

3. 因为气道横截面积直接与患者的气流量和功能气道容积呈正比,所以最大狭窄层面横截面缩小的百分比与气道功能相关性最大,同时也是制订医疗决策的关键参考因素。

深入学习

请参阅 Mancuso 和 Hanafee 编著的《Head and Neck Radiology》第 213 章。

(郑晶晶　郭　琪　赵　博译　张雪宁校)

临床病史 成年患者,喘鸣进行性加重,多年前气管插管及手术史。CT 平扫图像如下:

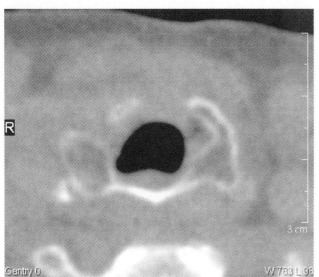

图 12.5A

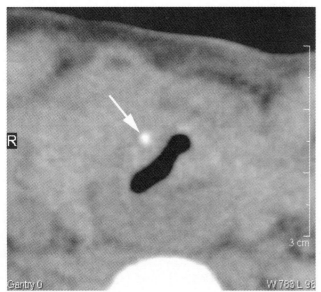

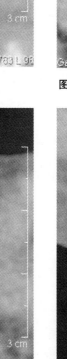

图 12.5B

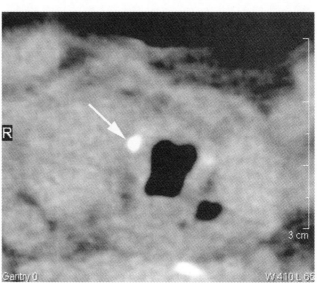

图 12.5C

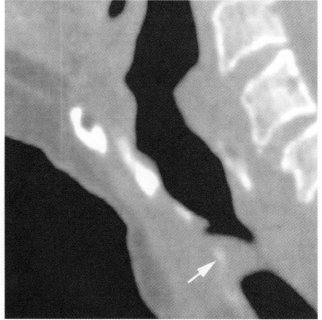

图 12.5D

影像表现

图 12.5A 环状软骨形态异常,并有慢性瘢痕形成所致的气道狭窄。

图 12.5B 上部气管软骨形态异常,同时管壁软组织增厚和管腔塌陷导致气道狭窄。

图 12.5C,D 在环状软骨和上部气管之间可见节段性的气道狭窄,同时也可见残留的正常软骨结构(图 12.5B,C 中的箭)。矢状位重建图像

可见气道变形和残留的软骨组织(箭)。

鉴别诊断 气管软化。

最终诊断 气管内插管不当则导致气管狭窄,因此恰当的插管位置应使球囊充气后位于声门下区的下部和气管上部。为改善上述问题进行了多年的尝试,但都没有成功,此病例充分体现这一点。

讨论 此病例是对曾经接受气管内插管患者的随访研究,该患者有慢性反复发作的临床症状,治疗后并没有取得显著效果(曾试图行环状软骨气管支架置入术)。气管狭窄和软化是气管插管或气管切开术的常见并发症,是迄今为止影像学检查中最常见的医源性气管损伤。其他较少见的医源性气管损伤原因包括因其他原因需要行气管手术,如肿瘤侵犯气管需行气管部分切除术。钝性或锐性气管创伤、腐蚀性气体吸入、烧伤、炎性病变、肿瘤和气管食管瘘等疾病的共同结果也是气管狭窄和软化。急性病变或气管内插管过度膨胀,可出现与病例 12.4 类似的表现;气管狭窄和软化的发病机制在病例 12.4 的讨论部分进行了阐述。其与气管插管后声门下区气道狭窄发生的机制相近。总结病变的发生过程为:由于压力性坏死或慢性刺激,位于气管内的插管导致气管黏膜损伤,而损伤可能恰好发生于声门下区,进而导致病例 12.4 中描述的一系列病理变化,最终发展为不可逆的狭窄并形成坚硬的瘢痕组织。对成人来说,正常声门下区气道壁相对僵硬;而对儿童来说,该区域是气道最狭窄的部分,所以当出现声门下区的球囊过度膨胀时,其对气道的损伤会更加严重。气管插管的操作过程或其他损伤也会对黏膜造成严重伤害,从而导致局部肿瘤样的软骨炎。软骨炎很少被误诊为肿瘤,但其会导致发生气管软化或形成狭窄的风险性增高,气道狭窄部位最终可能会变得非常僵硬或者发生钙化。

不论是黏膜损伤还是气管黏膜与软骨同时损伤,对于二者所致的气道损伤,CT 都可以显示残余气道的横截面积。通过测量气道狭窄段或气管软化段的水平和上下方向的气道面积与正常气道横截面积进行比较可以帮助确定气道功能,同时也指导医疗决策的制订。气道内腔减小的程度与气流的减小及患者肺功能的恶化程度成正比。在成人,气道横断面积减小<25%时,通常很少引起临床症状;当面积减小 25%~50%时,则会导致剧烈活动时出现呼吸困难;当面积减小 50%~75%时,一般体力活动时也可能出现呼吸困难;当面积减小>75%时,静息状态下也可能出现症状,并可听到喘鸣音。

思考题

1. 描述 Myer-Cotton 系统对上呼吸道狭窄的分级?

2. 观察上述异常表现的适宜层厚是多少?在常规下需行增强检查吗?

影像医师职责

对于这些慢性病程患者来说,如果发现有任何严重气道损伤的证据,必须立即与治疗医师及喉科医师进行交流。这包括观察到未进行气管切开的患者出现喉部炎症和(或)是出现喉部结构的软化,这些都可能造成气道萎陷。

一般来说,在影像学检查前,已经确认或怀疑存在气管和(或)声门下区狭窄或其他气道损害,因此,无需与临床医师进行特别的交流。报告中需包含对结构异常病变范围的全面评估及所有与治疗计划相关的信息,这一点非常重要。总而言之,报告必须对以下几方面内容进行准确评估,以下几个方面可以作为报告书写的模板,以确保报告中信息的全面性。

● 软组织损伤:不论是行 CT、MRI,还是行吞咽检查,都应该对腔内肿胀的程度或可能存在的假性通道或瘘管进行描述。需要测量及报告气道横断面积缩小的百分比,病例 11.7 中已经进行了说明。科学的计算方法通常是描绘出正常气管软骨内缘的轮廓作为估计正常气道面积的区域范围(此项作为分母),再描绘出残余气道的内缘轮廓(作为分子),然后计算出气道面积减少的百分比。狭窄的长度和厚度也应该进行测量。

● 气管和喉部骨质结构的评价:报告中应该包括对任何气管、喉部软骨移位、畸形以及软骨间连结组织的准确描述,特别是环状软骨。软骨硬化、破坏或骨折可能是活动性软骨炎的征象。任何植入物、置换物异常以及移植组织或其他用于气管和(或)声门下区重建的材料破坏都应该在报告中写明。

临床医师需知

● 气道的状况,包括任何狭窄的长度和气道腔的横截面积。

● 气管各部分的状况,包括对声门下区,尤其是环状软骨的仔细评估。

- 任何假通道或瘘管存在的证据。
- 任何相关损伤或并发症。

思考题答案

1.微 Myer- Cotton 分级系统基于声门下区气道横截面积减小的百分比对狭窄程度进行分级,狭窄程度取决于气管内插管的尺寸。气道狭窄可分为四级:Ⅰ级,狭窄程度低于 50%,Ⅱ级,狭窄程度为 51%~70%,Ⅲ级,狭窄程度为 71%~99%,Ⅳ级,无可以观察到的残余气道腔或气道完全阻塞。

2. 层厚不宜大于 1 mm,以确保图像中所显示信息的准确性。某些特殊病例需行增强扫描,主要是为了观察有无感染性并发症。灌注图像有鉴别增生活动期瘢痕和边缘纤维化瘢痕的潜力,但是如何进行鉴别以及对其治疗的意义仍不明确。

深入学习

请参阅 Mancuso 和 Hanafee 编著的《Head and Neck Radiology》第 214 章。

(郑晶晶 郭 琪 赵 博译 张雪宁校)

第 13 章

下咽

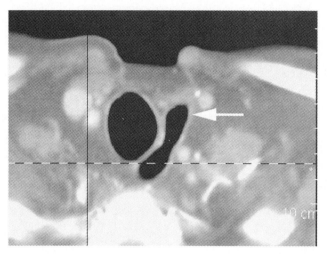

图 13.1A

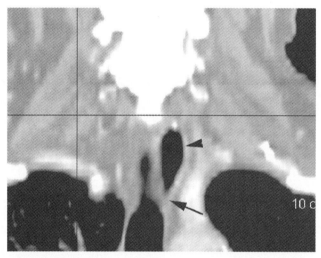

图 13.1B

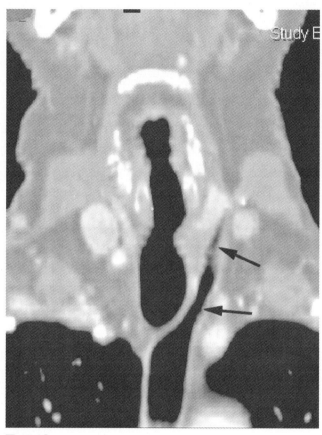

图 13.1C

影像表现

图 13.1A　轴位图像示突向外侧的广口憩室。

图 13.1B,C　憩室(箭头)与下咽及近胸廓入口处食管相通。

鉴别诊断　食管或前肠重复囊肿,Zenker 憩室。

最后诊断　咽部 Killian-Jamieson 憩室。

讨论　下咽或颈段食管发育异常一般在儿童时期就会出现临床症状,如肿块或功能障碍导致的吞咽困难、吞咽痛或呼吸困难。成人多因其他目的而行影像学检查时偶然发现。除非与下咽或颈段食管相连的发育性囊肿伴发感染、出血或血栓形成等并发症,下咽或颈段食管发育异常性病变一般不会出现疼痛。但当其发生于下咽部时,可引起耳痛。

下咽-颈段食管憩室源于发育缺陷,即食管边缘或入口处解剖异常,咽下缩肌(环咽肌)功能区的下缘与食管近段骨骼肌重叠。憩室常发生于以下部位:Killian 三角,即咽下缩肌下缘环咽肌的中线位置(Zenker 憩室);位于环咽肌以下的咽下缩肌下缘与颈段食管近端侧壁之间的区域(Killian-Jamieson 憩室)。

思考题

1. 应该何时将下咽-食管憩室考虑为先天性疾病所致?

2. Zenker 憩室与 Killian-Jamieson 憩室之间有何不同？

3. Killian-Jamieson 憩室有何表现？

影像医师职责

如果发育异常合并有气道阻塞、快速进展性感染或可能存在气管食管瘘，此时必须与临床医师进行直接交流。

临床医师需知

- 确切的诊断及该诊断的可信度。
- 发育异常累及的范围。
- 任何可能影响医疗决策的复杂特性。
- 是否有气道的严重损伤？
- 是否有其他异常或相关异常？
- 此病例中的异常是否有可能为某综合征的局部表现？
- 为了回答上述问题，是否需要进一步行影像学检查？

思考题答案

1. 虽然大部分下咽–颈段食管憩室为继发性病变，但如果发生于儿童，则应考虑先天性憩室。与发生在咽食管后正中线的病变相比，先天性憩室更多见于侧方。

2. Zenker 憩室一般发生于咽下缩肌 Killian 三角，是位于后正中线功能区（咽环肌）以上的三角形区域。Killian-Jamieson 憩室发生于环咽肌以下，在环咽肌下缘和颈段食管近端侧壁之间。Zenker 憩室可被误诊为咽环后区后正中线憩室，而 Killian-Jamieson 憩室可被误诊为食管入口/颈段食管近端侧壁憩室。

3. Killian-Jamieson 憩室典型表现为侧方突入食管边缘或颈段食管近端侧壁区域的广口憩室。

> **深入学习**
> 请参阅 Mancuso 和 Hanafee 编著的《Head and Neck Radiology》第 216 章。

（郑晶晶 郭 琪 赵 博译 张雪宁校）

临床病史 患者,女,48 岁,有免疫功能不全病史,出现声音嘶哑和吞咽痛。

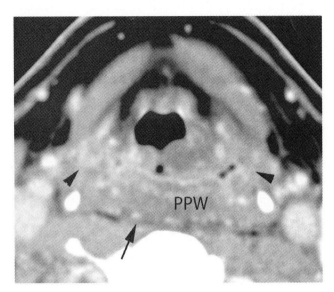

图 13.2A

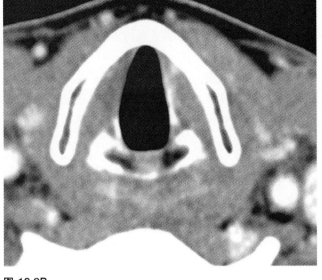

图 13.2B

影像表现

如图 13.2A,B 所示,梨状窝(箭头)旁脂肪层消失,咽后壁(PPW)增厚。咽后间隙出现水肿(箭)。

鉴别诊断 放射治疗后改变、下咽鳞状细胞癌(SCCa)、下咽感染性病变。

最终诊断 下咽细菌性感染。

讨论 许多感染性和非感染性炎症性病变均可以累及下咽和食管,但是绝大多数不需行影像学检查。当病因不确定,特别是其表现类似于癌症时,或者需要对气道静态径线进行非侵入性评估时,常行影像检查辅助确立诊断。

下咽炎性病变常与喉部疾病同时发生,或者继发于邻近结构的疾病而引起咽壁反应性改变,其表现也可以类似于早期癌症。

下咽细菌性感染常继发于喉部感染性病变,如会厌炎、急性细菌性喉脓肿、与锐性或钝性创伤或滞留异物相关的化脓性感染,也可由急性颈深部感染扩散引起。下咽的细菌性感染可并发喉/食管憩室或交通性重复囊肿,也可以成为气管食管瘘或脊髓感染的病因。

慢性真菌性下咽感染主要见于免疫功能不全的患者,而免疫功能正常者罕见。除念珠菌外,隐球菌、曲霉菌和球孢子菌是最常见的病原菌。

慢性细菌性下咽感染一般为肉芽肿性炎症的局部表现,例如结核病、梅毒、麻风病和鼻硬结病。

全身系统性炎性疾病在下咽的表现可以局限于皮下,也可广泛浸润。

思考题

1. 下咽病变的哪些影像表现提示炎症性病变的可能性高于癌症?

2. 在评估下咽部炎症性疾病时,CT、MRI 及 FDG-PET 各有何作用?

影像医师职责

如果下咽部炎症性病变可能造成气道堵塞或发展为快速进展的感染,则必须与临床医师进行直接交流。

临床医师需知

● 除非有处理气道问题的专科医师的密切监护,否则因化脓性喉或咽部感染而导致气道急性阻塞的危重患者不应该进行影像检查。

● CT 图像能够对气道状况进行准确评估,特别是因某种原因需避免行直接内镜检查时。

● 局部炎症性病变的影像表现可与恶性肿瘤表现相似。

● 对于全身系统性炎性疾病来说，在 CT 和 MRI 图像上可以明显观察到解剖异常，而下咽和食管是比较罕见的受累部位。吞咽检查可以观察下咽和食管的黏膜病变和动力问题，但是当这些问题发在食管远端时，则更容易被观察到。

思考题答案

1. 当下咽病变的影像表现和临床特征不典型时，炎症性疾病的可能性要高于癌症。此时，临床应考虑为黏膜或黏膜下层组织的轻度炎症性疾病，但是这些疾病很少见，并且常与肿瘤性病变具有相似的影像表现。

2. 任何怀疑有深部浸润或恶性肿瘤的患者应该首先行 CT 检查。MR 具有高的软组织分辨率，可以用于观察 CT 图像上定位的局部感兴趣区的细节问题，因此可补行 MR 检查，以解决相关问题。目前，FDG-PET 在癌性病变评估上的应用受到限制。

> **深入学习**
> 请参阅 Mancuso 和 Hanafee 编著的《Head and Neck Radiology》第 217、13 章。

（郑晶晶 郭 琪 赵 博译 张雪宁校）

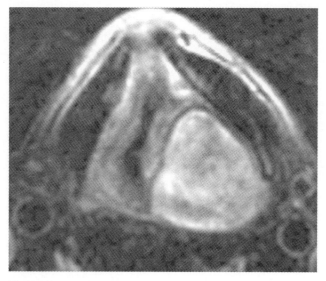

图 13.3A

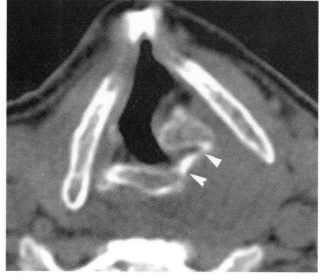

图 13.3C

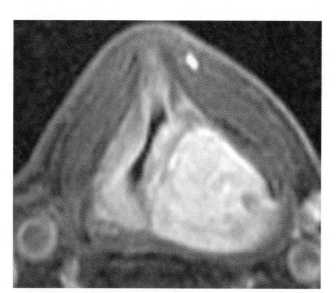

图 13.3B

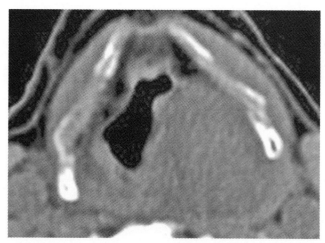

图 13.3D

影像表现

图 13.3A T2WI 图像示左侧梨状窝区下部肿块,其内部呈均匀高信号。

图 13.3B 脂肪抑制 T1WI 增强图像示肿块均匀强化。

图 13.3C 梨状窝顶部水平 CT 平扫图像示左侧环杓关节附近的环状软骨发生重构(箭头)。

图 13.3D CT平扫图像表现与图13.3A,B 相对应。

鉴别诊断

下咽或喉部良性上皮性(如小唾液腺)或间叶源性肿瘤、副神经节瘤、血管畸形(血管瘤)、动脉瘤、下咽或喉部的恶性肿瘤、肉瘤、浆细胞瘤、小唾液腺瘤、黏膜下层鳞状细胞癌(SCCa)。

最终诊断 起自杓会厌襞的喉部神经鞘瘤。

讨论 下咽良性肿瘤少见,常见的疾病是黏膜下SCCa。一般为腺瘤和间叶源性肿瘤(除罕见且常表现为低度恶性的软骨肉瘤)。黏膜下受累或邻近异常结构的压迫常导致喉功能障碍,多表现为吞咽困难、吞咽痛和(或)呼吸困难,也可表现为发音困难或可触及的颈部肿块。尽管其临床表现与早期恶性肿瘤相似,但是喉痛、牵涉性耳痛和(或)局限性喉部软骨疼痛提示更可能为恶性肿瘤。

下咽原发黏膜下肿块一般不具有特异性的影像表现,其中大约 50% 为 SCCa,通过影像表现通常很难诊断其病理组织类型,活检结果经常可以推翻原始诊断结果。在活检之前,下咽黏膜下肿块均应行影像检查以排除可能导致严重后果的潜在原因,如副神经节瘤、血管畸形,或动脉瘤。

良性肿瘤多表现为深部组织内边界清晰的团块状肿物,并挤压周围解剖结构。其通常同时累及喉和下咽。喉部骨组织可发生脱钙和重构,但不会受侵而出现骨破坏。对于增强检查,良性肿瘤强化程度一般高于肌肉组织。富血管性病变可以观察到增粗的神经血管蒂。这些病变会取代脂肪组织,并且可以沿神经血管束或解剖薄弱区蔓延浸润。

思考题

1. 如何治疗下咽良性病变?

2. 良性病变接受放射治疗后,其在影像上会有哪些预期表现?

3. 下咽部神经源性肿瘤的哪些影像特征可用来与其他良性肿瘤进行鉴别?

影像医师职责

当肿瘤阻塞气道或者计划活检且其形态学提示有大量出血的可能时,必须立即与临床医师进行直接交流。

临床医师需知

● 如果不是 SCCa,根据影像表现还可以做出什么诊断?

● 肿物累及下咽和喉部软组织的准确范围。

● 喉部骨组织受侵的证据,如果已经受累,则要明确其受累范围。

● 超出咽部的肿瘤累及的证据,如果已经向外扩张,则要明确其范围。

● 行组织活检是否存在更大的风险,例如内镜活检可导致大出血的风险增加?

● 气道是否存在严重损伤?

思考题答案

1. 下咽良性病变一般行手术治疗,行喉部分切除和重建术保留喉部,当环状软骨大部受累时,行喉全切或大部切除术。其他病变可以应用放射治疗或保守观察。

2. 相对于恶性肿瘤,放射治疗对良性肿瘤的治疗效果差,除可以完全恢复的轻微水肿,病灶在治疗前后一般不会有明显变化。在治疗后,尽管有些病灶的体积会缩小,但其对大部分病灶基本没有效果。

3. 神经源性肿瘤一般为黏膜下层肿块,增强之后会有明显强化,可以发生囊变或坏死。其很难与副神经节瘤、平滑肌瘤或唾液腺源性肿瘤鉴别。

> **深入学习**
> 请参阅 Mancuso 和 Hanafee 编著的《Head and Neck Radiology》第 218、29 章。

(郑晶晶 郭 琪 赵 博译 张雪宁校)

病例 13.4

临床病史 患者1(图13.4A,B)和患者2(图13.4C,D)均为成年人，都有右耳疼痛和吞咽痛病史。

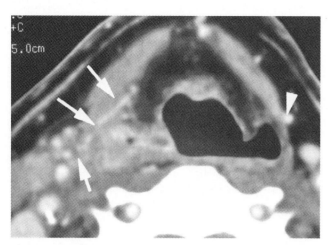

图 13.4A

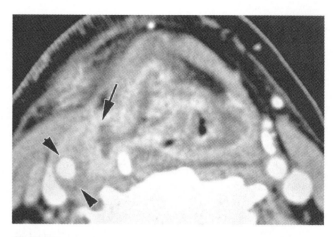

图 13.4C

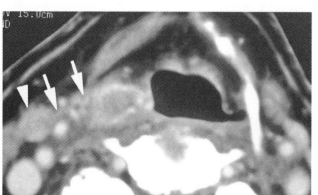

图 13.4B

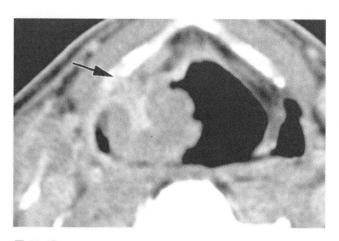

图 13.4D

影像表现

图 13.4A 局部浸润性生长的梨状窝癌侵及右侧喉上神经血管束(箭),并蔓延至喉外。

图 13.4B 肿瘤沿喉上神经血管束扩散(箭),并可见相关转移性淋巴结肿大。

图 13.4C 癌肿沿喉上神经血管束(箭)透过甲状舌骨膜浸润性生长,并包绕颈动脉(箭头)。

图 13.4D 肿瘤表面呈分叶状,并呈外生型生长,左侧甲状软骨板可见早期受累征象(箭)。

鉴别诊断 无其他鉴别诊断。

最终诊断 下咽鳞状细胞癌(SCCa),在患者1和患者2中肿瘤沿喉上神经血管束扩散至喉外,在患者2中肿瘤同时包绕颈总动脉生长。

讨论 下咽癌较少见,其发生率为喉癌的1/4,并且其发生也与吸烟相关。95%以上为SCCa。咽喉痛是其常见临床表现,至癌症晚期可以出现吞咽困难、肿块、耳痛、血性唾液、呼吸困难和声音异常。甲状软骨板局部疼痛或触之变软提示存在软骨受侵。

下咽肿瘤可以浸润性生长,也可以边界清晰表现为占位效应。在解剖结构上没有屏障限制其扩散,同时黏膜下扩散可以越过黏膜边缘。浸润性肿瘤可侵犯脂肪间隙,并且可以沿神经血管束或者咽壁和喉部骨组织解剖上的薄弱区进行扩散。其也可以沿邻近肌肉组织扩散,表现为血管增多,强化程度增强,在T2WI图像上与正常肌肉组织相比信号增高。

咽后壁SCCa倾向于沿黏膜和黏膜下层向头侧广泛扩散,但其向足侧扩散一般不会超过勺状软骨水平。

梨状窝癌是最常见的下咽癌，易沿黏膜下层扩散。喉部经常受累，而颈段食管受累少见。梨状窝侧壁癌在较早期即可侵及甲状软骨板后表面和环状软骨后上缘，甲状腺上极受侵发生于软骨或甲状舌骨膜受累之后。

环后区癌经常扩散至食管壁，并透过管壁向外蔓延。

对于制订治疗，计划明确下咽癌向头侧及足侧的扩散范围非常重要。因此，在评估肿瘤生长类型(关系到医疗决策的制订)和观察淋巴结转移特征时，影像检查是对体格检查的重要补充。评估肿瘤原发位置、局部病变及监测肿瘤复发时，应首选 CT 检查。PDG-PET 可用于肿瘤分期及鉴别治疗后复发。MR 可用于评价环后区、食管入口及颈段食管近端的情况。这些资料有助于确定肿瘤切除术的下界和恰当的咽部重建方式。

在本文的两个病例中，肿瘤沿喉上神经血管束出现扩散，这改变了对其原有的治疗方案。对于患者 1，血管切断的位置更接近其颈外动脉起始处；对于患者 2，肿瘤很难完全切除，因此选择放疗、化疗同步治疗。

思考题

1. 列举下咽恶性肿瘤沿神经周围扩散的可能路径。

2. 下咽癌容易发生淋巴结转移吗？如果发生转移，哪些淋巴结容易受累？

影像医师职责

一般而言，在影像检查之前，临床已经确诊或怀疑为下咽癌，所以无需与临床医师进行特别交流。报告中应该对病变累及范围进行全面评估并包括所有与制订治疗计划相关的信息，这一点非常重要。从对前面所提到治疗方案的选择上可以看出这些信息的重要性。报告必须包括对以下内容的准确描述。

出现某些特殊情况时，需要立即与临床医师进行直接交流。这些特殊情况包括以下几方面：

● 肿瘤导致气道损伤。

● 影像检查提示，如果行气管切开术可能会损伤肿瘤。

● 放射治疗后的患者，喉和下咽出现狭窄并且可能发生气道塌陷，但患者并没有行气管切开插管。

● 是否有临床没有发现的肿瘤？

临床医师需知

1. 原发部位评估：

● 肿瘤沿下咽、口咽壁及气管食管壁黏膜浸润的范围。特别重要的是累及环后区，食管入口和颈段食管。

● 喉深部组织间隙受累的情况，包括会厌前间隙和声门旁间隙。

● 喉部骨组织受累的情况及可能的软骨受侵情况。

● 病变向咽外扩散至颈深部，包括椎前肌肉(罕见)。

2. 神经血管束周围间隙扩散：

● 累及喉返神经和喉上神经血管束。

● 对区域淋巴结的评估，尤其是颈部 2~6 区淋巴结和咽后淋巴结。

思考题答案

1. 肿瘤神经周围扩散可沿喉上神经血管束；喉返神经、舌咽神经和迷走神经；以及交感神经干进行。

2. 下咽部恶性病变早期发生淋巴结转移的概率高于头颈部其他原发肿瘤。有 75% 的患者临床上出现阳性淋巴结。下咽部恶性肿瘤易转移至颈部 2、3、4 区淋巴结，其次为 5 区淋巴结。广泛的颈部病变及发生于下咽壁上部的病变会增加咽后淋巴结受累的概率。梨状窝顶部和环后区的恶性肿瘤容易转移至 6 区淋巴结。

深入学习

请参阅 Mancuso 和 Hanafee 编著的《Head and Neck Radiology》第 219、21 章。

(郑晶晶　郭　琪　赵　博译　张雪宁校)

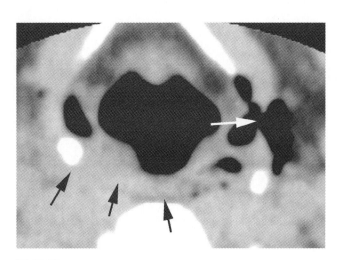

图 13.5A

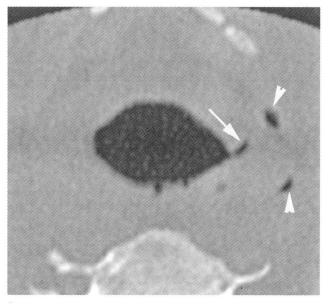

图 13.5C

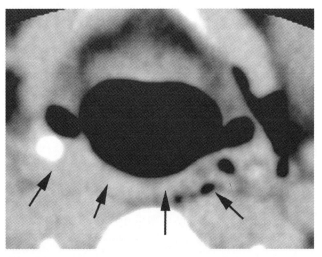

图 13.5B

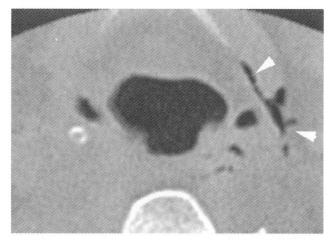

图 13.5D

影像表现

图 13.5A,B 左侧梨状窝侧壁撕(见图 13.5A 白箭),并可见空气进入颈部软组织内。同时见对侧咽后壁软组织肿胀及咽后水肿(黑箭)。

图 13.5C,D 膜甲状舌骨膜可见一处小的黏膜撕裂(见图 13.5C 白箭),沿甲状舌骨膜周边及其外侧软组织内可见多发游离气体(箭头)。

鉴别诊断 继发性喉气囊肿或咽囊肿。

最终诊断 创伤后下咽撕裂,并咽周围软组织间隙假通道形成。

讨论 一般情况下,下咽和颈段食管的创伤会同时有喉和气管的损伤。其可由意外事故或医源性损伤引起。

钝性创伤最常见于由前至后的暴力,其会将颈部器官向后挤压至颈椎,尽管其他因素可能会影响这类损伤。锐性伤以刺伤或枪伤最常见。插管造成的损伤是最常见的医源性损伤。

急性创伤导致组织内出血和水肿,出血和水肿通过邻近的深部间隙蔓延,从而导致咽周围组织间隙内脂肪层水肿和消失,以及出现不同程度的占位效应。黏膜损伤导致空气逸入和颈部气肿,并形成假通道。在锐性伤中,沿伤道可出现气体、出血、水肿带及异物残留。

亚急性损伤(创伤后 10~30 天)可以发生感染。在亚急性期,肉芽组织的表现与急性期的出血和水肿类似;随时间延长,肉芽组织发生机化、收缩,导致软组织出现黏连和狭窄。增强扫描时,肉芽组织强化程度高于肌肉组织。

慢性损伤可以分为黏膜或黏膜下损伤、深部间隙和骨架结构异常,以及混合型损伤。未经治疗的假性通道或假性憩室可以成为慢性/复发性感染的病因或者最终导致瘘管形成。损伤区周围的组织间隙可被肉芽组织浸润,创伤的愈合表现为瘢痕组织形成或瘢痕收缩。

如果没能早期及时明确下咽和喉部损伤的范围,则会导致吞咽功能异常和喉部狭窄,从而使病情复杂化,治疗更加困难并且预后差。

思考题

1. 在哪些情况下可能忽视下咽和喉部创伤?

2. 为了给予恰当的治疗,应该如何对下咽或喉部创伤进行评估?

3. 在下咽部创伤中,CT 检查可以发现哪些异常?

影像医师职责

如果发现任何提示严重气道损伤、假性通道的征象,或者不能排除合并感染或喉部损伤时,必须与临床医师进行直接交流。

临床医师需知

- 气道状况。
- 任何异物滞留、假性通道或瘘管形成的证据。
- 任何相关损伤或并发症。
- 喉部所有骨组织的状况。

思考题答案

1. 下咽或喉部损伤多见于为治疗其他威胁生命的创伤而行插管的患者,并且在最初 CT 检查中,并没有对这类患者进行颈部评估。

2. CT 和内镜检查可以提供治疗所需的全部信息。水-可溶性对比剂吞咽检查可用于明确是否存在其他检查没有发现的假性通道。

3. CT 平扫可以发现软组织的水肿、出血、积气、假性通道、瘘管形成、黏膜撕裂、喉部骨组织损伤、软组织撕脱及异物(射线可穿透的或不能穿透的)滞留。增强 CT 还可以显示黏膜或黏膜下弥漫性或局限性的强化效应,这些可能是假性通道壁或脓肿壁的反应性强化,或者血管损伤的证据。

> **深入学习**
> 请参阅 Mancuso 和 Hanafee 编著的《Head and Neck Radiology》第 220 章。

（郑晶晶　郭　琪　赵　博译　张雪宁校）

第 14 章

颈段食管

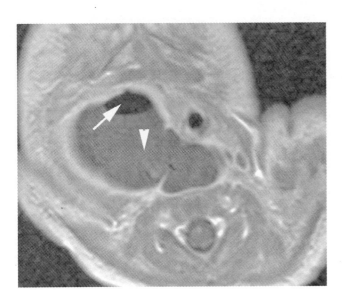

图 14.1A

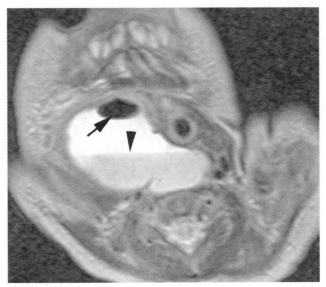

图 14.1C

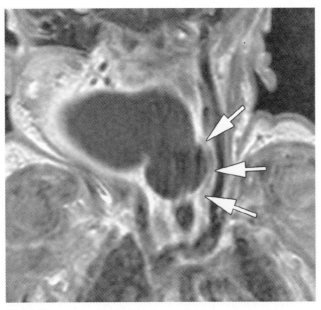

图 14.1B

影像表现   增强 T1WI 图像(见图 14.1A 轴位;图 14.1B 冠状位)和 T2WI 轴位图像(图 14.1C)可见一囊性肿块,囊壁出现强化。肿块内可见液-液平面(箭头)和气体(箭)。

鉴别诊断   鳃裂囊肿,支气管囊肿,食管憩室。

最终诊断   食管重复囊肿伴感染。

讨论   一些发育异常性疾病可以表现为肿块或相关功能障碍。在颈段食管走行区,食管重复囊肿或其他发育性囊肿可以导致吞咽障碍或吞咽疼痛,这两种临床症状在婴儿期则表现为喂养困难,正如此患儿所表现出来的一样,或者还可以出现其他相关的临床症状。当上述囊肿表现为肿块时,一般不会出现疼痛,除非存在其他复杂因素,如与颈段食管相连的食管或前肠重复囊肿发生感染(如本病例)、出血、血栓形成或血管畸形发生感染。发育异常也可在因其他原因而行影像检查时发现。

思考题

起自下咽-食管连接处的发育性咽部憩室的解剖学基础是什么？

影像医师职责

一般而言，在影像检查之前，已经考虑到皮样囊肿、表皮样囊肿、畸胎瘤、血肿、重复囊肿和鳃裂囊肿之间的鉴别诊断，所以无需与临床医师进行特殊交流。

无论何时，当这些异常导致气道出现阻塞时，则都需要与临床医师进行沟通。如果怀疑为肿瘤而非先天性囊肿或急性亚急性感染，或者存在气管食管瘘或者囊肿可能已经伴发感染时，应该直接与临床医师进行交流。因为上述情况可能引发呼吸困难，从而导致危及生命。在这个病例中，呼吸困难和可能存在的感染都要求影像医师与临床医师进行直接沟通。

对临床来说，在报告中对肿块的性质和累及范围进行全面评估是非常重要的，其中包括与制订手术方案相关的所有信息。同时，还应该对下一节中列出的因素进行准确评估。

临床医师需知

● 明确的诊断及诊断的可信程度。

● 发育异常累及的范围。

● 任何可能影响医疗决策制订的关于发育异常的复杂特性。

● 气道严重损伤吗？

● 是否存在伴随的或其他部位的异常？

● 是否存在发育异常综合征的可能性？

● 是否需要进一步行影像检查来回答上述任何一个问题？

思考题答案

获得性颈段食管-咽部憩室有其发育学上的基础，或者基于食管肌壁的解剖特点，颈段食管-咽部憩室有其好发部位。憩室的常见发生部位为位于咽下缩肌下部(环咽肌)中线位置上的 Killian 三角以及咽下缩肌下缘与食管侧壁之间。

> **深入学习**
>
> 请参阅 Mancuso 和 Hanafee 编著的《Head and Neck Radiology》第 222、10、13 章。

（郑晶晶　郭　琪　赵　博译　张雪宁校）

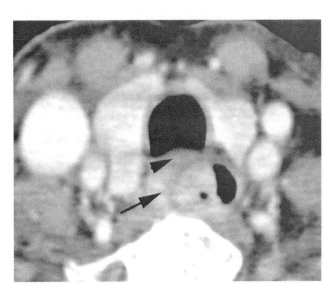

图 14.2A

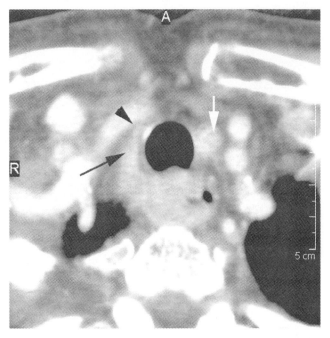

图 14.2C

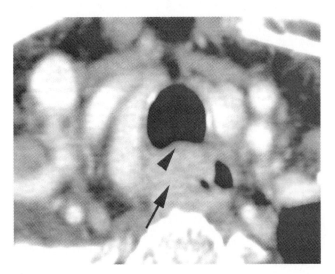

图 14.2B

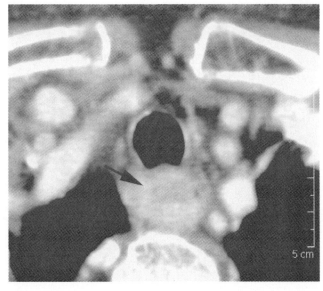

图 14.2D

影像表现

图 14.2A　食管肿物侵及至食管壁外（箭），气管与食管之间的软组织可能受累（箭头）。

图 14.2B　食管黏膜下层肿物侵及食管肌层并向外扩展（箭），气管与食管之间的软组织可能受累（箭头）。

图 14.2C　肿物沿气管侧壁浸润生长（黑箭），并与头臂干紧邻（箭头）。左侧颈部 6 区淋巴结出现转移（白箭）。

图 14.2D　肿物沿食管肌层及其周围组织向下浸润。

鉴别诊断　颈段食管恶性肿瘤。

最终诊断 颈段食管黏膜下层鳞状细胞癌。

讨论 颈段食管癌相对少见，而甲状腺癌或下咽癌累及颈段食管则更常见。颈段食管癌好发于老年人，50~60 岁为发病高峰。鳞状细胞癌是食管癌最常见的病理类型，吸烟、饮酒或头颈部恶性肿瘤病史均能增加其发病风险。颈段食管其他原发性的良恶性肿瘤均少见，而且病因各异。

食管癌最常见的临床症状为吞咽困难和（或）吞咽痛及体重下降。声音嘶哑可继发于喉部直接受侵或喉返神经受累。

食管鳞状细胞癌起自于食管上皮，一般沿黏膜扩散。然而，肿瘤沿黏膜下肌层扩散以及黏膜间断分布也很常见。在食管壁周围并不存在限制肿瘤透过食管壁侵及周围结构的真正解剖屏障。淋巴结转移的发生率与原发病灶的上下径呈正比。最常受累的淋巴结包括颈部第 2~6 区淋巴结、锁骨上和上纵隔淋巴结。

浸润性肿瘤的强化程度高于肌肉组织，肿瘤周围的脂肪组织消失，并且浸润性肿瘤可以沿神经血管束或气管膜部扩散。

颈段食管癌行肿瘤切除食管重建术后，则很少复发。如果复发，则以原位复发和（或）区域淋巴结转移性复发最常见。

思考题

1. 哪种手术方式可以有效地治疗颈段食管癌？

2. 为什么对颈段食管癌有效的手术方式，其切除范围都很大？

3. 在哪些情况下，颈段食管癌无法治愈？

影像医师职责

如果肿瘤压迫气道或形成气管食管瘘导致气道严重损伤、怀疑发生重复感染、气管切开可能损伤肿瘤或者发现其他肿瘤时，必须与临床医师进行直接交流。

临床医师需知

● 任何累及颈段食管的病因未明的肿块的性质和累及范围。

● 如果内镜检查不能发现病变，则在影像引导下行经皮活检是安全的，并且成功率高。

● 对于已知的原发肿瘤，要明确其累及范围，特别是食管壁肌层及周围邻近结构的受累情况。

● 对于已知的原发恶性肿瘤，要明确受累淋巴结的范围。

● 影像检查可用于随访复查，但是肿瘤复发很难治愈；因此，对于患者来说，监测新发原发肿瘤的发生比监测肿瘤复发更有益处。

思考题答案

1. 有效的手术方式包括颈段食管或食管全长切除，可能同时切除喉咽、同侧甲状腺（如果甲状腺受侵，则全切），或者行一侧或双侧颈部探查，并根据探查结果决定是否对前上纵隔淋巴结进行清扫。最常应用的重建术包括胃代食管和带血供的管状组织移植。

2. 颈段食管癌行广泛手术切除的理论依据是：食管癌容易发生淋巴结转移以及在黏膜下层跳跃分布，而影像检查可能无法发现这些病灶。

3. 头臂血管、脊柱或气管受累经常导致肿瘤无法完全切除，一般无治愈可能。

深入学习

请参阅 Mancuso 和 Hanafee 编著的《Head and Neck Radiology》第 223、21、23 章。

（郑晶晶 郭 琪 赵 博译 张雪宁校）